요양보호사, 사회복지사, 노인 관련 강사 필수

어르신 인지중재 뇌크리에이션

– 치매 예방·완화를 위한 인지향상 활동 프로그램 –

이 갑 숙 지음

창지사

머리말

『어르신 인지중재 뇌크리에이션』은 언뜻 보면 레크리에이션 게임 활동을 모은 다소 가벼운 책으로 여겨질 수 있습니다.

그러나 본서는 노인복지학을 바탕으로 뇌 가소성의 원리를 적용한 어르신 인지향상 활동 프로그램으로, 실버레크리에이션을 도구로 하여 어르신의 저하된 신체적, 인지적, 사회적, 정서적, 영적 건강 기능을 향상시키는 비약물적 치료법입니다.

본서를 어르신 관련 분야 종사자들이 본다면 아마도 "내가 찾던 바로 그 책이야!"라는 말이 툭! 터져 나올 수 있도록 제가 찾고 싶은 책을 썼습니다.

저는 끼가 있고 타고난 재주가 있는 사람이 아닙니다. 그래서 어르신 인지향상 활동 프로그램을 계획하는 것이 얼마나 힘든지 알기에 동병상련(同病相憐)의 마음으로 도움이 되고자 이 책을 쓰게 되었습니다.

그런데 완전히 쓰기 전까지는 이렇게 쓸지 몰랐습니다. "쓰기 전까지는 내가 무엇을 쓸지 몰랐다."라고 말한 '조지 버나드 쇼(George Bernard Shaw)'의 명언이 바로 저의 이야기였습니다. 오랫동안 교육 현장에서 만난 제자들의 고민을 귀담아 들어 두었더니 책을 쓰는 순간순간 그 말들이 생각나며 이 책에 무엇을 담아내야 할지를 그제야 알 수 있었기 때문입니다.

한 장 한 장 진정성 있게 누구나 공감이 가는 언어로 잘 표현하고 있는지를 자문해 가며 어느 한 부분도 버릴 것이 없도록 써야겠다고 마음먹고 썼습니다.

점점 높아지고 있는 어르신 인지 활동 자료에 대한 수요에도 일조를 하게 될 것이라 감히 장담합니다.

우리나라는 2017년 '치매 국가책임제'를 발표한 뒤로 치매를 적극적으로 예방하자는 차원에서 장기요양 서비스를 확대하는 등 여러 가지 조치가 시행되었습니다.

그런 차원에서 2018년 1월부터 '인지지원 등급'이 개설되어 인지지원 등급을 받은 어르신은 월 12회 데이케어센터를 이용하실 수 있게 되었습니다.

그리고 장기요양보험 5등급 어르신은 요양보호사가 어르신 댁을 방문하여 인지 활동 프로그램을 하루에 60분 이상, 주 3회, 월 12회 제공받을 수 있게 되었습니다.

그래서 사회복지사, 요양보호사는 물론 어르신 관련 기관 강사들에게도 유용하게 활용될 수 있도록 인지 활동 프로그램 하나하나에 실제적이고 구체적인 지도 방법을 제시해 놓았습니다.

본서는 크게 3부로 구성하였습니다.

1부는 '어르신 인지중재 뇌크리에이션 이해' 파트로 치매어르신의 인지기능 변화 이해, 인지중재의 이해, 휴머니튜드의 이해, 인지중재 뇌크리에이션의 이해로 구성하였습니다.

2부는 '어르신 인지중재 뇌크리에이션 실제' 파트로 인지훈련 뇌크리에이션과 인지자극 뇌크리에이션으로 구성하였습니다. 실제 파트는 현장감 있고 현실감 높은 활동들로 직접 몸으로 익혀야 하는 실습이 필요한 내용이다 보니 눈으로 읽는 것만으로는 한계가 있어 독자들의 이해를 돕기 위해 동영상 큐알(QR)코드를 필요한 부분에 첨부해 두었습니다.

3부는 '기능향상 뇌크리에이션' 파트로 정서적 · 영적 건강 기능향상 뇌크리에이션과 신체적 · 사회적 기능향상 뇌크리에이션으로 구성하였습니다.

또한, 부록으로는 매월 15일이면 실버아이TV 실버아이뉴스에 제 칼럼이 기고되고 있어 이 칼럼 역시 도움이 될 것으로 짐작되어 동영상 큐알(QR)코드와 함께 3편을 실었습니다.

12분 전의 일을 기억하십니까?

12분 전의 일을 기억하지 못하는 치매환자가 12분에 한 명씩 발생합니다.

2019년 통계청 발표에 따르면 한국인의 평균수명은 83.3세로 여성이 86.3세, 남성이 80.3세로 계속 늘어나고 있습니다. 그러므로 치매환자의 수도 급증하고 있습니다.

중앙치매센터의 '대한민국 치매현황 2020' 보고서에 따르면 2020년 65세 이상 치매 상병자 수는 약 84만 명입니다. 감이 안 올 수 있어 쉽게 비교해 드리자면 제주도민이 약 67만 명(2021년 KOSIS 기준)으로 치매환자가 제주도에 사는 사람들보다도 더 많다는 결론입니다.

그렇다 보니 치매에 대한 관심이 날로 높아지고 치매로부터 그 누구도 자유로울 수 없어 치매 치료법 개발에 모두가 노력을 기울이고 있습니다.

그 일환으로 저도 본서 『어르신 인지중재 뇌크리에이션』을 출간하게 되었습니다.

작은 바람이 있다면 본서가 건강한 어르신은 치매 예방 차원에서, 치매어르신은 치매 완화 차원에서 많이 활용되어 좋은 효과를 거둠으로써, 치매 극복을 위한 뇌 건강 가이드북으로 추천할 만한 어르신 인지 활동 프로그램 참고서가 되길 기대하고 소망합니다.

2022년 6월

저자 이 갑 숙

차 례

1부 어르신 인지중재 뇌크리에이션 이해

1장 치매어르신의 인지기능 변화 이해 • 10

1. 치매어르신의 인지기능 변화 • 10
2. 치매는 어떤 병일까 • 17
3. 치매어르신 대안 치매 안심 마을 • 26

2장 인지중재의 이해 • 31

1. 인지중재란 • 31
2. 인지중재의 방법 • 33
3. 디지털 인지중재 • 45

3장 휴머니튜드의 이해 • 49

1. 휴머니튜드란 • 49
2. 휴머니튜드 4가지 기법과 5단계 • 53
3. 휴머니튜드와 어르신 인지중재 뇌크리에이션 • 56

4장 인지중재 뇌크리에이션의 이해 • 60

1. 인지중재 뇌크리에이션이란 • 60
2. 인지중재 뇌크리에이션 구성법 • 67
3. 인지중재 뇌크리에이션 활동분석 • 70

2부 어르신 인지중재 뇌크리에이션 실제

5장 인지훈련 뇌크리에이션 • 76

1. 회상요법이란 • 76
2. 회상의 주제 및 진행 방법 • 77
3. 회상요법의 실제 • 78

6장 인지자극 뇌크리에이션 • 97
1. 기억력 인지향상 활동 • 97
2. 지남력 인지향상 활동 • 116
3. 집중력 인지향상 활동 • 135
4. 언어 능력 인지향상 활동 • 153
5. 판단력 인지향상 활동 • 172
6. 실행기능 인지향상 활동 • 190

3부 기능향상 뇌크리에이션

7장 정서적 · 영적 건강 기능향상 뇌크리에이션 • 212
1. 교회 노인대학 프로그램의 의의 • 212
2. '믿음' 뇌크리에이션 • 214
3. '감사' 뇌크리에이션 • 227

8장 신체적 · 사회적 기능향상 뇌크리에이션 • 241
1. 야외 공동체 프로그램의 필요성 • 241
2. 야외 공동체 프로그램의 실제 진행법 • 242

부록

칼럼 [실버아이TV-실버아이뉴스] 이갑숙의 실버 레(뇌)크리에이션
1. 생각의 물구나무로 자존감 세우기 • 260
2. 아팠던 기억 덮는 방법 • 265
3. 웃음으로 역경을 헤쳐 나가자 • 270

1부

어르신 인지중재 뇌크리에이션 이해

1장 치매어르신의 인지기능 변화 이해

1. 치매어르신의 인지기능 변화

곰은 어떤 성격일까요?

우리는 미련할 정도로 묵묵히 잘 견디는 사람을 주로 '곰 같다'라고 합니다. 어슬렁거리는 곰의 움직임만 보고 대체로 곰이 순하다고 생각되어 동화에서도 순하게 묘사됩니다. 그래서 곰과 함께 잠을 자기도 한다는 민담들이 있지요. 그러나 진짜로 같이 자면 다음 날 죽습니다. 곰 하면 당장 떠오르는 동요가 있습니다.

곰 세 마리

곰 세 마리가 한 집에 있어
아빠 곰 엄마 곰 아기 곰

아빠 곰은 뚱뚱해
엄마 곰은 날씬해
아기 곰은 너무 귀여워
으쓱으쓱 잘 한다

'곰 세마리' 동요를 듣고 국문학계에서 반발했습니다. '아기 곰은 너무 귀여워' 이 가사에서 '너무'라는 부사는 부정적인 말 앞에 써야 하니 '무척'으로 고치라고요. 또 여성 단체에서 강력하게 항의 했습니다. '엄마 곰은 날씬해' 이 대목은 획일화된 몸매를 여성에게 강요하는 것으로 여성인권 침해라고요. 그래서 할 수 없이 가사를 바꿨습니다.

"엄마 곰은 친절해"

그랬더니 역시나 여성 단체에서 항의했습니다. '친절'이라는 단어는 순종적인 여성상을 선호하게 만들 수 있다고요. 그래서 또 바꿨습니다.

"엄마 곰은 여자 곰"

이번에는 성소수자 단체에서 항의했습니다. 부부를 남자와 여자의 결합으로 설명하는 것은 성소수자를 차별하는 것이라고요. 결국 다 바꿨습니다.

"아빠 곰은 아빠 곰, 엄마 곰은 엄마 곰"

방금 이 글을 읽고 입꼬리가 올라가신 분은 인지기능에 이상이 없다고 볼 수 있습니다. 인지는 학자들에 따라 다양한 정의를 내리는데 결국은 우리의 신체를 구성하는 감각들이 환경으로부터 오는 자극을 input 해서 머릿속에서 프로그램을 만들어 적절한 행동으로 output을 할 수 있게 하는 것이 인지입니다. 그런데 이 과정에서 뇌에 문제가 생기면 output은 아주 엉뚱한 행동으로 나오거나, 나오지 못하거나 뭔가 문제점을 드러내게 됩니다.

1) 인지(認知)의 개념

국어사전에서는 인지(認知, cognition)를 "자극을 받아들이고, 저장하고, 인출하는 일련의 정신과정으로 지각, 기억, 상상, 개념, 판단, 추리를 포함하여 무엇을 안다는 것을 나타내는 포괄적인 용어로 쓴다."고 밝히고 있습니다.

우리는 대화 중에 이런 말을 합니다. "이걸 꼭 말을 해야 아냐? 척 보면 알지." 하지만 우리 머릿속의 생각은 말을 하고 행동을 해야 어떤 생각을 하고 있는지 확인할 수 있습니다. 인지는 능동적·지적 과정들을 포괄하는 개념으로 집중력, 집행 능력, 언어, 조직력, 기억력, 통찰력, 문제해결 능력, 계산 능력 등을 내포하고 있습니다. 이처럼 인지는 환경 안에서 행동하고 알아가는 것이며, 경험을 통해 배우는 일련의 복합적인 사고과정으로 상호 영향을 미치는 위계를 가지고 있습니다. 그 위계에는 일차적인 인지기능(지남력, 기억력, 집중력), 높은 수준의 사고력(추론, 개념 형성, 문제해결 능력), 메타프로세스(집행기능, 자기인식)가 포함되어 있습니다.

2) 인지기능의 변화

연령이 증가하면서 모든 인간은 자연적으로 노화과정을 거치게 되고 이런 노화과정의 한 부분으로 인지기능의 변화가 일어납니다. 하지만 뇌의 퇴행으로 인해 발병하는 치매에 있어 인지기능의 둔화는 당연한 결과이며 인지기능의 둔화는 치매노인의 일상생활에 있어 광범위한 영향을 미칩니다. 치매노인에게 가장 보편적으로 나타나는 현상이 기억력, 언어지능, 판단력, 지남력, 시공간 기능 장애 등을 들 수 있으며 치매의 정도나 치매의 특성에 따라 차이는 있겠지만 치매노인은 공통적으로 일상생활이 힘들어질 만큼 인지기능의 저하를 보입니다(이수정, 2004). 나 자신을 잃어버리고 사랑하는 사람들을 지워버리며 함께한 시간들을 잊게 만드는 병 치매는 인지가 안 되므로 나타나는 대표적인 병입니다.

인지기능에 결함이 발생하게 되면 자신이 받아들인 신호를 제대로 해석할 수 없게 됩니다. 그 결과 왜곡된 신호처리를 하게 되는데 그중 하나가 바로 부정망상입니다. 망상 중에서도 대표적인 것이 의처증입니다. 의처증 환자는 본인 스스로 일반 사람들이 잘 파악하지 못하는 아내가 부정한 수많은 증거들을 가지고 있고 남들은 눈치 못 채지만 자신은 오랜 시간 증거를 수집하였기 때문에 자신의 판단력에는 이상이 없다고 자신합니다. 평소와 다른 아내의 화장법, 외출 시간의 규칙성, 외출할 때마다 왠지 밝아지는 표정, 사 온 물건과 걸린 시간과의 부조화 등 아내가 부정하다는 체계적인 스토리를 완성해 내고 맙니다. 이렇듯 인지기능 결함은 가속화되면서 자신을 둘러싼 세계를 제대로 파악할 수 없게 되어 결국은 자기 나름대로의 해석으로 그 인지결함의 빈 공간을 메우게 됩니다. 그것이 그가 버틸 수 있는 유일한 방어기제이기 때문입니다.

치매어르신의 인지기능 손상은 중추신경계의 문제로 발생하고 주의 집중력, 기억력, 시공간 능력, 문제해결 능력, 판단력, 계획하기 등에서 문제가 발생하여 결과적으로 옷 입고 벗기, 목욕하기 등 일상생활 동작의 문제를 일으킵니다. 주의 집중력과 기억력의 손상은 문제해결 능력과 추론 능력을 유지하는 데 영향을 줍니다. 정보처리의 효율성과 속도가 떨어지면 생활을 독립적으로 하는 데 있어 적절하게 대응하지 못합니다. 그렇지만 인지기능이 회복되면 집중력, 기억력 등 일차적인 인지기능의 향상을 가져오면서 일상생활에서의 기능적 적응 능력도 향상되어 집에서의 수행 능력도 좋아지고 독립성에도 긍정적인 영향을 미치게 됩니다.

이렇게 치매어르신의 인지는 다양한 요인의 영향을 받고 서로 영향을 미치고 있어 치매어르신의 인지변화에 어떤 증상이 있는가도 중요하지만 어디에서 어떤 영향을 받았는지도 관심을 기울여야 합니다.

(1) 인지기능 장애

치매의 일차적 증상은 뇌신경 손상으로 발생하는 기억력 장애를 포함한 신경인지기능 장애지만 이차적으로 행동 장애, 수면 장애, 인격의 변화, 우울, 망상, 환각 등의 정신과적 이차 증상도 흔히 동반하게 됩니다. 그 밖에 신경인지 장애와 정신증상으로 인하여 자발적인 일상생활 관리상에도 장애를 초래합니다(김귀분, 1998).

치매어르신의 인지기능 장애를 간략히 설명하면 다음과 같습니다.

① 기억력 장애

기억의 저장과 인출과정이 손상되어 새로운 것을 기억하지 못합니다. 치매의 가장 주요한 증상으로 치매 초기에 현저하게 나타납니다.

② 지남력 장애

시간의 흐름, 지금 있는 곳이 어디인지, 주변 사람이 누구인지 등을 파악하는 지남력에 문제가 발생합니다.

③ 집중력 장애

집중력이란 외부 자극에 초점을 맞추고 의식을 유지할 수 있는 능력으로 집중력 장애는 주로 의식 장애에서 잘 관찰되며 치매 초기에는 장애가 뚜렷하지 않을 수도 있습니다.

④ 언어 능력 장애

하고 싶은 말이 금방 나오지 않거나, 발음이 어눌한 증세로 치매환자에게 흔히 나타나는 언어 능력 장애는 기억력 장애와 함께 치매 초기부터 나타날 수 있습니다.

⑤ 판단력 장애

돈 관리를 제대로 못 하게 되는 계산 능력 장애로도 나타나며 판단력에 장애가 오면 일상생활의 관리가 안 되는 것은 물론 사고를 당하기도 합니다.

⑥ 실행기능 장애

운동기능이나 감각기능의 장애가 없는데 어떤 일련의 행위나 정해진 운동 프로그램을 잘 수행하지 못하는 경우를 말합니다.

(2) 인지기능 변화에 따른 잔존기능 관리

치매어르신은 저하된 인지기능으로 인해 외부의 자극에 대해 매우 민감하기 때문에 아침에 일어나서 옷 갈아입기, 세면, 식사, 목욕, 배설, 수면에 이르기까지 생활해 나가는 데 필요한 기본 동작에 대해서도 신경을 써야 합니다. 이때 중요한 것은 남아 있는 잔존기능을 최대한 발휘할 수 있도록 다음과 같이 도와주어야 합니다.

① 규칙적인 동작을 반복하게 함으로써 동작에 자극을 주고 알기 쉬운 방법으로 유도합니다.
② 어떤 것이 변화되면 치매어르신은 모든 활동을 다시 생각해야만 하므로 이것이 좌절과 스트레스를 유발합니다. 따라서 가능하면 변화를 줄이도록 합니다.
③ 자신의 능력을 초과하는 과도한 기능수행을 요구받을 때 좌절감을 느끼게 되므로 치매어르신의 인지 및 기능 능력에 적합한 것을 권해야 합니다.
④ 프로그램 구성 시 치매어르신의 혼란을 막기 위해 단순 명확하게 계획하여야 합니다.
⑤ 어르신의 판단력과 선택을 요구하는 활동을 가능한 제한해야 합니다.
⑥ 환경적 자극을 수정함으로써 스트레스를 감소시키는 것도 치매어르신의 신체적, 행동적 기능의 무력화를 지연시킬 수 있습니다.

우리가 살아가는 현실은 감각기관으로부터 입력된 정보를 뇌가 처리함으로써 만들어진 결과입니다. 매일의 작업을 잘 수행하기 위해서는 뇌가 입력된 정보에 정상적인 집행기능을 해야 하는데 여러 단계의 과제를 성공적으로 수행하기 위해서는 관련된 개념의 특징을 이해하고 이러한 특징들의 관련성을 규정할 수 있어야 합니다. 그래야 어르신들이 건강한 삶을 영위할 수 있습니다.

3) 노인과 어르신의 의미

흔히 나이 드신 분을 우리는 '노인'이라 부릅니다. 노인은 신체적, 심리적, 정서적, 사회적, 문화적 환경에 따라 다르게 정의될 수 있기 때문에 노인을 한마디로 정의하기는 쉽지 않지만 우리나라 「노인복지법」에서는 65세 이상을 노인으로 보며, 국내 노인과 관련된 법령에서는 노인을 다음과 같이 정의하고 있습니다(〈표 1-1〉 참조).

〈표 1-1〉 법령과 관련된 노인의 정의

법령	노인의 정의
「노인복지법」 (제25조, 제26조, 제27조, 제28조)	노인은 생업 지원, 경로 우대, 건강 진단, 상담 입소 등의 조치에서 65세 이상인 자로 규정함
「노인장기요양보험법」(제2조)	노인이란 65세 이상으로 규정함
「기초연금법」(제3조)	노인을 65세 이상인 사람으로 규정함
「고용상 연령차별금지 및 고령자 고용촉진에 관한 법률」(제2조)	고령자는 55세 이상인 사람으로, 준 고령자는 50세 이상 55세 미만인 사람으로 규정함

출처: 국가법령정보센터(http://www.law.go.kr).

그리고 국제노년학회(1951)는 노인을 다음과 같이 정의합니다(임승연, 2001에서 재인용).

첫째, 환경의 변화에 적절히 적응할 수 있는 조직기능이 감퇴되고 있는 사람
둘째, 인체의 자체 통합 능력이 감퇴되고 있는 사람
셋째, 인체의 기관, 조직, 기능에 쇠퇴 현상이 일어나는 시기에 있는 사람
넷째, 인체의 적응 능력이 점차로 결손되고 있는 사람
다섯째, 조직의 예비 능력이 감퇴하여 적응이 제대로 되고 있지 않는 사람

또한 Breen(1960)은 노인을 생리·생물학적인 면에서 퇴화기에 있는 사람, 심리적인 면에서 정신기능과 성격이 변화되고 있는 사람, 그리고 Atchley(2000)는 사회적인 면에서 지위와 역할이 상실된 사람으로 정의하고 있습니다.

이러한 여러 가지 정의를 고려할 때, 공통적으로 노인은 '생리적 및 신체적 기능의 쇠퇴와 함께 심리적인 변화가 일어나서 사회적으로 역할이 약화되고 있는 사람'이라고 정의할 수 있습니다.

그러나 노인과 어르신은 어감이 사뭇 다릅니다. 노인(老人)이란 '나이가 많이 들어 늙은 사람'을 의미하고 어르신은 '공경의 대상'이라는 뜻이 내포되어 있습니다. 그래서 본서는 '노인'이라는 호칭을 듣기 좋고 부르기 좋은 '어르신'으로 칭합니다. 어원상 어르신의 의미는 '남의 아버지를 높여서 이르는 말'이지만 최근에는 노인과 거의 동일어로 사용하고 있으며 고령자(高齡者), 시니어, 실버 등으로 교체해서 사용하기도 합니다.

2. 치매는 어떤 병일까

사람들은 치매를 왜 두려워하는 걸까요? 사실 치매는 10대 사망 원인에 들지 않습니다. 암이나 심장병, 중풍, 고혈압, 당뇨처럼 사람을 직접적으로 죽이는 질병은 아닙니다. 그러나 5년, 10년 꽤 오랜 기간 동안 그 사람의 영혼을 갉아먹는 인격이 파괴되는 질병이기 때문에 많은 사람들이 두려워하는 것입니다. 이제 어느 한 사람도 치매에 걸리지 않을 것이라고 장담할 수 없고, 해가 거듭됨에 따라 그 연령대가 낮아져 40대에 이르고 있어 치매가 전염병처럼 유행하는 게 아닌가 싶을 정도로 공포로 다가오는 것이 오늘날 치매입니다. 암보다 더 무섭다고 할 정도로 인생을 망가뜨리는 뇌 질환 치매는 평생을 쌓아 둔 좋은 추억이 무너지게 되는 그야말로 공든 탑이 무너지는 결과를 초래하게 됩니다. 그래서 치매관리는 처삼촌 벌초하듯 대충할 수가 없습니다. 우리나라는 고령화가 급속히 진행되면서 치매환자가 급증하고 있습니다. 그러다 보니 치매가 급격한 사회문제로 대두되고 있습니다.

치매는 어떤 병일까요?

치 : 치료가

매 : 매우 어려운 병

치매는 아직도 원래 상태로 돌아갈 수 있는 수술이나 약물치료가 없고 장기간 많은 비용을 투입해야 하는 매우 어렵고 골치 아픈 질병입니다. 치매라는 말은 전반적인 인지기능의 감소를 뜻합니다. 정상적인 지적 수준에 도달한 후 후천적으로 뇌 손상에 의해 지적 기능이 떨어지는 것을 '치매'라고 합니다. 반면, 태어날 때부터 인지기능이 떨어진 경우는 '지적 장애'라고 합니다. 즉, 치매란 뇌 손상에 의해 후천적으로 기억력과 기타 인지기능이 저하된 상태로 여러 가지 원인 질환에 의해 발생하는 증상을 총칭하는 말입니다.

보건복지부의 '치매노인 실태조사'를 바탕으로 중앙치매센터(2019)에서 재산출한 통계를 보면 치매환자 1인당 연간 관리 비용이 2,072만 원이라고 합니다. "아~니 치매환자가 얼마나 돈을 쓴다고 이런 계산이 나오지?"라는 의구심이 들지요? 치매환자가 있으면 요양비와 간병비, 만약 간병인을 두지 않고 아드님, 따님이 간병을 해야 할 경우 직장에 나가서 돈을 못 버니 그것까지 다 합하면 1년에 2,072만 원이 든다는 것입니다. 우리나라 국방예산의 25%에 육박하는 비용입니다.

1) 치매의 어원

'치매(Dementia)'란 용어가 인류의 기록에 처음 등장한 것은 서기 600년경 세비야 대주교 성 이시도르(St. Isidore)가 쓴 『어원학(*Etymology*)』에서입니다. 박탈 혹은 상실을 뜻하는 접두사 'de'와 정신을 의미하는 'ment'에 상태를 나타내는 접미사 'ia'가 결합되어 '정신이 부재한 상태(Out of mind)'라는 의미를 가집니다. 우리가 흔히 '정신 나갔다'라고 쓰는 그 말이 곧 치매의 뜻이었음을 알게 됩니다.

일본은 우리나라보다 '치매'라는 용어를 먼저 사용하였으나 치매라는 용어가 '어리석다'는 의미가 담겨 있어 경멸감과 부정적인 시각을 준다는 지적에 따라 2004년부터 의학적으로 인지적 장애라는 의미로 '인지증'이라는 용어를 사용하기 시작하였습니다. 치매는 자연스러운 노화과정의 일부가 아니며 단일 질병 진단명이 아니라 뇌에 생기는 병리 때문에 여러 가지 인지기능에 이상을 보이는 증후군입니다.

따라서 치매를 발생시키는 뇌 질환은 70~80가지로 다양하며 원인도 점차 증가하고 있습니다.

2) 치매의 유형

치매는 노인들에게 불치병보다 더 공포스러운 장수시대의 재앙입니다. 중앙치매센터의 '대한민국 치매현황 2020(Korean Dementia observatory 2020)' 통계에 따르면 2020년 65세 이상 치매 유병률은 10.25%(약 84만 명)이며 2050년에는 15.91%(약 300만 명)까지 증가할 것이라고 전망하고 있습니다. 참고로 치매 유병률은 노인인구 100명당 치매환자 수를 말합니다. 치매의 유형별 분포를 살펴보면 [그림 1-1]과 같습니다.

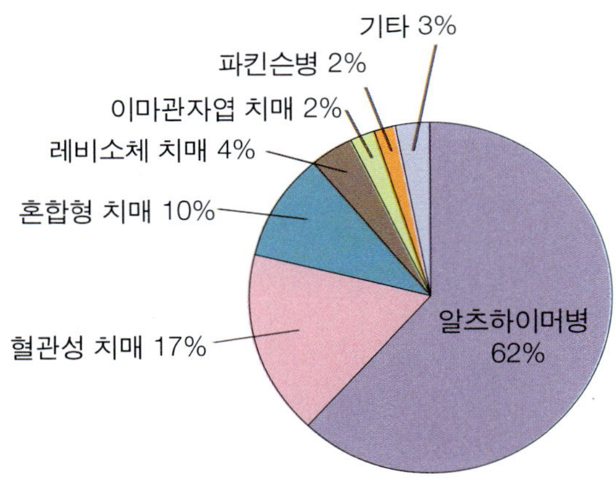

[그림 1-1] 치매의 유형별 분포

출처: McGill-Carter, T.(2019).

(1) 알츠하이머 치매

[그림 1-1]에서 보면 알츠하이머 치매가 전체 치매의 3분의 2에 가까울 만큼 제일 많이 차지합니다. 전 세계적으로 치매의 가장 흔한 형태는 알츠하이머병으로 세계보건기구(WHO)의 보고에 의하면 전체 치매 중 60~70%를 차지한다고 합니다. 건강관리나 위생 감염관리가 좋아져서 혈관성 치매는 줄어들지만 고령화가 진행되면서 알츠하이머병은 계속 늘고 있습니다. 그래서 "전 세계적으로 치매가 알츠하이

머화 되어 간다."라고까지 표현을 합니다.

알츠하이머병은 치매를 일으키는 가장 흔한 퇴행성 뇌 질환으로, 1907년 독일의 정신과 의사인 알로이스 알츠하이머(Alois Alzheimer) 박사에 의해 최초로 보고되었습니다. 알츠하이머병은 매우 서서히 발병하여 점진적으로 진행되는 경과가 특징적입니다. 초기에는 주로 최근 일에 대한 기억력에서 문제를 보이다가 병이 진행되면서 언어기능이나 판단력 등 다른 여러 인지기능의 이상을 동반하게 되다가 결국에는 모든 일상생활 기능을 상실하게 됩니다. 알츠하이머병은 그 진행과정에서 인지기능 저하뿐만 아니라 성격변화, 초조행동, 우울증, 망상, 환각, 공격성 증가, 수면장애 등의 정신이상 행동이 흔히 동반되며 말기에 이르면 경직, 보행 이상 등의 신경학적 장애 또는 대소변 실금, 감염, 욕창 등 신체적인 합병증까지 나타나게 됩니다(서울대학교병원, 2022).

알츠하이머 치매는 65세 이상이 되면 10명 중 1명, 85세 이상이 되면 4명 중 1명으로 양가 부모님이 85세 이상으로 다 살아계실 경우 한 명은 치매라는 말입니다. 알츠하이머 치매는 오래전에 독일의 '알츠하이머'가 발견했다고 해서 '알츠하이머 치매'라고 부릅니다.

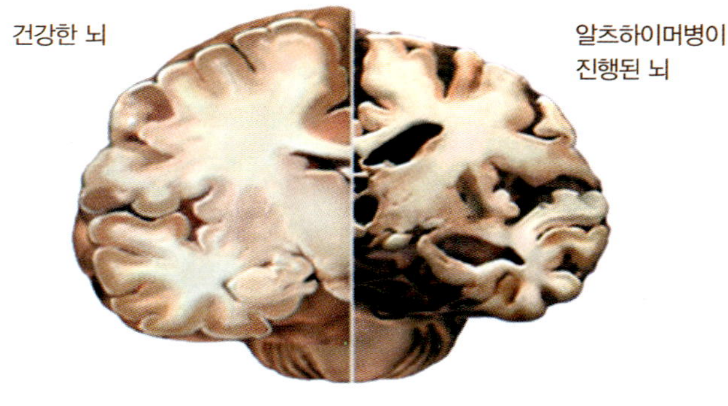

[그림 1-2] 건강한 뇌와 알츠하이머병이 진행된 뇌

출처: Manfred Lutz(2010).

정상인의 뇌는 통통하고 윤기가 흐르는데 알츠하이머병 환자의 뇌는 위축되어 있습니다.

알츠하이머 치매의 정확한 발병 기전과 원인은 아직 정확하게 알려져 있지 않으나 '아밀로이드 베타(Amyloid-beta)'라는 독성 단백질이 과도하게 만들어져 뇌에 침착되면서 뇌세포에 영향을 주는 것으로 알려져 있습니다.

① 알츠하이머 치매의 진행과정

알츠하이머 치매의 진행과정은 다음과 같습니다.

기억력 감퇴 → 단어 기억 소실 → 계산 능력 저하 → 가면 증상 → 오래된 기억 소실 → 배설 조절력 소실

독성물질은 맨 먼저 기억력을 담당하는 해마(hippocampus)에 쌓여 기억이 감퇴되고 단어를 떠올리는 능력이 소실됩니다. 사람 얼굴은 떠오르는데 이름이 잘 생각나지 않아 '거시기'라는 대명사를 쓰고 물건 이름이 생각나지 않아 '이거', '저거' 등 지시 대명사가 단골로 등장하며 건망증도 심해집니다. 그다음 이 독성물질이 떼로 몰려다니며 앞으로, 옆으로, 뒤로 퍼지면서 신경 회로를 다 끊어 계산 능력, 판단력도 떨어집니다. 그러다 조금 더 시간이 지나면 증상이 생깁니다. 그렇게도 점잖으셨던 분이 치매에 걸리자 완전 딴사람으로 변해버립니다.

전 세계에서 가장 부자인 록펠러 가문의 맏며느리인 '블란쳇 록펠러(Blanchette Rockefeller)'가 말년에 치매로 고생했다고 합니다. 블란쳇 록펠러는 뉴욕에 있는 현대미술관 관장을 지내기도 하고 당시 전 세계 문화예술 사교계를 상징하는 그야말로 우아한 여성입니다. 미국 연방 상원의원을 지낸 이 분의 아들 '제이 록펠러(Jay Rockefeller)'의 증언에 따르면 그렇게 우아했던 자신의 어머니가 치매에 걸리니까 어린 자신에게 접시를 집어던지고 욕설을 해댔다는 겁니다. 실제로 제가 아는 굉장히 고매하고 품격 높으신 교수님께서도 치매에 걸리니까 며느리나 부인에게 성적인 농담과 희롱을 하고 응대해 주지 않으니 바람을 피웠다고 의심하고 욕설을 하고 폭행까지 하는 등 사람 자체가 송두리째 바뀌어 버립니다. 일부러 그러는 것이 아닙니다. 뇌가 망가졌기 때문입니다. 그렇게 더 시간이 지나면 오래된 기억이 망가집니

다. 그래서 옛날에 사랑했던 사람과의 행복한 추억도 다 잊어버리게 됩니다. 그렇게 시간이 흘러가면 결국은 대소변도 못 가리게 됩니다. 대소변이 안 나오게 꽉 잡고 있는 뇌의 괄약근 담당 중추가 망가지니 나도 모르게 싸게 되는 것입니다.

② 알츠하이머 치매의 대표적 인물

'알츠하이머 치매' 하면 떠오르는 대표적인 인물이 있습니다. 치매 대통령으로 널리 알려진 미국의 제40대 '로널드 레이건(Ronald Reagan)' 대통령입니다. 로널드 레이건 대통령은 10년간 알츠하이머 치매로 투병하다가 2004년 6월 폐렴 합병증으로 93세에 타계하셨습니다. 로널드 레이건 대통령은 치매에 대한 국민들의 관심을 불러일으키기 위해 당시에는 누구나 치부라고 생각했던 치매를 당당하게 밝혔습니다. 이후에 치매연구를 위한 '로널드 레이건 낸시 재단'이 생기면서 치매연구를 위한 사회적 기부가 엄청나게 많이 이어졌습니다. 결국 그의 고백이 나비효과를 일으킨 것입니다. 바로 이런 용기가 필요한 것입니다. 이제는 치매를 일상으로 받아들이는 사회가 되어야 하며 그래야만 우리가 치매를 극복할 수 있습니다. 우리 사회가 치매를 자연스럽게 받아들여서 부끄러워하지도 않고 무서워하지도 않을 때 우리는 앞으로 닥쳐올 치매라는 감옥에서 벗어날 수 있습니다.

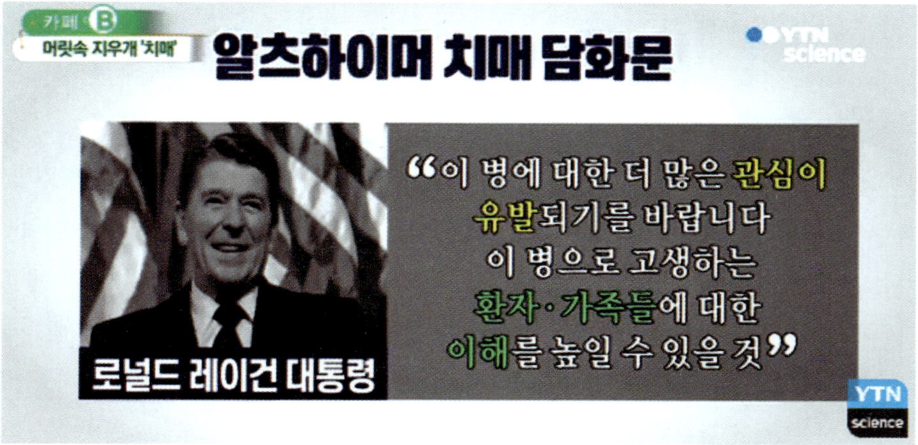

[그림 1-3] 알츠하이머 치매 담화문

출처: YTN 사이언스 유튜브.

치매를 예방하기 위해서는 머리에 충격을 주지 않도록 조심해야 합니다. 2015년 11월 미국축구연맹은 헤딩에 대한 위험성을 감지한 나머지 10세 이하 유소년 선수의 헤딩을 금지시키고 11세부터 13세까지는 시합에서만 헤딩을 허가하고 훈련할 때는 금지하는 법이 제정된 바 있습니다. 헤딩과 같이 머리에 충격을 가하면 물리적인 충격으로 인해 주변 신경세포들에 손상을 일으키는 '외상성 뇌 손상' 질환이 생기는데 이 질환은 뇌 조직을 퇴화시키며 치매를 유발할 수 있다고 합니다.

실제로 영국 런던대학교 연구팀이 축구 선수들의 뇌를 관찰해 본 결과, 60대에 치매를 앓았다는 공통점을 발견했고, 축구 선수 6명 중 4명의 뇌에서 만성 '외상성 뇌 손상' 질환이 확인된 바 있다고 합니다. 로널드 레이건 대통령도 퇴임 후 낙마로 인해 머리를 다친 뒤 치매가 나타나기 시작했으며 그의 친형과 모친이 모두 치매로 숨진 가족력이 있었습니다. 가족 중 치매환자가 있는 경우 더욱 조심해야 합니다. 로널드 레이건 대통령은 비록 알츠하이머병에 걸렸지만 평균수명보다 오래 살았고 굉장히 존경을 받으셨습니다.

③ 초로기 치매

초로기 치매(初老期 癡呆)라고 들어보셨지요?

65세 이후의 치매는 '노인성 치매'라 하며 65세 이전의 치매는 '초로기 치매(初老期 癡呆)'라고 합니다. 치매가 빨리 왔다는 뜻으로 노인성 치매 연령보다 빨리, 갑자기 강하게 일어나는 질환으로 알츠하이머병이 대표적입니다. 노인성 치매는 증상들이 천천히 나타나는 데 비해, 초로기 치매는 진행 속도가 빨라 증상이 빠르게 변화되고 악화되어 사망원인이 되기도 합니다. 노인성 치매는 5~20년 동안 진행되다 보니 다른 병이 사망원인이 되기도 하지만 초로기 치매는 초로기 치매가 사망원인이 됩니다. 보통 초로기 치매는 40~60세에 많이 나타납니다. 요즘 초로기 치매가 더 많이 늘어나는 이유는 알코올 중독으로 인한 치매가 증가하고 있기 때문입니다. 그리고 초로기 치매는 90% 이상이 가족력이 있습니다.

한 여성이 택시를 탔는데 깜짝 놀랐습니다. 조수석에 어떤 중년여성이 이미 앉아 있는 것이었습니다. 택시를 잘못 탔나 생각하며 당황하고 있는데 조수석 뒤편에 써진 글귀를 보았습니다.

"앞자리에 앉은 사람은 알츠하이머병(치매)을 앓고 있는 제 아내입니다. 양해를 구합니다."

기사님은 아픈 아내를 두고 나올 수 없어 조수석에 태우고 일을 했던 것입니다. 택시 기사와 치매를 앓고 있는 아내가 대화를 하더랍니다.

"집에 빨래를 널고 나올 걸. 당신이 헹궈서 널 수 있겠어?"

"싫어. 그런 거 안 해."

집안일을 걱정하는 남편의 말에 어린아이처럼 대답하는 아내를 보며 여성 승객은 부부란 무엇인지, 그리고 가족이란 무엇인지 이런저런 생각을 하게 되었다고 합니다. 아무리 힘들고 고되어도 사랑을 나누는 사람과 함께라면 그것만으로도 힘이 될 것입니다.

(2) 혈관성 치매

알츠하이머병 다음으로 많은 혈관성 치매(Vascular dementia, VD)는 그 원인에 따라 여러 가지로 분류할 수 있습니다. 혈관성 치매는 뇌에 혈액을 공급하는 뇌혈관이 좁아지거나 막히고(뇌경색) 터지는 것(뇌출혈)이 원인이 되어 나타나기도 하고, 반복되는 뇌혈관 질환에 의해서도 나타날 수 있습니다. 혈관성 치매의 경우 대개는 일단 발생하면 완치는 될 수 없으나, 초기에 진단을 받고 적절한 약물치료를 받으면 더 이상의 악화는 막을 수 있습니다. 혈관성 치매도 알츠하이머병과 같이 기억력 저하를 비롯한 다양한 인지기능 저하 증상과 우울증, 정신증, 초조와 공격성, 수면 장애 등 다양한 정신이상 행동 증상을 보입니다.

담배를 피우면

문제 : 담배를 피우면 치매에 잘 걸릴까요 잘 안 걸릴까요?

정답 : 잘 안 걸립니다. 치매에 걸리기 전에 죽어 버린답니다.

웃자고 하는 소리지만 흡연은 폐암을 비롯한 여러 질병의 위험성을 높입니다. 이러한 질병들은 직간접적으로 우리 뇌의 기능을 감소시키며 흡연은 뇌졸중의 위험을 증가시켜 혈관성 치매의 발병 가능성을 증가시킵니다. 담배를 만성적으로 피우게 되면 혈액이 끈끈해지기 때문에 작은 혈관 쪽으로는 적혈구가 못 지나가게 되어 결국은 혈관 하나가 끊기게 됩니다. 그러나 운동을 하게 되면 혈관이 생겨나기 때문에 치매예방 차원에서 운동을 권장합니다.

(3) 기타

이 밖에도 혼합형 치매, 레비소체 치매, 이마관자엽 치매, 파킨슨병과 기타 두부 외상과 관련된 치매, 알코올 중독과 관련된 치매, 중추신경계 감염(신경매독, 결핵 바이러스성 뇌염), 독성 대사 장애(악성 빈혈, 엽산 결핍증, 갑상선 기능 저하증), 산소 결핍증(연탄가스 중독, 저혈당, 산소 부족) 등 다양한 원인에 의한 치매 유형들이 있습니다.

3) 치매환자 부양가족의 애환

어느 날 갑자기 가족 중에 한 명이 치매환자가 된다면 암울한 커튼이 쳐지기 시작합니다. 치매 어머니를 모시는 김 모 씨는 고통을 호소합니다.

"가족을 버리고 나 혼자 숨어 버릴까?"

그러다 어떤 날은 우울증으로 극단적인 선택까지 하고 싶다고 합니다. 뉴스나 신문에 치매 관련 기사가 빈번하게 올라옵니다. 치매 걸린 어머니를 살해한 아들이 붙잡히는가 하면, 치매 걸린 아내를 죽이고 자신도 자살한 남편 등 치매가 가정해체는 물론 가정범죄로까지 이어지는 상황에서 정부 차원의 복지시스템이 절실해지고 있습니다.

2014년 1월 아이돌 가수 '이특'의 부친과 조부모의 안타까운 사망소식이 있었습니다. 치매에 걸린 조부모를 오랜 기간 봉양해 오던 부친은 경제적인 어려움을 극복하지 못하고 "장남으로서 부모님은 내가 모시고 간다."라는 유서를 남기고 부모를 목 졸라 숨지게 한 뒤 스스로 목을 매 숨졌습니다. 이 사건은 단순히 한 가족의 개인사에 그치는 것이 아니라 우리나라 치매환자 및 부양가족 문제의 단면을 보여준다고 할 수 있습니다.

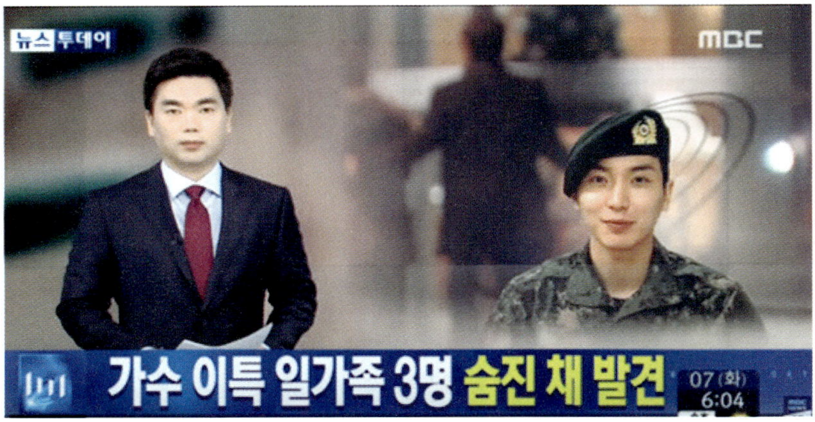
뉴스 투데이
MBC
가수 이특 일가족 3명 숨진 채 발견
07 (화)
6:04

[그림 1-4] 치매환자 부양가족의 사례

출처: MBC 뉴스투데이(2014) 유튜브.

3. 치매어르신 대안 치매 안심 마을

미국의 애리조나주에 백만장자들이 은퇴 후에 모여서 사는 '썬 밸리(Sunday Valley)'라는 곳이 있는데, 이런 기사가 있습니다.

은퇴한 백만장자들을 대상으로 지었다는 애리조나주 썬 밸리 시티는 아이들의 시끄러운 소리나 젊은이들의 애정 표현도 없고 노점상이나 노숙자도 없는 그야말로 청정 지역이다. 자동차는 시속 25㎞ 이하의 속도만 허용되고 편의시설과 의료시설이 최첨단으로 갖춰진 지상낙원인 이곳의 치매 발병률은 다른 지역보다 훨씬 더 높다고 한다. 전문가들은 스트레스가 없고 걱정거리가 없고 변화가 없는 환경이 노인들의 면역력을 떨어뜨렸다고 분석했다. 영화 같은 노후생활을 꿈꾸고 왔던 입주민 중 상당수가 원래 살던 곳으로 돌아갔다. 스트레스 없는 세상에서 새장 속의 새처럼 나약하게 사는 것보다 어려움을 겪으면서 고민하고 갈등하는 것이 더 건강하고 행복해지는 방법임을 깨달았기 때문이다.

일리노이 대학교 연구진이 조사한 행복의 최적 조건이 눈길을 끈다. 이 연구 결과에 따르면 약간의 걱정과 고민은 오히려 건강에 이롭다고 한다. 적당히 행복한 사람이 최고로 행복한 사람보다 더 건강하고 부유하며 장수할 가능성도 높다. 일종의 흥분 상태인 최고의 행복감은 심혈관을 손상할 가능성이 있어 바람직하지 않다. 최고의 행복은 정서적 안정의 필요충분조건이 아니며 바람직한 목표가 아닐 수도 있다. 적당한 걱정을 가진 사람이 훨씬 더 많은 것을 성취할 수 있다는 얘기다(중앙일보, 2017. 10. 25.).

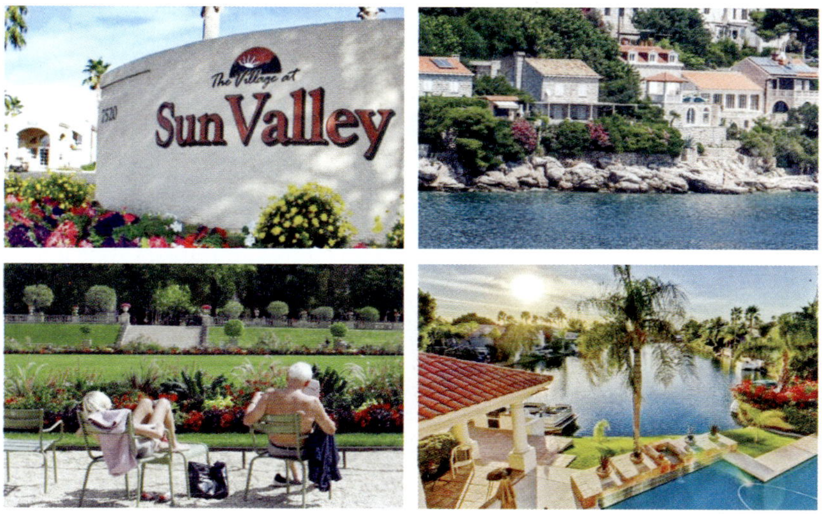

[그림 1-5] 애리조나주 '썬 밸리(Sunday Valley)'

출처: 네이버 블로그.

건강할 때는 어디서 살든 선택권이 있지만 치매라는 병을 앓게 되면 치매어르신이 사는 곳에 대한 선택권은 자식에게 있습니다. 누구에게나 부모님은 소중한 존재라 자녀들이 케어를 하려 하지만 생업을 병행하며 케어하기에는 역부족이니 '자신의 부모처럼 내 부모를 케어해 줄 수 있는 곳이 어디 없을까?' 하고 고민을 합니다. 인터넷으로 찾아보고 발품도 팔며 세심하게 살펴보고 결정하여 어쩔 수 없이 시설에 보내드립니다. 그랬을 때에 시설에 잘 적응하시는 어르신이 계신가 하면 그렇지 못하고 허공만 바라보고 계신 어르신도 계십니다. 길어진 노년기는 어르신들에게 더 많은 시간을 주었지만 그것이 오히려 고통으로 다가오기도 합니다.

우리사회는 치매에 걸리면 약이 없다며 치료를 포기하거나 방치하는 경우가 많은데 이에 좋은 대안이 될 만한 신문기사가 있어 소개합니다.

중앙일보 2017-10-26 기사

치매노인의 삶이 우선, 네덜란드 '호그백 마을'

최근 전 세계적으로 치매환자가 증가하고 있는 가운데 해외에서는 과거에는 없던 새로운 형태의 돌봄 사례들이 나오고 있다. 치매 돌봄에 대한 혁신적 사고가 국가성장과 사회통합을 어떻게 동시에 달성하게 하는지 보여주는 사례가 있어 소개한다. 먼저 소개할 사례는 이미 미국 CNN에서도 소개된 네덜란드의 호그백(Hogeweyk) 마을이다. 일종의 치매노인 마을이라고 할 수 있다. '치매노인도 자유롭게 생활하고 활동하며 삶의 재미를 느낄 수 있어야 한다.'는 생각에서 2009년 간호사 이본 반 아메롱겐(Yvonne van Amerongen)이 중앙정부와 지역기관의 협조로 네덜란드 베스프 마을 북쪽 외곽에 마을을 조성했다.

'호그백 마을'은 슈퍼마켓, 커피숍, 미용실, 공원 등이 있는 1만 5000㎡ 규모의 커다란 마을이다. 23가구, 152명의 중증 치매환자와 250명의 스텝이 거주하고 있다. 호그백 마을의 특징은 치매를 기존의 의료상 접근에서 사회적 접근으로 확대했다는 점이다. 이곳에서는 치매환자라고 해서 시설에 갇혀 살지 않는다. 어디든 자유롭게 돌아다니고, 무료로 슈퍼마켓, 미용실도 이용할 수 있다. 이러한 생활이 가능한 것은 마을 곳곳에 설치된 CCTV와 교육을 받은 전문 강사, 자원봉사자들이 있기 때문이다.

그들은 마을 내 상주하며 환자들의 활동을 안전하게 지켜준다. 이런 시도가 치매노인들에게 실제로 긍정적인 영향을 주고 있을까? 결론부터 말하면 그렇다. 연구 결과 호그백 마을 거주 치매노인들은 거주하기 전보다 약물 복용량이나 공격성은 감소한 반면 식사량은 늘었고, 상대적 수명 또한 증가했다.

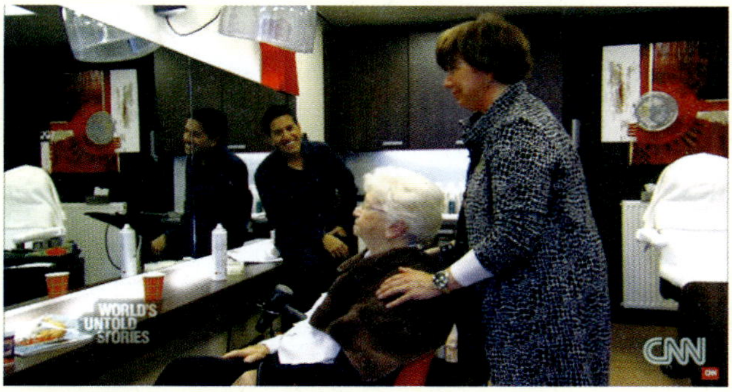

호그백 마을의 한 치매노인이 미용실에서 머리를 손질하고 있다.
출처: CNN 유튜브.

유럽과 미국에서는 호그백 마을을 벤치마킹하고 있다. 프랑스에서는 파리 외곽 랑드지역에 알츠하이머 마을을 만들고 있고, 독일과 영국 등지에서도 새로운 시각에서 접근한 치매노인시설을 마련하고 있다. 이는 치매노인도 일반인과 같이 삶의 재미를 느껴야 한다는 '인간 중심' 관점이 만들어 낸 결과로 볼 수 있다.

– 김정근 강남대학교 실버산업학과 교수 –

'호그백 마을'은 워낙 유명하여 이 신문기사가 나기 전부터 많이들 알고 계십니다. 병원이 아니라 마을입니다. 우리가 흔히 생활하는 방식 그대로인 마을입니다. 어르신들은 거의 대부분 살던 마을에서 생을 마감하고 싶어 하십니다. 평생 살아오신 집이 아니더라도 집 못지않게 일상생활을 하며 살던 방식대로 살고 싶어 하십니다. 바로 이 마을이 어르신들이 꿈꾸어 왔던 마을일 것입니다.

우리나라도 이를 모델로 전국 곳곳에 '치매 안심 마을'을 지정해 놓고 치매환자와 가족들이 지역사회에서 안심하고 살아갈 수 있도록 치매 친화적인 지역사회를 조성하기 시작했습니다. 얼마 전까지만 해도 요양시설이라고 하면 기피시설로 무조건 결사반대부터 하던 우리 사회였습니다. 그러나 이제는 인터넷에서 '치매 관련 시설 고르는 방법'을 검색하는 등 치매에 대한 인식이 많이 개선되었습니다. 건강할 때는 내 집에서 그냥 살면 되지만 생의 마지막까지 집에 있을 수 없는 현실이 이제는 보이기 때문입니다. 치매 안심 마을이 보다 빨리 정착되어 치매 인식 개선은 물론, 치매어르신들이 시설에 '입소했다'는 느낌이 아니라 마을에서 '산다', '거주한다'는 느낌을 받으며 여생을 평안하게 사실 수 있도록 우리가 지속적인 관심을 갖고 보금자리를 마련해 드려야겠습니다.

부모님이 우리의 어린 시절을
아름답게 꾸며주셨으니
이제는 우리가 부모님의 여생을 아름답게
꾸며드려야 한다.

– 생텍쥐페리 –

2장 인지중재의 이해

1. 인지중재란

언젠가 2호선 홍대입구역에서 지하철에 몸을 실었다. 맞은편 좌석에 앉아 있는 할머니와 손자가 눈에 들어왔는데 자세히 보니 꼬마의 안색이 좋지 않았다. 할머니 손에는 약봉지가 들려 있었다. 병원에 다녀오는 듯했다. 할머니가 손자 이마에 손을 올려보더니 웃으며 말했다.

"아직 열이 있네. 저녁 먹고 약 먹자."

손자는 커다란 눈을 끔뻑거리며 대꾸했다.

"네, 그럴께요. 그런데 할머니, 할머니는 내가 아픈 걸 어떻게 그리 잘 알아요?"

순간, 난 할머니 입에서 나올 수 있는 대답의 유형을 몇 가지 예상해 보았다.

"나이가 들면 자연스럽게 알게 된다."라거나 "할머니는 다 알지." 같은 식으로 말하지 않을까 생각했다. 그런데 아니었다. 내 어설픈 예상은 철저하게 빗나갔다. 할머니는 손자의 헝클어진 앞머리를 쓸어 넘기며 말했다.

"그게 말이지. 아픈 사람을 알아보는 건 더 아픈 사람이란다."

상처를 겪어본 사람은 안다. 그 상처의 깊이와 넓이와 끔찍함을. 그래서 다른 사람의 몸과 마음에서 자신이 겪은 것과 비슷한 상처가 보이면 남보다 재빨리 알아챈다. 상처가 남긴 흉터를 알아보는 눈이 생긴다. 그리고 아파봤기 때문에 다른 사람을 아프지 않게 할 수도 있다. 어린 손자에게 할머니가 알려주려고 한 것도 이런 이치가 아니었을까?"(이기주, 2016).

집안에 치매환자가 있는 사람 역시 치매어르신을 빨리 알아보는 눈이 생기지 않을까요? 그리고 어디가 아프면 제일 먼저 찾는 것이 약이듯 처음엔 치매도 약으로 치료하려고 생각했을 것입니다. 치매 약물에 대한 다음과 같은 보고가 있습니다. 신경퇴행성 질환, 특히 알츠하이머병 치매(Dementia with Alzheimer's Disease)는 20년간의 연구 노력에도 불구하고 아직 그 발병 기전을 통제할 수 있는 뚜렷한 치료법이 발견되지 않았습니다. 현재 사용하고 있는 약물은 치매환자의 인지기능 저하의 주된 신경전달물질인 아세틸콜린(acetylcholine)의 농도가 떨어져서 발생한다는 아세틸콜린 가설에 근거한 약물들입니다(Roberson & Harrell, 1997).

그렇다 보니 약이 아닌 치매의 진행을 늦추고 완화시키는 다양한 비약물적 치료 방법들이 시도되었는데 그것이 '인지중재 치료'입니다. 인지중재 치료는 적극적인 비약물적 개입을 통해 뇌의 구조와 기능이 변할 수 있다는 뇌 가소성(Brain plasticity) 이론에 근거하는 것입니다. 그리고 2019년도에 '대한신경과학회'에서 치매는 약물치료 이외에 다양한 비약물 치료로도 인지기능을 향상시킬 수 있다고 밝혔습니다. 그렇다면 이런 의문이 들 수 있습니다. "치매가 완치도 안 되는데 굳이 약을 먹어야 하나?"

김형섭, 김용욱(2014)은 알츠하이머병 환자 60~70%를 약물로 치료했더니 6~12개월 정도만 치료의 효과가 있었고 그 이후에는 별로 효과가 없었다며 치매환자는 비약물적 치료를 반드시 해야 한다고 했습니다. 이 논문에 의하면 약물은 초기보다는 중기로 넘어가는 환자들에게는 효과가 조금 있었다고 했으며, 그렇기 때문에 약물 사용을 너무 회의적으로 볼 것도 아니라고 했습니다.

인지중재 치료의 정의

인지중재 치료의 정의를 내리자면 인지자극, 인지훈련, 인지재활로 구분되며 치매와 같은 뇌 질환 환자를 대상으로 인지기능을 개선시키기 위한 모든 비약물적 활동을 의미합니다. 다시 말해 기억력, 집중력, 시공간 능력, 언어 능력 등 뇌 인지기능 향상훈련을 통해 일상생활을 증진시키는 훈련 방식입니다. 비약물적 치료법으로는 신체 활동 프로그램, 일상생활 활동훈련, 음악치료, 미술치료, 회상치료, 원예치료, 치료레크리에이션, 실버레크리에이션 등 치매증상 완화와 삶의 질 향상을 위해 사용되는 모든 접근 방법을 통칭합니다. 인지중재 치료의 목표는 치매환자를 치매 이전의 상태로 되돌리기보다는 환자가 현재 가지고 있는 기능을 최대한 유지시키는 것을 목적으로 합니다.

'인지중재'라는 용어가 생소하고 불편하게 들릴 수도 있겠습니다. 그 이유는 '중재'라는 용어 때문입니다. '중재'는 사전적 의미로 '분쟁에 끼어들어 쌍방을 화해시킨다'는 말로 여기서 중재(仲裁, intervention)는 과제의 목표 달성을 위하여 어르신이나 피험자를 돕는 일련의 도움 활동으로 주로 행동 수정에서 사용하는 용어입니다. 인지중재 치료는 경도인지장애나 치매 초기환자에게 효과가 있는 것으로 알려져 있으며 약물치료로 효과를 보더라도 병행하면 더 효과적이라는 연구 결과들이 있습니다. 저명한 외국학회지인 New England journal of medicine(2003년 6월, 25호)은 "노인 연령에서 다양한 인지 프로그램 여가 활동에 참여하는 경우 치매의 발병률이 낮으며, 또한 책을 읽고 도구를 다루는 간단한 게임을 하고 음악을 연주하는 것과 같은 여가 활동은 치매의 위험을 줄이는 데 도움이 될 수 있다"고 발표하였습니다. 사람의 뇌 무게는 성인 기준으로 약 1,400g, 체중의 2% 정도를 차지하지만 우리가 살아가는 데 핵심적인 역할을 합니다. 그래서 국내외의 저명한 치매 전문가들도 치매 예방, 치매완화를 위해 여가 활동과 여가 프로그램 참여를 권하고 있습니다. 근육이 뭉친 사람들에게 마사지가 필요하듯 치매환자에게는 뇌 마사지가 필요합니다. 그 뇌 마사지가 인지중재입니다.

2. 인지중재의 방법

인지중재는 프로그램의 방법과 내용에 따라 인지자극(Cognitive stimulation), 인지훈련(Cognitive Training), 인지재활(Cognitive rehabilitation)로 구분합니다.

인지자극
- 다양한 활동 또는 대화 집단에 참여
- 불특정 인지와 사회적 기능 향상을 목표로 함

인지훈련
- 특정 인지기능을 반영하도록 설계된 표준 과제를 수행
- 개별적인 능력게 따른 인지 과제 적용
- 인지력 향상을 목표로 함

인지재활
- 개별적인 목표와 요구를 반영
- 개별적 강점을 기반으로 하며 보상적 방법을 적용
- 일상적인 수행의 증진을 목표로 함

[그림 2-1] 인지중재의 방법

출처: Clare et al(2003); Clare & Woodz(2004); World Alzhelmer Report(2011).

1) 인지자극(Cognitive stimulation)

인지자극은
주로 집단으로 이뤄지는
다양한 활동들로
대상자를 참여시키는 데
목적이 있다.

심리적 변화
- 항 우울성 약물, 심리치료와 유사한 효과
- 자기 효능감 증진
- 부정적 생각 패턴 감소

생화학적 변화
- 베타 엔도르핀의 분비 증가
- 시상하부, 뇌하수체, 부신 측 활성도 감소
- 해마의 크기가 증가 → 기억력 ↑
- 실행기능, 집중력 ↑

[그림 2-2] 인지자극의 심리·생화학적 변화

출처: Clare et al(2003); Clare & Woodz(2004); World Alzhelmer Report(2011).

인지 장애 환자에게 나타나는 증상은 크게 두 가지로 인지기능 증상과 행동심리 증상으로 나눕니다. '인지기능 증상'은 기억이나 언어, 시간 감각이라는 인지기능 그 자체의 장애라고 정의하고 있습니다. 이에 반해 '행동심리 증상'은 지각이나 사고 내용의 변화, 기분이나 행동 이상이라는 형태로 나타나는 장애입니다. 다시 말해 들은 것을 기억하지 못하는 것은 '인지기능 증상'이고 불안해져서 같은 말을 몇 번씩 물어보는 것은 '행동심리 증상' 입니다.

인지자극은 집단 프로그램으로 인지 장애 환자들의 인지향상을 위한 다양한 활

동들로 이루어지며 대상자를 참여시키는 데 목적이 있습니다. 집단 대상이므로 참여자 개개인의 특성을 다 관여할 수는 없지만 집단이라는 자체가 타인과의 상호작용에 근거한 활동을 통해 여러 가지 형태의 대인관계를 경험할 수 있습니다. 그리고 무언가 행동하게 하고 무언가 말하게 되므로 내가 뭔가를 할 수 있는 사람이라는 느낌 때문에 집단 내에서 자존감을 향상시키며 인지력 향상에 좋은 효과를 얻을 수 있습니다. 또한 타인이 한 공간에 있다는 것을 인식하고 함께 과제를 수행하는 것으로 소속감도 느낍니다. 다만, 인지자극은 장시간 집단 활동에 참여할 수 있을 때 적용 가능하며 치매가 많이 진행된 집단은 진행에 어려움이 있습니다.

1930년대 '와일더 펜필드(Wilder Penfield)'는 간질치료를 위해 뇌 수술을 하다가 뇌의 대뇌피질에서 특정 부분에 전기 자극을 주면 각기 다른 신체 부위가 반응한다는 사실을 발견했습니다. 각 신체를 담당하는 뇌 부위의 크기에 따라 호문쿨루스(Homunculus)를 만들었는데 호문쿨루스 모형을 보면 유난히 손이 큽니다([그림 2-3] 참조). 손에는 운동신경 정보와 감각신경 정보를 전달하는 신경세포가 다른 기관에 비해 더 많이 분포되어 있어서 그렇다고 합니다. 그다음 입이 큽니다. 여기서 보면 알 수 있듯이 손을 사용하고 말을 할 때 뇌가 가장 발달합니다. 그래서 손을 사용하고 말을 함께 할 수 있는 인지자극 활동이 뇌를 활성화시키는 좋은 뇌 재활운동입니다.

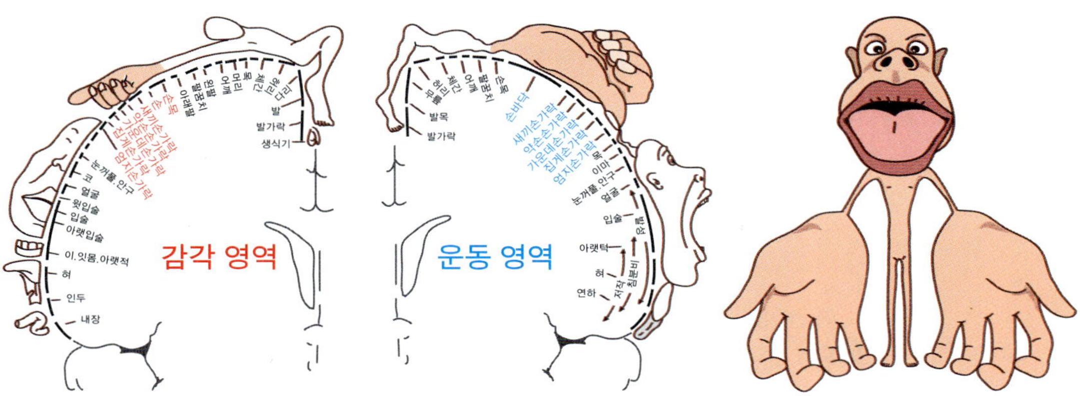

[그림 2-3] 펜필드의 호문쿨루스

출처: 샤우나 샤피로(2021).

2) 인지훈련(Cognitive training)

인지훈련은
개인의 개별적인 특성에 맞춰서
프로그램을 하는 것으로
인지적인 부분을 향상시키는
것을 목표로 한다.
1:1 프로그램이 적합하다.

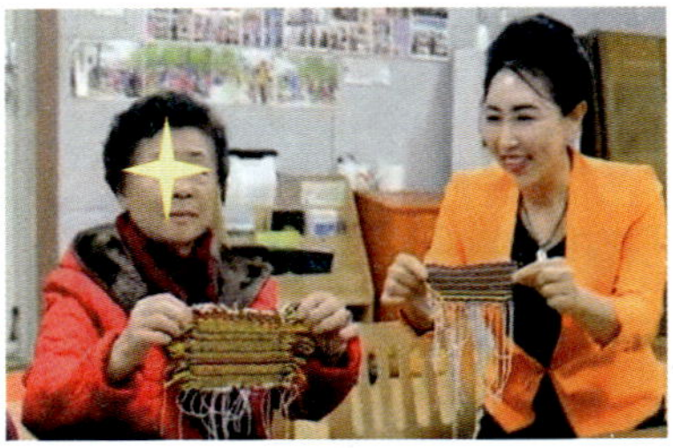

[그림 2-4] 인지훈련 프로그램 모습

인지훈련은 개별적인 특성에 맞춰서 프로그램을 하는 것으로 인지자극과 다릅니다. 이것 역시 인지적인 부분을 향상시키는 것을 목표로 하고 1:1 프로그램이 적합합니다. 현재 환자의 잔존하는 인지기능 상태를 파악하고 최대한 이용하는 방법입니다. 즉, 개인의 상황에 맞추어 조절함으로써 집중력, 기억력, 지남력, 문제해결 능력 등 여러 인지 영역을 훈련함으로써 인지기능을 유지시키는 것입니다. 이를 통해 다른 인지 영역의 기능 또한 향상시킬 수 있으며, 일상생활 수행 능력도 향상될 수 있습니다. 인지훈련에는 다음과 같은 기법들이 있습니다.

(1) 시간차 회상훈련 기법(Spaced retrieval technic)

정보의 회상 간격을 점차 늘려가면서 반복적으로 기억함으로써 정보의 저장을 촉진하는 방법입니다(Landauer & Bjork, 1978; 김희진, 2019에서 재인용).

시간차 회상훈련 기법

네 단어를 2분, 5분, 10분…
후로 점차 늘려가면서 묻고
대답하게 함으로써 인출하는
능력을 증진시키는 방법

신발	안경
모자	수박

(2) 오류배제학습 접근법(Errorless learning)

기억 장애 환자들은 정보를 습득할 때 오래되고 내재된 기억에 의존해서 새로운 정보를 받아들이기 때문에 기억의 오류가 발생할 가능성이 있습니다. 따라서 정보를 학습하는 단계부터 발생하는 착오를 가능한 없애면서 정보를 습득하게 하는 인지재활 중 기억재활 방법입니다(Wilson et al., 1994; 김희진, 2019에서 재인용).

오류배제학습 접근법

초기 입력과정에서 오류가 생기지 않도록 입력할 때 정확한 정보를 넣도록 하여 기억의 효율을 증가시키는 방법

"이것은 무엇입니까?
모르시면 모르신다고 하세요."
"잘 모르겠는데요."
"이것은 국자입니다.
따라 해 보세요."
"국자"
"제가 방금 이것을 무엇이라고 했나요?
"국자요."

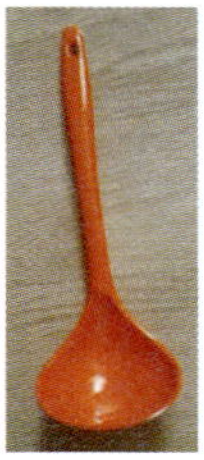

(3) 점진적 단서 소실(Vanishing cue technique)

특정 정보를 습득하게 하기 위해 처음에는 충분한 단서를 제공하고, 학습함에 따라 단서의 일부를 줄여나가서 최종적으로 단서 없이 정보를 기억하게 하는 방법입니다(Glisky, Schacter, & Tulving, 1986; 김희진, 2019에서 재인용).

점진적 단서 소실

기억하고자 하는 정보를 끝부분부터 점차 줄여나가 최종적으로 단서 없이도 기억하게 하는 기억 증진법

개미네 집 주소 외우기

허리도 가늘군 던지면 부러지리

허리도 (　　) (　　) (　　)
허리도 가늘군 (　　) (　　)
허리도 가늘군 던지면 (　　)

(4) 감각운동 기술 자극법(Sensorimotor skill stimulation)

단순한 일상생활에 필요한 기본 동작(식사 준비, 전화 받기, 몸치장)을 유지하기 위한 감각운동 기술을 자극하는 방법으로 말초의 감각을 이용하여, 대뇌피질의 원 작용을 보존시켜 독립적 일상생활을 가능하게 합니다.

감각운동 기술 자극법

일상생활 동작을
유지하기 위한
감각운동 기술을
자극하는 방법

걸으며 숫자 세기

1단계 – 1, 2, 3, 4,… 20
2단계 – 걸으며 숫자 세다가 5의 배수에 손뼉 치기(2의 배수, 3의 배수)
3단계 – 걸으며 전화하기

(5) 현실감각 훈련요법(Reality orientation)

현실감각 훈련은 알츠하이머병 치매환자들에게 시간, 장소, 사람 지남력에 대한 질문에 대답하게 함으로써 지남력 장애를 지연시키고 길을 잃지 않고 한 장소에서 다른 장소로 이동할 수 있는 능력을 훈련시키는 개입 방법입니다(Taulbee & Folsom, 1966; 김희진, 2019에서 재인용).

현실감각 훈련요법 – 시간 지남력

"삼일절은 몇 월에 있나요?"
어버이날, 현충일, 광복절 등
기념일이 몇 월에 있는지
질문 드린 뒤 직접 쓰실 수
있으면 쓰게 한다.

1월		7월	
2월		8월	
3월		9월	
4월		10월	
5월		11월	
6월		12월	

현실감각 훈련요법 – 장소 지남력

어르신 손을 잡고 백화점에 가서 백화점 안내도를 가리키며 “어르신, 라면이랑 계란, 우유도 사야 돼요. 그럼 몇 층으로 가야 할까요?”라고 질문한다.
모르시면 식품관을 말씀하실 수 있도록 힌트를 드리고 엘리베이터 층수를 누르시게도 하며 식품관으로 이동한다.

롯데시네마	10F	시네마(1~6관) | 매표소 | 매점
롯데시네마 전문식당가	9F	시네마(7~9관) | 한식 | 퓨전일식 커리전문 | 커피숍
문화센터 리빙·이벤트홀	8F	이벤트홀 | 침대 | 주방 | 침구 | 수예 | 홈인테리어 피부케어샵(미용) | 귀금속(가락지)
남성·아동 골프	7F	신사정장/캐주얼/셔츠/넥타이 골프웨어/용품/클럽 | 유아 | 아동 | 주니어
유니클로	6F	유니클로(MEN & WOMEN & KIDS)
영캐주얼	5F	영캐주얼 | 이지캐주얼 | 진캐주얼 | 란제리
여성커리어	4F	여성커리어 | 타운정장 | 모피
여성캐주얼	3F	여성캐릭터 | 중가캐릭터 | 란제리
여성정장	2F	엘레강스정장 | 니트 | 구두 | 핸드백 | 커피숍
패션잡화	1F	구두 | 명품핸드백 | 준보석 | 화장품 액세서리 | 섬유잡화
식품관	B1F	청과 | 야채 | 생선 | 정육 | 양곡 | 축산 음료 | 인스턴트 | 낙농 | 생활용품 | 세제류
푸드코트	B2F	푸드코트 | 델리코너 | 화장품 | 커피숍
스포츠 아웃도어	B3F	스포츠 | 수영복(휘트니스복) | 아웃도어
주차장	B4~B5F	

[그림 2–5] 백화점 안내도

현실감각 훈련요법 – 사람 지남력

신문에서 얼굴 사진과 지면에 이름이 함께 나온 사람들 중 가장 인상 깊은 한 사람을 고른다.

① 사진만 오려서 노트나 메모지에 붙여놓는다.
② 이름을 세로로 한 글자씩 적는다. 삼행시를 짓는다.
③ 도저히 기억이 안 난다면 삼행시의 첫 행만 보고 이름을 기억해 내도록 한다.

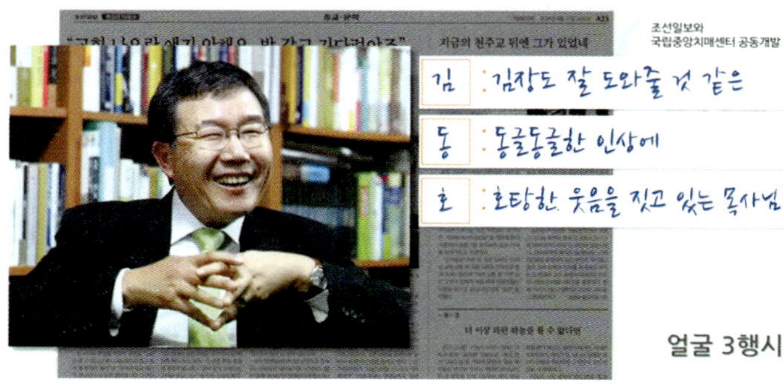
지금의 천주교 뒤엔 그가 있었네
조선일보와
국립중앙치매센터 공동개발
김 : 김장도 잘 도와줄 것 같은
동 : 동글동글한 인상에
호 : 호탕한 웃음을 짓고 있는 목사님
얼굴 3행시

[그림 2-6] '얼굴 삼행시'

출처: 헬스조선(2015).

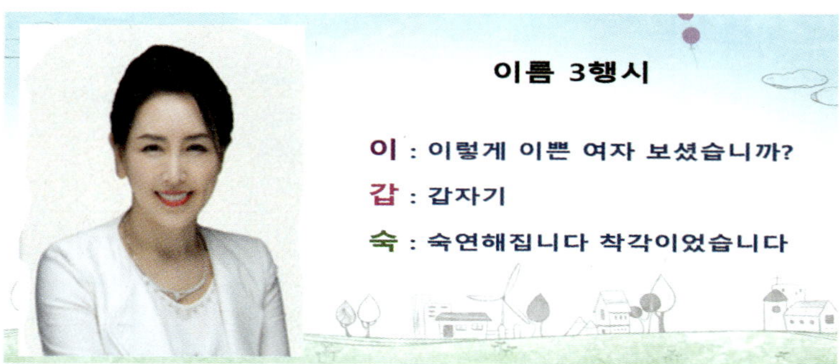

[그림 2-7] '이름 삼행시'

(6) 회상요법(Reminiscence Therapy)

회상요법은 대화를 통해 과거에 대한 기억을 자연스럽게 돌이켜 볼 수 있도록 돕고 이를 통해 기억력 향상을 도모하고, 과거의 해결되지 않은 감정을 대화를 통해 표출하고 해석할 수 있도록 유도하며, 환류를 주고받으면서 자기 자신과 타인에 대해 보다 잘 이해할 수 있도록 돕는 활동을 말합니다(권중돈 외, 2002).

회상요법은 우리나라에서도 많이 적용되는 것으로, 김수영(1999)의 연구에서 집단 회상요법이 통증과 우울 완화에 효과가 있는 것으로 나타났고, 하양숙(1990)의 연구에서도 60세 이상 재가 여성노인 80명을 대상으로 구조화된 집단 회상요법을 실시한 결과 우울 정도에는 변화가 없었지만 생활 만족도가 증진되었음을 보고하였습니다.

① 회상요법의 활용도

1960년대 정신과 의사 '로버트 버틀러(Robert Butler)' 박사가 회상요법을 제창한 이후 회상요법은 양로원이나 지역의 주간보호센터에서 활동 프로그램으로 또는 죽음에 직면한 말기 환자에게 심리치료로 활용되었습니다. 현재에 이르기까지 미국에서 회상요법과 관련하여 500권 이상의 저서가 발간되었으며 영국, 오스트레일리아, 싱가포르 등 여러 나라에서 활용되고 있습니다. 이 기법은 회상요법, 추억요법 등으로 불리고 있으며, 특히 노인에게 유용한 기법으로 알려져 왔습니다.

② 회상의 유형

회상의 유형은 다양합니다. 조용한 가운데, 또는 여러 사람이 있는 가운데 혼자서도 할 수 있습니다. 또한 임의적일 수도 구조화된 것일 수도, 말로 글로, 기록 혹은 기록되지 않은 유형일 수도 있습니다. 회상의 유형은 자유연상형과 선택형으로 나누기도 하는데 자유연상형은 통제를 받지 않으므로 단순한 이야기로 표현하며, 엄격한 지도를 받는 선택형 회상은 자신에게나 다른 사람에게 보이고 싶은 의도대로 시도합니다.

③ 회상요법의 예

회상요법 - 그때를 기억하시나요?

일반적으로 기억할 만한 역사적인 사진을 하나 고른다.
"이 사진이 언제적 사진인지 기억나십니까?
당시에 어떤 일들이 떠오릅니까?"

2002년 월드컵 당시 홍명보 선수가 스페인전에서 마지막 승부차기를 성공하고 한국에 월드컵 4강 신화를 안겨다 준 사진입니다. 그때 광화문과 시청 앞은 '붉은 악마' 인파가 몰려 대단했었죠. 그 당시에 대한 질문을 해 볼 겁니다. 질문지에 나와 있는 질문에 답해 주세요.

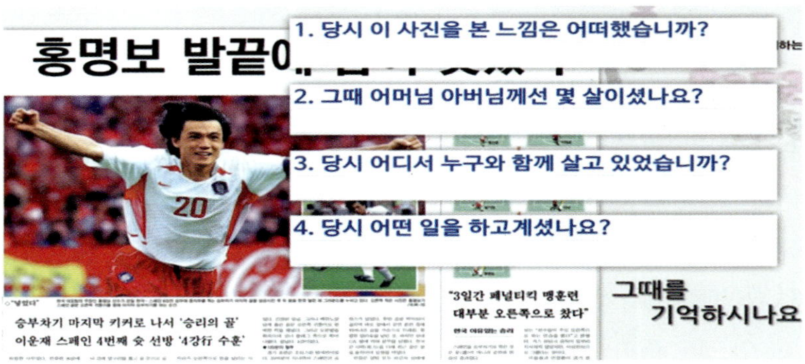

1. 당시 이 사진을 본 느낌은 어떠했습니까?
2. 그때 어머님 아버님께선 몇 살이셨나요?
3. 당시 어디서 누구와 함께 살고 있었습니까?
4. 당시 어떤 일을 하고계셨나요?
승부차기 마지막 키커로 나서 '승리의 골'
이운재 스페인 4번째 슛 선방 '4강行 수훈'
"3일간 페널티킥 맹훈련 대부분 오른쪽으로 찼다"
그때를 기억하시나요

[그림 2-8] 회상요법의 예 – '그때를 기억하시나요'

이 질문들 외에도 그때를 기억하며 연관된 얘기를 가능한 많이 떠올려 보고 주변 사람들과 이야기를 나누어 보세요.

이 활동은 누구나 기억할 만한 기사나 광고를 보여드리고 생각하는 시간을 가짐으로써 어르신들의 기억력 향상과 긍정적인 정서를 함양시키는 데 큰 도움을 드립니다.

출처: 헬스조선(2015).

3) 인지재활(Cognitive rehabilitation)

인지재활은 인지기능 장애가 있는 환자에게 실제 일상생활 활동에서 목표로 하는 활동의 실행 능력에 중점을 두고, 유지되고 있는 기능을 최적화하여 손상된 인지 영역으로 인한 장애를 보완할 수 있도록 하는 것입니다.

인지재활은 개별적인 목표를 반영하되 대상자만을 목표로 두지 않고 인지적인 기능을 결정하게 되는 환경적인 접근을 같이 해주는 것으로 환경을 바꿔주는 것, 산만한 것들을 방지하기 위해서 방해되는 것들을 없애주는 것입니다.

인지훈련은 포커스가 인지문제에 있다면 인지재활은 대상이 어떤 문제로 어떻게 힘들어하는지 정서행동적인 부분도 보완되어져야 합니다.

중재 부분에서 인지훈련은 과제가 주어지는 것이고 인지재활은 상호협력에 의해서 어려워하는 부분을 해결해 가는 것입니다.

인지재활의 목표는 혼란과 문제 상황 직면을 최소화하기 위해 사회적, 물리적, 감각적 잠재력을 최대화하고, 인지소실로 인한 정서행동적 문제를 최소화하는 것입니다(Bird, 2000).

(1) 환경관리

- 항목과 장소를 확인하기 위하여 쉬운 그림 또는 문서로 된 단서들을 사용한다.
- 라디오, TV, 기구, 그리고 온도조절장치의 조작법을 명백히 표현하는 간단한 단어들을 사용한다(예: 켜고, 끄고, 돌린다).
- 만약 언어적 이해가 떨어진다면, 단어나 단서보다는 오히려 그림을 사용한다.
- 잘 알려진 사람들의 그림을 눈에 띄는 장소에 배치하고, 그림을 액자에 넣을 때에는 광택이 없는 그림과 현란하지 않는 유리를 사용한다.
- 어두운 밤 동안에는 희미한 불을 켜두거나 야간 등을 사용한다.
- 과잉자극을 피하기 위하여 환경을 단일화한다.
- 감각 결손과 기능적인 손상에 대하여 되도록 보상하기 위하여 환경을 수정한다.
- 신는 신발만 밖에 내놓고 옷도 자주 입는 옷만 옷걸이에 걸어둔다.
- 화장실 휴지는 벽지를 컬러시트로 바꾸어 색깔을 구분하기 쉽게 바꾼다.

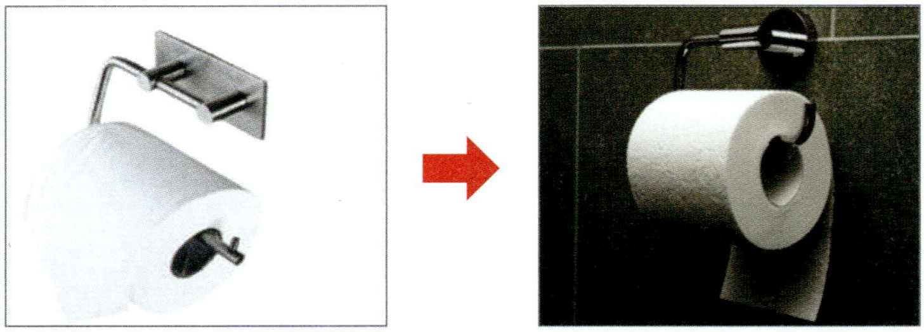

[그림 2-9] 인지재활의 예

(2) 안전관리

- 안전한 환경을 유지한다.
  (예: 배회를 막기 위하여 문에 경보장치를 설치한다.)
- 조용한 환경을 유지한다.
- 약품을 정돈하고, 유해한 화학약품은 접근하기 어려운 장소에 둔다.

(3) 인지훈련과 인지재활 비교

	인지훈련	인지재활
평가	신경심리학적 평가	신경심리 + 기능 + 정서행동 평가
중재	"주어진" 반복 연습과 학습, 훈련	"상호작용을 통한" 목표활동 수행 물리적 + 사회적 환경 수정
목표	인지손상에 대한 치료	ADL 기능 역량 활동 & 참여 증가

[그림 2-10] 인지훈련과 인지재활

출처: Barbara & wilson(2002).

3. 디지털 인지중재

컴퓨터를 활용한 전산화된 인지훈련 프로그램이 있습니다.

농업경제신문 2021-06-23 기사

치매예방도 디지털 뉴딜…
임실군, 태블릿 기반 인지훈련시스템 운용

디지털 인지훈련 통해 기억력, 지남력 등 향상

디지털 대전환이 산업 전반의 혁신을 이끌고 있는 가운데 임실군이 치매예방에 ICT(정보통신기술)를 접목해 눈길을 끌고 있다. 23일 임실군에 따르면 임실 치매안심센터는 이달부터 치매환자와 인지저하자를 대상으로 전산화 인지훈련 시스템 프로그램을 실시하고 있다. 이 프로그램은 개인용 태블릿PC를 활용해 기억력, 지남력, 분류화 등 인지 능력을 향상시켜 치매를 예방하는 것으로 매주 1회씩 총 12회에 걸쳐 운영된다. 전산화 인지훈련 시스템은 태블릿PC로 신체이완운동, 인지훈련, 회상훈련, 일상생활 수행 능력 등 다양한 콘텐츠에 실시간 접속해 두뇌를 자극시켜 치매악화 방지와 증상 완화에 기여할 수 있다.

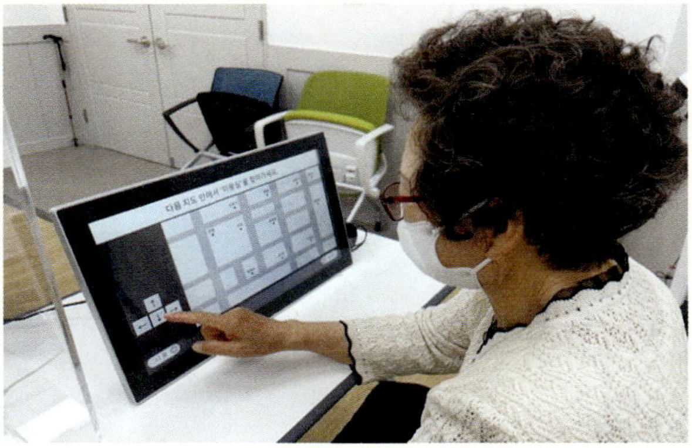

대상자들도 처음에는 생각처럼 손가락이 움직이지 않아 로그인도 어려워했지만 점차 조작에 익숙해지면서 프로그램에 열중하는 모습을 보이고 있다는 게 센터의 설명이다. 심민 임실군수는 "앞으로도 전문적 프로그램을 적극 활용해 어르신들이 흥미롭게 참여할 수 있는 다양한 치매예방·인지 능력 향상 사업을 발굴·추진해 나갈 방침"이라고 말했다.

– 양철승 기자 –

이런 전산화된 인지훈련 프로그램이 왜 필요할까요?

치료사의 치료시간이 감소하고 환자의 치료 집중도 및 흥미도를 유발할 수 있으며 환자의 진행 상태를 관찰하고 임상적 연구가 가능하다는 장점이 있습니다. 또한 데이터를 지속적으로 기록하여 비교 분석이 가능합니다. 그러므로 수행 결과에 대해 환자에게 바로 피드백을 제공할 수 있습니다. 최근 '로봇 인지치료' 프로그램이 늘고 있습니다. 기술의 발달로 태블릿PC, 스마트폰, 가상현실, 로봇 등 다양한 전자기기를 활용한 인지중재 치료도 확대되고 있습니다. 국내 대학병원 최초로 문을 연 이대목동병원 로봇인지치료센터는 국내 로봇 제조업체와 협력해 치매환자를 대상으로 한 1:1 탁상형 로봇 '보미'를 개발했습니다. '보미'는 냉장고 내 식재료의 가짓수와 이름, 위치 맞추기와 같이 일상생활과 유사한 상황에서 기억력, 집중력, 언어 능력 등을 훈련할 수 있는 20종의 인지훈련 프로그램이 탑재됐습니다.

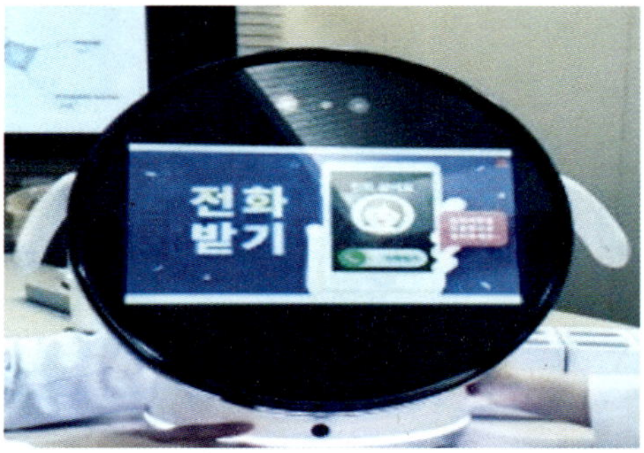

[그림 2-11] 로봇 인지훈련 – 로봇 '보미'

출처: 이화의료원.

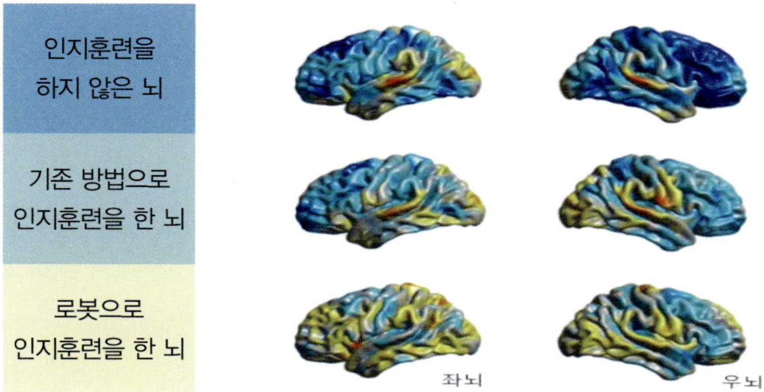

로봇인지치료센터 연구팀이 기존 방법과 비교해 로봇을 이용해 인지훈련을 했을 때의 뇌의 변화를 MRI로 촬영한 것이다. 노란색일수록 인지 능력 강화, 파란색일수록 인지 능력이 떨어짐을 나타낸다.

[그림 2-12] 로봇 인지훈련 후 뇌의 변화

출처: 이화의료원.

인지훈련 로봇 '보미'는 치매환자의 인지 능력에 따라 개인 맞춤 훈련이 가능하고 환자의 얼굴, 목소리, 동작을 인식해 마치 손주와 함께하듯이 치매환자들이 재미있게 인지훈련을 할 수 있다는 장점이 있습니다.

경도인지장애 환자 293명을 대상으로 실시한 연구 결과에 따르면, 12주간 인지중재 치료를 받은 환자군은 대조군에 비해 유의하게 인지기능 점수가 호전됐고, 또 그 효과가 인지중재 치료 중단 후 6개월까지도 유지되는 소견을 보였습니다.

이런 연구 성과를 바탕으로 2017년에는 인지 장애가 있는 환자를 대상으로 한 인지중재 치료가 '신의료기술'로 지정됐습니다. 그 뒤 인정 비급여로 인지중재 치료가 병원에서도 사용됐고 임상 현장의 수요가 늘어나고 있습니다.

현재 인지중재 치료는 주로 병원을 비롯한 치매 관련 기관에서 그룹 기반으로 인지중재 치료 전문가의 주도 하에 진행합니다. 주로 최소 3개월 이상, 6~20회를 시행하는 것이 적절하다는 의견이 지배적이고, 6개월 정도 인지중재 치료를 시행한 연구들에서 효과가 좋았다는 보고도 있습니다. 향후 발전하는 미래의 기술과 접목해 인지중재 치료의 다양한 방법론이 개발될 것으로 기대됩니다(이화의료원, 2021).

어르신들에게 컴퓨터나 로봇은 아주 친하기 어려운 물건일 것입니다. 치매가 오기 이전 인지기능이 떨어지기 전에 사용했던 물건들은 익숙해져서 본인들의 장기기억으로 남아 있지만 컴퓨터나 로봇은 밀쳐내기 쉬운 물건이라 꽤나 시간이 걸릴 것 같습니다. 스마트폰이 처음 나왔을 때 그것을 처음 본 시골에 계신 우리 할머니는 "아이고~ 이래 작은 테레비가 다 있네. 세상 얄궂다!"라고 하셨습니다. 치매환자의 이상행동을 줄이는 원칙 중의 하나가 익숙한 물건을 쓰게 하는 것인데 과학이 발달함에 따라 인지훈련 기법들도 최첨단을 걸으니 이것을 받아들일 수 있게 하는 것도 인지중재 전문가들의 몫이라 생각합니다. 개념이 바뀌지 않으면 적용은 일어나지 않을 것이기 때문입니다.

"내 등에 짐이 없었다면 나는 세상을 바로 살지 못했을 것입니다.
내 등에 있는 짐 때문에 늘 조심하면서 바르고 성실하게 살아왔습니다.
이제 보니 내 등의 짐은 나를 바르게 살도록 한 귀한 선물이었습니다."

– 정호승('내 등의 짐' 시 중) –

자신만이 알고 져왔던 짐이 있을 것입니다. 그것 때문에 힘들어한 적도 많았을 것입니다. 그동안 잘 참고 살아오셨습니다. 이제는 진정으로 나를 위한 삶을 삽시다. 그러기 위해선 자신의 등에 있는 짐을 짐으로 여기지 말고 귀한 선물로 여깁시다. 가진 전부를 내어주고도 더 줄 것이 없어 미안해하시던 부모님이 이젠 짐으로 다가올 수도 있습니다. 그때도 나를 바르게 살도록 하는 귀한 선물임을 잊지 말고 후회 없도록 잘 보살펴 드렸으면 좋겠습니다.

3장 휴머니튜드의 이해

1. 휴머니튜드란

'휴머니튜드' 들어보셨습니까?

KBS '다큐 인사이트'를 통해 소개되어 방송을 보신 분은 아실 것입니다. 휴머니튜드(Humanitude)는 인간을 뜻하는 휴먼(Human)과 태도(Attitude)의 합성어로 치매환자의 신체를 구속하는 강제적 케어 방식이 아닌 자유를 최대한 보장하고 인간적인 존중과 사랑을 바탕으로 하는 선진 치매 돌봄 기법으로 1979년 프랑스 체육학 교사였던 '이브 지네스트(Yves Gineste)'와 '로젯 마레스코티(Rosette Marescotti)'의 연구로 탄생되었습니다.

처음엔 "체육학 교사가 어떻게 이런 연구를 하게 되었지?"라며 의아해했는데 『휴머니튜드 혁명』(2019)이라는 책을 통해 휴머니튜드의 탄생 배경을 알게 되었습니다. 탄생 배경은 이브 지네스트에게 간호사의 요통관리에 대한 교육 요청이 있었고 이를 위해 1979년 '간호사의 요통관리법'을 개발하기 위해 요양병원의 환자를 관찰하게 되면서 병원에서 간호사가 치매대상자에게 제공하는 케어에 문제가 있음을 발견하게 됩니다. 간호사가 치매대상자에게 직접 말을 건 시간은 24시간 중에 평균 120초 밖에 되지 않았고 3분간 말을 건 사람도 있었지만 전혀 말을 걸지 않은 사람도 있었다고 합니다. 상대방에게 말 한마디 걸지 않고 케어를 하거나, 상대방이 느끼기에 인간적인 케어를 받고 있지 않다고 느낀다면, 좋은 케어가 아니라고 생각되어 1996년 휴머니튜드 철학에 대해 생각하게 되었고 변화가 필요함을 인지하여 '휴머니튜드'가 탄생하게 되었습니다. 휴머니튜드가 무엇인지는 아래 사례를 보시면 단번에 이해가 될 것입니다.

2014년의 어느 날, 나는 일본의 한 노인요양시설을 방문했다. 그곳에는 12년 전 치매로 진단받은 남성 노인이 있었다. 그는 2년 전 다리가 골절된 이후 줄곧 누워 지내는 상태였다. 요양시설 사람들은 그가 서 있는 모습을 거의 2년이나 보지 못했다. 나는 천천히 그에게 다가가 무릎을 꿇고 휠체어에 탄 그의 눈높이로 앉아 손을 내밀었다. 그리고 일본어로 "안녕하세요? 저는 이브입니다." 하며 인사했다. 그는 미소를 지었고 나는 정면에서 바라보았다. 그리고 그에게 일어서 보라고 했다. "저쪽에서는 바깥이 잘 보여요. 날씨가 좋기도 하고, 우리 저기까지 걸어가 봅시다." 무리하게 일으켜 세우려고 하지는 않았다. 우선 그의 팔에 살짝 닿았다. 꽉 쥐는 것이 아니라 어디까지나 본인이 움직이려고 하는 의사를 존중해서 밑에서 떠받쳤다. 단단히 떠받쳤음을 확인하고 그의 중심을 이동시켰다. 그는 마치 매일 그랬던 사람처럼 매우 자연스럽게 일어나 걷기 시작했다. 그의 입에서 감탄의 소리가 새어 나왔다. 그보다 한층 더 목소리를 높인 것은 뒤에 대기하고 있던 여성 간병인으로 그녀는 얼굴을 감싸고 울기 시작했다. "하나, 둘, 하나, 둘" 하며 나는 말을 걸고 거기에 맞추어 그는 발을 앞으로 내디뎠다. 그 얼굴에는 매우 자랑스러운 듯한 표정이 떠올랐다. 그 남성은 마지막에 브이 표시를 하며 나를 배웅해 주었다. 내가 그와 보낸 단 20분만에 일어난 사건이다(이브 지네스트, 2019).

간호사가 무엇을 하든 전혀 반응도 없던 사람이 이브가 "우리 저기까지 걸어가 봅시다."라고 말하니 기적처럼 일어나 걷기 시작했습니다. 정말 놀랍습니다. 상상도 못할 일입니다. 치매가 진행되면 대뇌피질 기능이 저하되고 기억 중추기관인 해마가 손상되어 인지기능이 떨어지니 우리는 여태까지 치매어르신에게 그런 부탁은 엄두도 못 내었습니다. 그래서 소통의 필요성, 중요성은 느끼지 못하고 일방적인 케어만을 주로 해왔던 것입니다. 하지만 희로애락(喜怒哀樂)을 느끼는 감정중추는 여전히 살아있어 좋은 기분이 되어야만 좋은 관계를 맺을 수 있고 행동으로 이어질 수 있기 때문에 이건 기적이 아니라 당연한 반응이었던 것입니다. 사실 기적은 우리도 늘 일으키고 살았습니다. '밍기적~ 밍기적~' 일이 하기 싫을 때 일으키는 기적 말입니다.

휴머니튜드의 창시자인 이브 지네스트가 지난 2019년 6월 한국에 왔습니다. 인천광역시와 인천광역시광역치매센터에서 이브 지네스트를 한국으로 초청하여 직접 현장에서 치매환자를 돌보는 13명을 대상으로 국제 치매케어 워크숍을 열어 이론과 실습을 겸한 집중 현장교육을 실시하였습니다. 그 후에 60일간 '인천제2시립 노인치매요양병원'에서 휴머니튜드 케어 방법을 적용하여 어르신들이 어떤 변화가 나타났는지를 다큐멘터리로 찍었습니다. 다큐멘터리는 2019년 11월 21일 KBS 다큐 인사이트 '부드러운 혁명 1부, 나는 나쁜 간호사입니다'와 2019년 11월 28일 '부드러운 혁명 2부, 이것은 기적이 아니다' 총 2편으로 제작되어 방영되었고 책으로도 출간되었습니다. 방영 후 사회적으로 큰 반향을 불러일으켰으며 새로운 치매어르신 케어 기법으로 장기요양기관과 의료기관에서도 관심이 뜨거웠습니다. 국내에서 휴머니튜드를 소개한 다큐멘터리가 처음 방영되자 이후 시민들의 방송 다시보기 요구가 쇄도했고, 인천시는 시민들의 관심과 요구에 부응하고자 독점 스트리밍 서비스를 제공하고 있습니다. 아직 못 보신 분이 계시다면 인천시 홈페이지를 통해 꼭 한 번 보십시오. 그야말로 이 다큐멘터리는 치매어르신 케어에 대한 부드러운 혁명이었습니다.

제가 휴머니튜드에 대해 알게 된 것은 학교 수업준비를 위해 인터넷에서 '치매' 관련 단어를 검색하다 이 방송을 보게 되었습니다. 치매어르신이 난폭하고 공격적으로 변해 요양보호사와 사회복지사를 힘들게 하며 실랑이를 벌이는 장면들이 많이 나왔습니다. 노인복지 전공자인 저로서는 전혀 생소하지 않은 익숙한 광경이라 당연하게 보아 넘기고 있었습니다. 그런데 이브 지네스트는 "저는 살아오면서 한 번도 공격적인 환자를 본 적이 없습니다."라고 하셔서 "오~ 이 사실을 몰랐단 말인가?"라고 생각하는 순간 이렇게 말씀하십니다. "그들은 공격적인 것이 아니라 방어적인 것입니다. 우리가 환자들과 소통이 원활하게 되지 않고 그들을 이해하고 있지 않기 때문에 그런 일이 생기는 겁니다. 자신의 감정이 거부당하거나 잘못 이해가 되어서 좌절감을 느끼거나 자극을 받았을 때 자존심이 상하는 경우 이런 공격적 행동이 발생합니다."

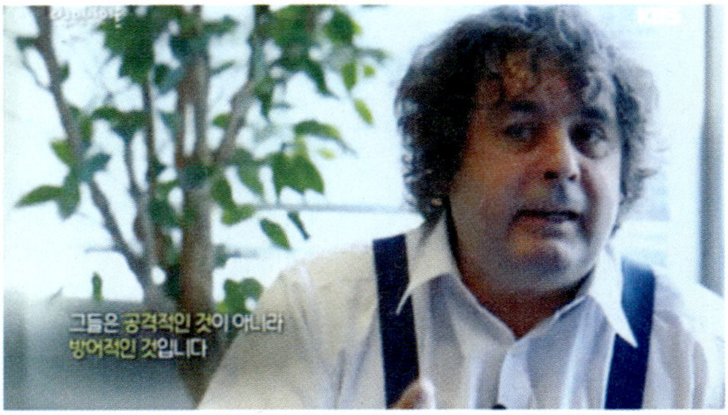

[그림 3-1] '휴머니튜드'의 창시자 이브 지네스트

출처: KBS 다큐 인사이트.

저는 깜짝 놀랐습니다. 치매어르신의 공격적인 반응은 치매로 인한 증상이기 때문에 어쩔 수 없이 제재를 가할 수밖에 없지 않나 생각했는데 그것은 공격적인 것이 아니라 방어적인 것이라니, 더더욱 놀란 것은 이 말은 치매어르신 입장이 되어보지 않고서는 나올 수 없는 말이고 치매어르신을 향한 사랑이 없이는 결코 있을 수 없는 말이기에 어르신을 다 이해하고 사랑한다고 자부했던 저로서는 정말 충격적이었습니다. 그동안 저는 노인복지 전문가로서의 자격을 갖추어 가고 있다고 생각했는데 "아직 멀었구나!" 반성이 되었습니다. 그러면서 한편으론 이러한 사실을 늦게나마 알았더라도 현실적으로 적용하기엔 어려울 수도 있겠다는 생각이 들었습니다. 요양시설 현장은 케어하는 사람보다 케어 대상자인 어르신이 더 많기 때문에 시간에 쫓

기고 일에 치여 치매어르신의 생리적인 욕구에만 주목하게 될 때가 많기 때문입니다. 아니나 다를까 이를 두고 이브 지네스트는 이렇게 말합니다. "우선순위에 따라 생리적인 욕구에만 주목하는 것은 인간 안의 동물적인 부분만 케어하는 것에 불과합니다. 그리고 대상자에 대한 기록은 어느 정도의 양을 먹고 마셨는지 배뇨량이 얼마인지 대변이 얼마나 단단한지만 기록합니다. 대상자의 감정이 지금 어떤 마음인지 삶에 대한 기록은 없습니다."라고 현실적인 뼈 있는 말씀을 하셔서 참 많이 공감했습니다.

2. 휴머니튜드 4가지 기법과 5단계

현재 프랑스를 비롯해 벨기에, 스위스, 포르투갈, 독일, 캐나다 등 14개 지부 400여 개의 의료기관과 간병시설은 해당 기법을 도입해 효과를 보고 있으며 일본은 2014년부터 24개 주요 의료센터에서 시행하고 있다고 합니다. 현재 우리나라도 인천시에서 '휴머니튜드' 도입을 계획하고 있습니다. 방송은 끝났지만 인천제2시립 노인치매요양병원에서는 휴머니튜드 케어 방법을 계속 이어간다고 합니다. 혼자가 아니라 함께라면 치매는 극복할 수 있는 질병이라고 봅니다. 이브 지네스트는 치매환자 돌봄의 핵심이라고 할 수 있는 휴머니튜드 4가지 기법을 다음과 같이 명시하고 있습니다.

휴머니튜드 4가지 기법

첫째, '보다'

치매환자의 시야는 우리가 상상하는 것보다 훨씬 좁기 때문에 치매환자가 인식하는 시야에 정면으로 들어와 있지 않으면 알아채지 못하므로 이 사실을 이해하고 측면에서 보지 말고 천천히 다가가 커뮤니케이션을 취할 필요가 있다고 합니다. 일본에서는 휴머니튜드 케어를 적용하면서 치매환자와 눈을 맞추는 것이 중요한 이유를 과학적으로 규명했다고 합니다.

둘째, '말하다'

상대방의 귀가 어두우니 잘 들리지 않을 것이라고 생각하고 점점 큰 목소리로 말하거나 자신의 바람을 상대방에게 이해시키기 위해 무리하게 밀어붙이듯 말하는 경우가 종종 있는데 케어하는 상황에서는 나지막한 목소리로 긍정적으로 끊임없이 말을 해야 한다고 합니다. "괜찮으세요? 조금만 손을 올려 주세요. 네 잘하셨어요."라고 말하는 것이 '당신 여기 살아 있어요.'라고 존재를 인정해 주는 것이라고 합니다.

셋째, '만지다'

상대를 만질 때 붙들거나 들어 올리면 억압적인 이미지를 주게 된다고 자신을 소중하게 대하는 마음을 느낄 수 있도록 부드럽게 만져주길 당부합니다. 등을 쓰다듬으면 좋다고 합니다. 넓게, 천천히, 온화하게 쓰다듬어 줍니다. 손목을 강제적으로 잡을 경우 상대에게 어딘가에 연행되는 것처럼 상당히 부정적인 상황을 떠올리게 한다고 합니다. 그래서 만질 때도 '보다', '말하다' 기법과 마찬가지로 만지는 손이 상대방에게 많은 메시지를 전달한다는 사실을 의식하면서 만져야 한다고 말합니다.

사실, 손만 잡아도 느낌을 알 수 있지 않을까요? 환자가 숨을 거둘 때 온 힘을 다해 '손'이라고 말하는 경우를 드라마에서 또 실제로 봅니다. 아마도 생애 마지막 순간에 한 번 더 체온을 느끼고 싶어서이지 않을까요? 인간의 고질적인 외로움을 달래주는 말이 따스한 손길일 거라 생각합니다.

넷째, '서다'

이브 지네스트는 "움직임 없이 오래 누워 있으면 다리나 몸의 근육이 더욱 상실된다. 무리하지 않도록 하루에 20분 정도라도 서 있는 시간을 가질 수 있도록 해줘야 한다."라며 "우리는 강제적 케어가 아닌 인간적 상호작용을 바탕으로 한 '휴머니튜드'를 통해 좋은 관계를 맺을 수 있다."라고 말합니다.

프랑스에서 휴머니튜드를 도입한 시설의 경험에 따르면, 하루에 20분 정도 서는 시간을 가질 수 있으면 자리보전하는 일 없이 죽을 때까지 서는 기능을 유지할 수 있다고 합니다. 한 번에 20분 서는 시간을 한꺼번에 가질 필요는 없고 하루가 끝날 때까지 합계 20분 이상 서는 것을 목표로 하라며, 서는 것을 또 강조하고 있습니다. 그도 그럴 것이 의학계에서는 일어서면 연골이나 관절에 영양을 내보내고 호흡기계나

순환기계의 기능이 활발해지며 또 혈류가 좋아져 욕창도 예방된다고 합니다. 나아가 서서 걷는 행위는 지성의 근간이며 인간의 존엄을 자각하는 수단이기도 합니다.

이처럼 '휴머니튜드 4가지 기법'은 읽는 즉시 누구나 바로 이해가 되는 내용입니다. 그러나 치매 환자를 대할 때는 그렇지 못했기 때문에 이 흔한 행동이 케어기법으로까지 정립된 것 같습니다.

이와 함께 이브 지네스트는 다음과 같이 좋은 관계를 맺는 '휴머니튜드의 5단계'를 강조합니다.

휴머니튜드의 5단계

〈표 3-1〉 휴머니튜드의 5단계

① 만남의 준비 [방문을 알린다]	3번 노크하고 3초 기다린다. 또 3번 노크하고 3초 기다린다. 반응이 없으면 1번 노크하고 실내로 들어간다. (안에 있는 사람에게 방문자를 받아들일지 말지 선택의 시간 필요)
② 케어의 준비 [상대방과의 관계성을 형성한다(친구가 된다)]	'당신을 만나러 왔다'는 메시지를 우선 전달한다. 정면에서 눈을 맞추고 3초 이내에 말을 시작한다. '보다, 말하다, 만지다'의 기술을 사용한다.
③ 지각의 연결 [기분 좋은 케어 실전]	'보다, 말하다, 만지다' 가운데 적어도 두 가지 이상을 동시에 사용하며 '당신을 소중히 생각한다'는 메시지를 계속 보낸다.
④ 감정의 고정 [케어의 기분 좋음을 상대방의 기억에 남긴다]	케어가 끝난 후 "케어가 기분 좋았다."는 사실이나 "당신과 함께 보낼 수 있어서 기뻤다."는 등 긍정적인 말을 걸어 케어를 감정기억에 멋진 경험으로 남긴다.
⑤ 재회의 약속 [다음 케어를 쉽게 하기 위한 준비]	치매노인의 경우 "또 만나요."라고 말해도 기억을 못할지도 모르지만, 자신에게 친절하게 대해준 사람이 또 만나러 온다고 하는 기쁨과 기대의 감정은 기억에 머물러 다음 케어 시에 웃는 얼굴로 맞이해 준다.

출처: 이브 지네스트(2019).

어르신을 대상으로 무엇을 한다는 것은 신체적 케어든, 인지적 케어든, 사회적 케어든, 정서적 케어든, 그 어떤 것도 어르신에 대한 존중과 사랑이 바탕이 되지 않으면 제대로 할 수가 없기 때문에 휴머니튜드의 5단계는 어르신 인지중재 뇌크리에이션 기법과도 흐름이 일치하는 것 같습니다.

3. 휴머니튜드와 어르신 인지중재 뇌크리에이션

치매케어 워크숍에서 이브 지네스트는 휴머니튜드로 1년 동안 케어를 하니 치매 어르신이 폭력성도 줄고, 치료를 거부하는 일도 95% 줄었다고 밝혔습니다. 프랑스에서는 이 방법을 적용해서 신경 이완제 투여량이 85% 줄었고, 말하는 반응이 2배가량 늘고 눈 맞춤이 23.8배 증가했다고 합니다. 이유는 일반적인 약물이 아닌 인간의 기본 특성인 감정과 감각, 근육을 유지·강화하는 방법을 통해 치매를 완화시켰기 때문입니다. 이런 의학적 근거가 있기 때문에 어르신 인지중재 뇌크리에이션은 결코 가벼운 놀이가 아닙니다. 즐거운 감정과 기억으로 치매를 완화시키는 것입니다.

사람에겐 감정기억이라는 것이 있습니다. 2000년 노벨 생리의학상을 받은 '에릭 캔들(Eric Kandel)'은 기억이 저장되기 위해서는 집중이 필요하다고 합니다. 그리고 기억이 오래 지속되려면 뉴런의 핵이 자극되어야 하는데 핵을 자극하는 방법은 반복적으로 자극을 하거나 강한 자극을 주는 것이랍니다. 여기서 강한 자극이란 감정을 건드리는 자극입니다. 어른의 뇌는 강한 자극이나 반복적인 자극을 받으면 한 정보만을 오랫동안 기억한다고 합니다. 기억은 취약해서 상황에 따라 변하기도 하고 시간이 흐르면서 저절로 각색이 되기도 하지만, 감정은 비교적 일관성이 있으면서 오래간다고 합니다. 즉, 감정은 기억보다 강하다는 말입니다.

제가 사회복지 실습을 할 때 있었던 일입니다. 저는 사회복지 실습을 데이케어센터에서 했고 제가 하는 일이 노인 여가 쪽인 것을 알게 된 센터장은 제게 프로그램 진행을 많이 부탁하셨습니다. 그래서 어르신들과 더 많이 친해질 수 있었고 치매어르신들의 성향도 자연스럽게 더 많이 알게 되었습니다. 그렇게 실습을 마치고 복귀한 뒤 사회복지 실습확인 도장을 받으러 한 달 뒤 다시 그곳에 방문하게 되었습니다. 저는 너무나 어르신들이 반가워 "어르신 안녕하세요?" 하고 인사를 드렸고 그중 한 남자 어르신이 "어이 갑숙이~" 하며 손을 흔들어 주셨습니다. 저도 너무나 반가워 "네~ 어르신 안녕하셨어요?" 하고 인사를 드렸지요. 그런데 그때 주위에 계시던 요양보호사님들이 깜짝 놀라시며 "아니 이럴 수가" 하시는 겁니다. 이유를 알고 봤더니 그 어르신은 치매가 많이 진전되어 기억력이 상당히 떨어지신 분이신데 제 이름을 기억하고 불러주었기 때문입니다. 저도 그 순간 놀랐습니다. 그때는 몰랐지만 지금 생각해 보면 감정기억이 살아 있어 저를 기억해 주셨던 것 같습니다. 이브 지네스트도 감정기억은 그 사람의 인생 마지막까지 남는 가장 중요한 기억이라고 언급했습니다. 이 사실을 기억한다면 어르신 인지중재 뇌크리에이션은 휴머니튜드가 바탕이 되어야 하겠습니다.

약간 엉뚱하지만 이런 생각도 해 보았습니다. 만약, 이브 지네스트가 간호사의 요통관리법을 교육할 시도조차 하지 않았다면 요양병원의 환자를 관찰할 일도 없었을 테고 결국은 '휴머니튜드'라는 단어도 이 세상에 존재하지 않았을 테니 무엇이든 시도하는 것이 안 하는 것보다 옳다는 생각이 들었습니다. 저마다 살아가면서 순간순간 결정해야 되고 고민해야 하는 일들이 많다 보니 새로운 것에 도전한다는 것은 그만큼 시간과 노력이 들기 때문에, 한마디로 성가신 일이어서 배재할 때가 많은데, 그곳에서 또 다른 길이 또 열리니 설령, 시도했을 경우 잃을 게 있다 하더라도 인생 전체를 볼 때는 시도하지 않는 것보다는 시도하는 것이 낫다는 결론입니다. 저 역시도 교회 노인대학에서 어르신 섬기는 봉사를 시작으로 여기까지 왔으니 말입니다.

휴머니튜드를 통해 많이 배우고 많이 생각하게 되었습니다. '공자(孔子)' 어르신은 "배우기만 하고 생각하지 않으면 얻는 것이 없고, 생각하기만 하고 배우지 않으면 위태롭다."라고 했습니다. 배워야 내 것이 되는데 누구나 배움에는 핑계가 많습니다. "나는 머리도 안 좋고 눈도 침침하고 자신도 없고 이거 배워서 몇 년 써먹는다고." 하지만 더 생각해 보면 지금 50세라면 40년은 더 써먹을 수 있으니 핑계대지 말고 끊임없이 배워야 할 것 같습니다. 핑계로 성공한 사람은 가수 '김건모' 밖에 없습니다.

지금은 배우면서 벌면서 이 두 가지를 병행해야 하는 시대입니다. 옛날에는 젊을 때 배운 것 하나만으로도 평생 써먹고 어떤 사람은 졸업장 한 장 가지고 평생 우려먹기도 합니다. 그리고 옛날에는 누구든 열심히 공부하면 일자리가 있었습니다. 그러나 지금은 누구나 열심히 한다고 일자리가 주어지지 않습니다. 새로운 변화에 잘 따라가는 사람에게만 기회가 주어집니다. 그걸 잡으려면 배울 수밖에 없지 않겠습니까? 제 삶에 영향을 끼친 말이 있습니다. "나는 머리가 나쁘고 공부를 못해서, 그리고 가난했기 때문에 평생 남보다 더 열심히 노력하기로 결심했고, 항상 낮은 자세로 남을 섬기는 삶을 살아왔다. 나에게는 부족함이 포기와 절망의 이유가 아니라, 도전과 성공의 원천이 되었다."라는 패션그룹 형지 최병오 회장의 말입니다. 저야말로 어느 것 하나 부족하지 않은 것이 없어 이 말을 자주 곱씹으며 늘 배움의 자세로 살아가려 노력하고 있습니다.

KBS 1TV에서 1980년대 방영된 대하드라마 '토지'. 그 당시에 보신 분들이 많으실 것입니다. 박경리 소설 『토지』를 드라마로 구성한 내용입니다. 소설가 박경리 선생님이 30여 년의 세월 동안 집필한 대하소설 토지는 지금까지도 현대문학 최고의 고전으로 손꼽히고 있습니다. 토지를 쓰기까지 그녀의 삶은 참 고단했습니다. 가족을 등진 아버지 대신 가장의 역할을 해야 했고, 억울한 옥살이로 죽은 남편과 아들을 잃은 슬픔을 오롯이 견뎌내야 했습니다. 그럼에도 불구하고 그녀는 냉혹한 삶의 고통마저 작품으로 승화시켰습니다. 그리고 그녀는 세상을 떠나기 전 마지막까지 자신의 인생 이야기를 담은 시를 써 내려갔습니다.

< 소설가 박경리의 유고 시집 중 >

"다시 젊어지고 싶지 않다.
모진 세월 가고
아~ 편안하다.
늙어서 이렇게 편안한 것을
버리고 갈 것만 남아서 참 홀가분하다"

전 이 시에서 '홀가분'이라는 단어에 많은 공감을 했습니다. 현대인은 늘 해야 할 일이 많습니다. 시간에 쫓깁니다. 일상의 리듬을 충실히 쫓아가지만 나름의 고민이 많습니다. 책임과 의무는 부담스러운 짐이 되어 어깨를 누릅니다. 그렇다 보니 자기 삶에 근심이 없는 사람은 드뭅니다. 그래서 깨달음을 추구했던 사람들의 이야기는 결국 홀가분해지는 법, 가벼워지는 법을 알아가는 과정이지 않을까요? 저 역시도 나이 들어감에 자유를 느낍니다. 그래서 '다시 젊어지고 싶지 않다.'에 한 표 던집니다. 누구나 앞으로의 삶 역시 어려움도 오고 커다란 인생의 문제를 만나 그 문제의 크기에 압도당하기도 할 것입니다. 그때마다 '맹자(孟子)' 어르신의 말씀을 한 번 새겼으면 합니다.

<맹자, 고자 장구 하 (告子 章句 下) 중>

天將降大任於是人也인댄 必先苦其心志하며 勞其筋骨하며 餓其體膚하며
천장강대임어시인야 필선고기심지 노기근골 아기체부

空乏其身하야 行拂亂其所爲하나니 所以動心忍性하야 曾益其所不能이니라
공핍기신 행불란기소위 소이동심인성 증익기소불능

"하늘이 장차 그 사람에게 큰 사명을 주려 할 때는 반드시 먼저 그의 마음과 뜻을 흔들어 고통스럽게 하고, 그 힘줄과 뼈를 굶주리게 하여 궁핍하게 만들어 그가 하고자 하는 일을 흔들고 어지럽게 하나니 그것은 타고난 작고 못난 성품을 인내로써 담금질을 하여 하늘의 사명을 능히 감당할 만하도록 그 기국과 역량을 키워주기 위함이다."

어려움이 닥칠 때 좌절하고 쓰러지지 말고 하늘이 내편인데 내가 못할 것이 무엇이며, 세상이 내편이고 우주의 기운이 나를 향하고 있는데 내가 못할 것이 무엇이냐며 담대하고 맘먹고 밀고 나가봅시다. 그렇게 오랜 기간 버티고 살아오신 분이 우리 어르신들이십니다. 그래서 휴머니튜드 철학이 바탕이 된 어르신 인지중재 뇌크리에이션으로 어르신들을 진정으로 잘 섬겨드렸으면 합니다. 그러다 보면 시간이 흘러 우리에게도 '홀가분'이라는 선물이 주어질 것입니다.

4장 인지중재 뇌크리에이션의 이해

1. 인지중재 뇌크리에이션이란

< 어느 초등학생의 일기 >

제목: 병원에 간 날

감기에 걸렸다.
병원에 갔다.
유치원 때는 안 그랬는데
초등학생이 되니
병원에 자주 가는 거 같다.
나이는 속일 수 없나 보다.

노화는 질병

나이 듦을 표현하는 말 중에 이런 말이 있습니다. "몸이 말하기 시작했다.", "몸이 너무 수다스러워졌다.", "몸의 말을 듣기도 벅차다." 등입니다. 사실 노화는 유쾌하지 않은 변화를 가져옵니다. 없던 통증이 생기고 감각, 근육, 골밀도의 감소와 인지력이 둔화·감퇴됩니다. 노화는 남녀노소 빈부귀천 할 것 없이 누구에게나 찾아오는 현상입니다. 그런데 세계보건기구(WHO)에서 노화를 질병이라 명명했습니다.

> **노화는 질병**
>
> – 2018년에 세계보건기구(WHO)가 **"노화는 질병"**이라고 명명하였다.
> (질병코드 – MG2A)

"노화가 질병이라고?" 처음엔 좀 의아했습니다. 그렇지만 바꿔 생각하니 질병이라면 치료 약도 있다는 말인데 인터넷에서 '안티에이징(anti-aging)'을 검색해 보면 수천수만 개의 안티에이징 제품들이 뜨고, 최근에는 의학기술의 발달로 인체의 부분적인 조직들을 대체하기까지 하니 이러한 것들이 노화의 치료 약이라고 보아도 무방할 듯합니다. 그러나 겉으로 드러나는 노화는 인위적으로 가릴 수 있다지만 문제는 보이지 않는 뇌의 노화입니다. 뇌의 노화는 치매로 가는 지름길이기 때문에 뇌의 안티에이징에 더더욱 노력을 기해야 합니다.

인지중재 치료의 급부상

고령사회로 접어들며 치매환자 수가 급격히 늘어날 것으로 예상되는 가운데 치매치료의 새로운 대안으로 '인지중재 치료'가 떠오르고 있다고 의사신문에 기사가 났습니다. 국내 치매 관련 학회들과 연구진이 모여 인지중재 치료 활성화와 과학적 근거 구축, 표준화된 콘텐츠 개발과 공급을 위해 인지중재치료학회를 설립했다고 합니다. 인지중재치료학회는 2017년 11월 17일 서울성모병원에서 창립 총회를 열고 본격적인 활동에 들어갈 것을 알렸습니다.

의사신문 2017-11-18 기사

치매관리 새 대안으로 비약물치료법 '인지중재치료' 급부상

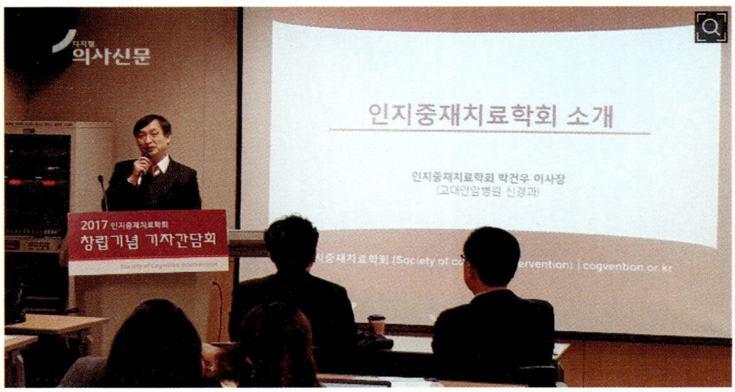

치매관리의 새로운 대안으로 각광받고 있는 '인지중재 치료'를 심층적으로 연구하고 보다 발전시키기 위한 인지중재치료학회(초대 이사장 박건우 고대안암병원 신경과 교수, 회장 김성윤 서울아산병원 정신건강의학과 교수)가 지난 17일 창립됐다. 인지중재치료학회는 이날 서울성모병원 성의회관 마리아홀에서 창립 총회를 포함한 창립 기념 학술대회를 개최하고 인지중재 치료의 현황 및 인지중재 치료에 있어 각 과의 역할에 대한 의견을 나눴다. 특히 인지중재치료학회는 이날 창립 총회에서 "앞으로 인지중재의 중요성을 전 국민에게 인식시키며 건강한 노년층부터 질환의 전 단계 혹은 환자에 적용 가능한 다양한 인지중재 치료의 표준화된 콘텐츠 개발과 공급, 다양한 연구 활동을 통해 국가적 과제인 치매 예방과 효과적 치료에 이바지하겠다."는 계획을 밝혔다.

(중략)

인지중재 치료 연구는 전국의 18개 병원에서 경도인지장애 환자들 293명을 대상으로 무작위 배정을 시행하여 그룹인지중재치료군, 학습지 형태의 재가인지중재치료군, 대조군으로 나눠 12주 동안 관찰하는 것으로 진행됐다. 그 결과, 그룹 및 재가인지중재치료군에서는 대조군에 비하여 12주 후에 유의하게 인지기능이 개선되었고, 인지중재 치료를 중단한 후 6개월까지도 대조군과의 차이는 유지된 것으로 나타났다.

– 김기원 기자 –

인지중재치료학회는 지금도 학술 세미나를 비롯하여 활발한 연구 활동을 하고 있습니다. 이처럼 인지중재 치료가 급부상하는 현실에서 인지중재 뇌크리에이션은 이 시대의 맞춤 필수 프로그램입니다. 그 원리가 '뇌 가소성'이기 때문입니다. 뇌는 가소성이 있어서 지금은 뇌 근육이 약해져 있지만 계속 연습하고 훈련하면 근육에도 알통이 생기듯 뇌 근육도 튼튼하게 자랍니다. 뇌 가소성이란 재활치료를 통하여 뇌세포의 일부분이 죽더라도 그 기능을 다른 뇌 신경망이 일부 대신할 수 있게 만드는 것을 말합니다. 뇌가 평생 개인이 겪는 여러 가지 환경의 변화, 자극의 변화에 따라서 조금씩 변화한다는 것은 과학적으로 입증되어 있습니다. 뇌가 평생 어떠한 자극을 받고 자리가 잡혀 왔는지에 따라서 병적인 상황에서의 대처 능력도 달라집니다. 예를 들어, 평생 회계사로 살았던 어떤 노인이 알츠하이머 치매에 걸렸다고 한다면 이분은 병이 상당히 진행될 때까지 계산 능력은 유지가 되는 것입니다. 아마 평생 택시 운전을 통하여 공간 능력이 남들보다 발달해 있는 분이 똑같은 병에 걸렸다고 하면 이 분은 비교적 길을 찾아다니는 능력은 남들보다 오랫동안 유지할 수 있을 것입니다(EBS 지식클럽; 중앙대학교병원 건강칼럼).

'머제니치(Merzenich)' 박사는 뇌 가소성 분야 세계적 권위자로 제2의 노벨상으로 불리는 '카블리상(Kavli Prize)'을 수상했습니다. 머제니치 박사는 "뇌는 제대로 훈련을 하면 죽기 직전까지 발전할 수 있다. 그러나 뇌 가소성은 양날의 칼이다."라고 했습니다. 이유는 뇌 가소성은 두뇌를 긍정적으로 변화시킬 수도 부정적으로 변화시킬 수도 있기 때문입니다. 그래서 두뇌 안에 스위치가 있는데 두뇌가 발전할지 후퇴할지는 우리의 선택에 달려 있다고 강조했습니다.

또한, 최근의 연구들은 뇌 손상 이후 세포적인 수준에서부터 행동의 수준에 이르기까지 광범위하게 가소성을 논하고 있습니다(Cao et al., 1998; Cramer, 2000; Schinder & Poo, 2000; Walton, 1999).

유명한 사례가 있습니다. 맨카토 수녀회의 이야기는 평생에 걸친 지적 활동이 노년의 인지 능력 저하와 노화에 따른 뇌 질환을 막을 수 있다는 사실을 알려주는 사례로서 매우 유명합니다. 미국 미네소타 주 맨카토(Mankato)에 위치한 '노르트담 수녀회' 소속 수녀들의 상당수는 90세 이상이었는데 이들은 일반인에 비해 치매나 뇌 질환을 앓는 경우가 훨씬 드물고 그런 질환을 앓는다고 해도 증세가 경미했습니다. 심지어 '라르첼라'라는 수녀는 97세까지 교단에 섰다고 합니다. 이곳 수녀들이 나이가 들어서도 여전히 젊은 뇌를 유지할 수 있었던 비결은 무엇일까요? 켄터키 대학교의 '데이비드 스노든(David Snowdon)' 교수는 수녀들을 대상으로 뇌의 노화를 연구한 결과, 나이가 들면 퇴화하는 뇌의 신경전달물질들이 뇌에 지적 자극을 가하면 다시 새롭게 생성되어 뇌 기능을 지속적으로 활성화시킨다는 사실을 발견했습니다. 맨카토 수녀원의 수녀원장은 오랜 세월 동안 '게으른 정신은 악마의 장난'이라고 믿는 사람이었습니다. 그래서 다른 수녀들에게도 정신이 나태해지지 않도록 틈나는 대로 퀴즈시합이나 퍼즐 맞추기, 토론, 일기 쓰기, 세미나 개최 등의 지적 활동을 하도록 적극 장려했습니다. 평생 뇌를 부지런히 사용하는 것, 이것이 맨카토 수녀들이 젊은 뇌를 유지할 수 있었던 비결이었습니다.

세계 최고 병원 중 하나인 미국 '메이요 클리닉'의 연구 결과 역시 같은 사실을 말해줍니다. 책을 많이 읽거나 게임, 뜨개질 등 손을 많이 쓰는 취미를 가진 사람은 기억력 손상 정도가 40% 가량 감소했다고 합니다. 그러므로 뇌가 편하도록 뇌가 익숙한 일만 하게 하는 것은 결코 도움이 되지 않습니다. 뇌 가소성을 인지하고 잘 활용해서 뇌의 노화를 막아야겠습니다.

인지중재 뇌크리에이션의 정의

인지중재 뇌크리에이션은 노화 또는 치매로 저하된 신체적, 인지적, 사회적, 정서적, 영적 건강 기능을 실버레크리에이션이라는 도구로 향상시켜 건강한 뇌를 창조하는 비약물적 치료법입니다.

"뇌크리에이션 = 뇌(brain) + 크리에이션(creation)"

'크리에이션(creation)'은 사전적 의미로 '창조, 창작', '크리에이터(creator)'는 '창조[창안/창작]자'입니다. 크리에이터가 무엇을 창작하는가에 따라 앞에 수식어를 붙입니다. 뷰티 크리에이터, 여행 크리에이터, 먹방 크리에이터, 홈트(홈트레이닝) 크리에이터 등 다양한 분야 및 소재가 크리에이터의 아이템이 되고 있습니다. 일반적으로 가장 많이 통용되는 1인 창작자들의 명칭이 '크리에이터'입니다. 그러므로 인지중재 뇌크리에이션 콘텐츠를 창작하는 사람을 '인지중재 뇌크리에이터'라고 최초로 명명해 봅니다.

인지중재 뇌크리에이터가 미치는 영향

- 어르신의 저하된 건강 기능을 유지, 증진시키고 활력을 불어넣는다.
- 적극적 사고로 새로운 것에 대한 도전과 자신감을 갖게 한다.
- 동년배 어르신들 간의 상호작용을 통해 일체감과 소속감을 느끼고 사회성을 계발시킨다.
- 자신의 과거 및 현재의 인생을 긍정적으로 수용하고 다가올 죽음을 인정하는 에릭슨(Erikson)의 자아통합이 이루어지게 한다.

저하된 기능이란

노화 또는 치매로 저하된 기능이란 신체적, 인지적, 사회적, 정서적, 영적 건강 기능으로 구분할 수 있습니다.

- 신체적 기능은 기초적인 건강 체력을 구성하고 있는 근력, 지구력, 유연성 등과 시력, 청력 및 협응력, 순발력과 같은 운동 체력과 소근육 및 대근육 운동기

능으로 구성된다.

- 인지적 기능은 지남력, 기억력, 집중력, 언어 능력, 판단력, 실행기능 등으로 무엇을 알아차리고 함축적인 사고로 깨닫게 되는 지적인 과정이다. 지각, 사고, 추리, 기억의 모든 측면이 관계된다.
- 사회적 기능은 대인관계 기술, 경청 기술, 자기표현 기술, 자기관리 기술, 의사소통 기술 등 사람들과 교류하는 사회적 상호작용 능력이라고 볼 수 있다.
- 정서적 기능은 충동조절 능력, 분노조절 능력, 감정표현 능력 등으로 감정과 태도를 나타내는 기능이다.
- 영적 건강 기능은 이성이 의미를 이해하는 능력이라면 삶의 질을 결정하는 본질적인 요소이다. '영적(spiritual)이다.'는 말은 '육신적(carnal)이다.'의 반대 개념이다.

인지중재 뇌크리에이션의 도구 실버레크리에이션

실버레크리에이션은 어르신을 대상으로 하는 레크리에이션으로 철학적, 심리적, 교육적, 사회적 관점의 접근이 필요한 인간 행위로 어르신에 대한 충분한 이해와 전문적인 훈련이 필요하며 단순한 놀이와 재미를 넘어 의미 있는 분명한 목적이 동반되어야 합니다. 레크리에이션이란 용어는 문예 부흥기에 있어서 인간 개조의 필요성을 부르짖었던 인문주의자들에 의해 쓰여진 말로 인간의 여가를 위해서 마련된 활동을 뜻하며, 사전적 의미는 일이나 공부의 피로를 삶의 즐거움이나 기쁨으로 풀어 정신적, 육체적으로 새로운 힘을 북돋우는 일을 뜻합니다.

1914년 길린(Gillin)이 최초로 레크리에이션 사회학 논문을 발표하면서부터 역사적으로 레크리에이션이란 용어가 등장하게 되는데, 영어사전의 말뜻을 풀이해 보면 '기분전환', '여가선용', '휴양', '보양', '오락', '취미'의 뜻과 '재창조', '재생', '새롭게 만들다'의 뜻을 포함해서 레크리에이션이라고 부르며 1932년 미국 로스엔젤레스(Los Angeles)시에서 제1회 세계 레크리에이션 운동이 세계 각국의 이목을 끌게 되면서 현재는 이 용어가 국제적인 용어로서 널리 사용되어 정착화되었습니다.

많은 사람들이 실버레크리에이션 하면 '논다'라는 개념으로 이해하고 있습니다. '논다'라는 말은 '일한다'라는 말의 상대적인 말로 일하는 것은 옳은 것으로 노는 것은 옳지 못한 것으로 여겨지기 때문에 실버레크리에이션에 대한 평가는 실버레크리에이션 지도자에 따라 달랐습니다. 그러나 실버레크리에이션은 어르신 프로그램의 동기유발, 흥미유발 매개체이자 인지중재 뇌크리에이션의 도구이므로 인지중재 뇌크리에이션이 비약물적 치료의 효과를 제대로 보기 위해서는 실버레크리에이션에 대한 인식개선과 올바른 이해가 있어야 하겠습니다.

2. 인지중재 뇌크리에이션 구성법

인지중재 뇌크리에이션 프로그램은 계획하기 쉽지 않습니다. 왜일까요?

그것은 정답이 없기 때문입니다.

정답이 없다 보니 지도자가 많은 시행착오를 겪게 되고 각자의 경험으로 얻은 노하우로 강의를 해나가므로 프로그램 계획안도 각양각색입니다. 그리고 현장에서 지도자가 시작부터 열강을 하더라도 지도자가 말하려는 큰 그림을 어르신들은 처음부터 그리지 못합니다. 그렇기 때문에 어르신들에게 조금씩 순차적으로 다가가야 하는데 그 다가가는 순서를 계획하는 것이 프로그램 계획서입니다. 집 짓기의 설계도와 같은 프로그램 계획서는 프로그램의 전체적인 방향을 설계합니다.

수학에도 공식이 있고 소설에도 기승전결이 있듯이 인지중재 뇌크리에이션도 3단계 구성으로 계획한다면 원활한 진행으로 목표점에 다다를 수 있습니다. 좌석 배치는 되도록 변형하지 않고 어르신들이 앉아 계신 그 상태로 주로 상체를 이용한 활동으로 계획하는 것이 무난합니다. 시간 분배는 활동시간이 60분일 경우 도입 활동 10분, 본 활동 40분, 마무리 활동 10분으로 통상 분배합니다.

인지중재 뇌크리에이션 3단계 구성

- 1단계 – 도입 활동(10분) : 스팟기법으로 집중된 어르신들과 지도자 사이에 한 층 더 두터운 신뢰를 쌓는 라포 형성 단계로 어르신의 기대 효과를 높이기 위한 분위기 조성 단계
- 2단계 – 본 활동(40분) : 주제에 따른 스토리텔링, 유머, 예화, 사례를 엮은 활동들로 재미, 의미, 감동의 메시지가 있는 단계
- 3단계 – 마무리 활동(10분) : 주제 정리, 교훈적 메시지, 주제 관련 실천 과제 내기, 재회 약속의 정리 단계

이와 같은 3단계 구성 중 가장 많은 시간을 할애하고 인지중재 뇌크리에이션의 의도적 전략이 지도자의 리더십을 통해 가장 많이 발휘되는 단계가 본 활동입니다. 그렇기 때문에 본 활동에서는 주제가 있는 활동으로 핵심 주제는 간단명료해야 하며 신체적, 인지적, 사회적, 정서적 향상 활동들이 그 핵심 주제 연결고리로 이어져야 합니다.

사람의 구성요소는 뼈, 살, 피, 장기가 아니라 희망, 격려, 위로, 용기 등으로 구성되어 있기 때문에 어르신 인지중재 뇌크리에이션 활동 하나하나에 의미를 부여하고 주제와 적합한 예화, 사례 등으로 울림을 드려 어르신들이 그 시간을 마치고도 지도자의 메시지가 가슴에 남아 작은 변화까지 불러일으키도록 해야 합니다. 근육이 뭉친 사람에게는 '마사지(massage)'가 필요하듯 마음에 응어리가 있는 사람에게는 '메시지(message)'가 필요합니다. 그렇기 때문에 본 활동에서는 메시지가 있는 핵심 주제가 반드시 있어야 합니다. '핵심 주제'는 이야기를 할 때 뼈대 같은 것입니다. 백화점에 쇼핑을 하러 갔는데 구체적인 목적을 가지지 않고 가게 되면 충동구매를 하게 됩니다. "오~ 이거 좀 싸네!" 하며 사게 되고 "오~ 저거 좀 예쁘네!" 하고 사게 되고 그러다 보면 "내가 여기 뭘 사러 왔더라?" 하게 됩니다. 핵심 주제는 한 문장으로 간단하고 명료해야 하며 인지 활동 진행은 '천또알간'해야 합니다.

< 천또알간 >

천: 천천히 시범 동작 보여주기

또: 또박또박 방법 설명하기

알: 알기 쉽게 주제와 관련된 예화나 사례 들기

간: 간단하게 활동의 의미와 가치, 기대 효과 설명하기

인지중재 뇌크리에이션 지도 시 유의점

① 잔존기능에 중점을 두고 강점 중심으로 바라본다.

② 정중한 음성 또는 행동으로 유아를 대하는 식으로 대하지 않는다.

③ 아주 단순한 문장을 사용하고 한 번에 하나씩 요구한다.

④ 이해하지 못하는 부분은 되풀이해서 천천히 말한다.

⑤ 안전의 문제가 아니면 논쟁하지 않는다.

⑥ 긍정적인 단어를 사용하고 부정적인 명령들을 사용하지 않는다.

⑦ 표현하려는 어르신들의 감정과 반응에 귀를 기울인다.

⑧ 정확하게 대답할 수 없는 사항에 대해 질문하지 않는다.

⑨ 다정한 눈 맞춤과 즐거운 얼굴 표정을 유지한다.

⑩ 적당한 비언어적 의사소통과 함께 언어적 의사소통을 강화한다.

지식에는 두 가지 종류가 있습니다. 배움을 통해 얻어지는 명시적 지식과 익힘을 통해 얻어지는 암묵적 지식입니다. 명시적 지식은 머리로 배우는 것이고 암묵적 지식은 몸으로 익히는 것입니다. 명시적 지식은 암기해야 내 것이 되지만 암묵적 지식은 습관을 들여야 내 것이 됩니다. 공자(孔子)의 논어(論語) 맨 처음에 나오는 '학이시습(學而時習)'에서의 학(學)이 곧 명시적 지식의 습득이요, 습(習)은 암묵적 지식의 체화입니다. 머리로 배우는 명시적 지식은 역사적 사실을 암기하거나 논리적 추론을 이해하는 지식입니다. 역사나 과학, 수학 등의 과목이 이에 해당합니다. 이러한 지식은 한 번만 잘 이해하고 암기해 두면 내 것이 됩니다. 그러나 암묵적 지식은 반

복적인 연습과 훈련을 통해서 몸으로 체득해야만 하는 지식입니다. 악기 다루는 것, 자전거 타는 것, 그 밖의 다양한 스포츠 기술 등을 배우는 예체능 과목이 대표적인 예입니다. 이러한 암묵적 지식은 우리가 흔히 말하는 '몸에 배게 한다'는 것입니다. 이는 곧 습관을 들인다는 뜻입니다. 그런데 이러한 지식은 사실 몸에 배는 것이 아니라 뇌에 새겨지는 것입니다. 이러한 습관을 들이기 위해서는 부단한 훈련과 연습이 필요합니다. 인지중재 뇌크리에이션은 암묵적 지식에 해당됩니다. 어르신 앞에서 지도자가 직접 지도해야 하므로 지도자의 몸에 배지 않으면 실수하기 쉬워 반복적인 훈련이 필요합니다.

3. 인지중재 뇌크리에이션 활동분석

활동분석은 어떠한 목표에 도달하려고 할 때에 활동이 도움이 되는지 아닌지를 결정하기 위해서 각각의 활동들을 세밀하게 조사하는 과정입니다. 활동분석은 인지중재 뇌크리에이션 프로그램을 실행하기 전에 내용과 구성이 어르신들에게 적합한 활동인지 객관적으로 분석할 수 있어, 현장에서의 실수를 줄일 수 있고 앞으로 더 나은 프로그램을 위한 자료로 활용될 수 있기 때문에 꼭 거쳐야 할 중요한 과정입니다. 이에 표준화된 치료레크리에이션 활동분석 평가양식이 있어 소개하려고 합니다. 이 양식을 토대로 인지중재 뇌크리에이션 활동을 분석하고 프로그램을 계획한다면 활동 목표에 무난히 도달할 수 있으리라 봅니다. 피터슨과 건(Peterson & Gunn, 1984)은 활동분석에 대한 유용한 형태를 소개하며 각각의 활동 영역은 특별한 목표에 대해서 그 유용함의 정도가 다르기 때문에 세심하게 검토되어야 한다고 했습니다.

활동분석 평가양식

활동분석의 평가양식은 치료레크리에이션 전문가가 표준화된 평가체계에 따라 활동을 분석하도록 개발된 것입니다. 활동분석의 평가양식은 주요 5가지 부분, 첫째는 신체적, 둘째는 인지적, 셋째는 사회적, 넷째는 정서적, 그리고 다섯째는 행정적인 부분이며 기타 부가적 부분을 포함하고 있습니다(Peterson & Stumbo, 2004). 인지중재 뇌크리에이션은 치료레크리에이션의 활동분석 평가양식 중 행정적인 부분을 제외한 신체적, 인지적, 사회적, 정서적 4가지 부분(노용구, 2002; 채준안, 이준우, 2007에서 재인용)만 적용하도록 합니다.

1) 활동분석의 신체적 부분

- 신체적으로 어떤 형태의 활동인가?
- 신체의 어떤 부분을 이용하는가?
- 활동에서 어떤 움직임의 유형을 주로 요구하는가?
- 신체의 부분과 움직임들 사이에서 얼마나 많은 조화가 필요한가?
- 움직임을 위해 가장 우선시되는 감각은 무엇인가?
- 얼마나 많은 눈과 손의 협응력이 필요한가?
- 얼마나 많은 근력이 필요한가?
- 얼마나 빠른 속도가 필요한가?
- 얼마나 많은 지구력이 필요한가?
- 얼마나 많은 유연성이 필요한가?

2) 활동분석의 인지적 부분

- 얼마나 많은 규칙이 있고 활동의 규칙들이 복잡한가?
- 얼마나 많은 즉각적인 기억이 필요한가?
- 얼마나 많은 전략이 그 활동에 요구되는가?

- 얼마나 많은 집중이 요구되는가?
- 읽고, 쓰고, 수학을 사용하는 것이 얼마나 많이 필요한가?
- 점수를 매기는 것이 얼마나 복잡한가?
- 참가자들이 색깔, 치수, 사물, 숫자, 사물이나 상징의 종류를 구분할 수 있어야 하거나 추상적인 사고를 할 수 있어야 하는가?

3) 활동분석의 사회적 부분

- 활동에서 어떤 유형의 사회적인 상호작용이 이루어지는가?
- 활동에 얼마나 많은 참여자가 필요한가?
- 활동의 본질은 의사소통을 위한 기회를 효과적으로 제공하는가?
- 활동은 상호협동적인가? 혹은 경쟁적인가?
- 얼마나 많은 신체적 접촉이 있는가?
- 활동은 어느 정도로 조직화되었는가?

4) 활동분석의 정서적 부분

- 활동이 긴장을 줄이는 데 효과가 있는가?
- 활동은 편안한 느낌을 주는가?
- 활동은 일반적으로 재미있는가?
- 창의력이 필요한가? 필요하다면 어느 정도의 창의력이 있어야 하는가?
- 활동 시 일반적으로 언제 좌절이 발생하는가?
- 얼마나 많은 통제감이 활동에 포함되어 있는가?
- 활동에서 자존감을 나타낼 수 있는가?
- 활동에서 얼마나 많은 불안감이 내재되어 있는가?
- 팀워크가 필요한가? 공동 작업이 가능한가?

- 다른 사람을 돕는 행위가 포함되어 있는가?
- 자기훈련이 필요한가?
- 듣기훈련이 필요한가?
- 민주적 과정이 수반되는가?
- 활동에서 명백한 가치가 있는가? 있다면 어떤 가치가 있는가?
- 활동은 자율성과 독립성을 보장하고 고무시키는가?
- 얼마나 많은 재미, 기쁨, 유머가 활동에서 가능한가?

첫술에 배부를 수 없듯이 인지중재 뇌크리에이션도 처음부터 잘할 수는 없습니다. 서투르면 어떻습니까? 활동분석을 염두에 두고 노력한다는 것이 중요합니다. 서투름이 차곡차곡 쌓여서 익숙해지면 그 누구도 따라 할 수 없는 완성품이 됩니다. 일을 느리게 하더라도 일정 수준에 올라가면 앞으로 치고 나가는 사람들이 있습니다. 물론, 게을러서 적응이 느린 거라면 조금 다르겠지만 노력을 했는데도 능력이 한번에 오르지 않는 것은 나의 적응도가 상대적으로 낮을 뿐입니다. 이는 단지 어느 순간에 도달하기까지 에너지가 많이 필요한 것이기에 꾸준히 노력하면 해결할 수 있는 문제입니다. 그렇기 때문에 스스로 움츠러들 필요가 전혀 없습니다. 열심히 정진한다는 것을 전제로 한다면 이 모든 것은 단순한 성향의 차이일 뿐 대기만성(大器晩成)형으로 꼭 이루어지리라 봅니다. 앞으로는 어르신들의 교육과 생활 수준이 현재보다 더 높아질 것이고 어르신들의 삶의 목표와 방식도 많이 달라질 것입니다. 또한 기본적인 생존을 넘어 자신들의 삶을 즐겁고 보람되게 보낼 수 있는 여가 활동과 성공적 노후를 위한 관련 서비스 제공에 어르신들의 관심과 요구가 점점 확대될 것입니다. 그래서 여유시간이 많은 어르신들에게 있어 타인과의 지속적인 상호작용과 유대관계의 유지, 즉 사회적 지지도와 어르신들의 성공적인 노후생활이 더욱 중요해질 것입니다. 그 이유는 노인들의 여가 활동과 사회적 지지가 노년기의 생활 만족도의 증진에 매우 중요한 역할을 수행할 것으로 기대되기 때문입니다.

개인 브랜딩 시대

요즘은 개인 브랜딩 시대입니다. 크리에이터, 블로거, 음악가, 작가처럼 다른 사람의 지지나 허락을 받지 않고도 자신의 일을 할 수 있는 사람이 새로운 세력이 되고 있습니다.

"대량생산의 시대는 이미 끝났다. 대체할 수 없는 사람이 되어야 한다. 우리는 모두 어떤 분야에서든 '예술가'의 마음으로 살아야 한다. 여기서 예술이란, 상대방을 변화시키기 위한 선물이며 대가 없이 주는 것이다. 사람의 마음을 바꾸는 일이다."

위의 '세스 고딘(Seth Godin)'의 말처럼 대체할 수 없는 사람이 되기 위해선 자신을 브랜딩해야 합니다. 브랜딩이란 진정한 경험을 창조하고 진실한 관계를 발전시켜 나가는 과정과 관계를 통해 형성된다고 볼 수 있습니다. 그래서 내가 경험하고 보고 듣고 했던 것들이 다양할수록 콘텐츠를 확장시킬 수 있는 범위도 넓어집니다. 그런데 내가 경험한 것이 적고 내가 알고 있는 것들이 적으면 활용범위가 한정적일 수밖에 없습니다. 그래서 인지중재 뇌크리에이션은 나이가 많으면 많은 대로 세월이 가져다 주는 경험이 많기 때문에 그런 부분들이 오히려 강점이 될 수 있습니다.

나 자신이 브랜드화가 되면 내 학력이나 내 경력은 생각보다 중요하지 않습니다. 나의 실력과 나 자신의 개성에 초점을 두고 기대하게 됩니다. 어르신들이 나의 다음 인지중재 뇌크리에이션 창작물은 무엇이 될지를 궁금해하며 따라 할 정도가 되면 경쟁도 넘어설 수 있습니다. 거기서 성취감도 느끼게 될 것입니다. 삶은 성취감으로 이루어진다 해도 과언이 아닐 듯싶습니다. 지식생태학자 유영만 교수는 『책 쓰기는 애쓰기다』에서 "내 삶이 곧 나의 메시지다."라고 말한 마하트마 간디(Mahatma Gandhi)의 말을 예로 들면서 "똑같은 말도 누가 전달하는지에 따라 전혀 다른 메시지로 다가온다. 간디의 말도 같은 맥락이다. 사람이 다르면 살아온 삶이 다르고 삶이 다르면 삶이 품고 있는 의미도 다르기 때문이다."라고 하였습니다. 이 책에 실린 인지중재 뇌크리에이션 활동을 누군가 똑같이 한다 하더라도 살아온 삶이 다르기 때문에 전혀 다른 메시지로 전달될 거라 생각합니다. 그래서 기대됩니다. 여러분 특유의 맛과 향으로 인지중재 뇌크리에이션이 다시 태어나기를 바라고 응원합니다.

2부

어르신 인지중재 뇌크리에이션 실제

5장 인지훈련 뇌크리에이션

- 회상요법(Reminiscence Therapy) -

1. 회상요법이란

회상요법은 기억과 회상을 이용하며 주로 어르신에게 적용하는 치료적 기법입니다. 회상요법은 개인의 인지적인 부분을 향상시키는 것을 목표로 하는 인지훈련 기법으로 분류되지만 기억을 회상과 회고로 나누어 볼 때 회상은 집단치료에 주로 쓰이고 회고는 개별치료에 주로 쓰이므로 회상요법은 내용에 따라 인지자극 프로그램으로도 인지훈련 프로그램으로도 다양하게 활용할 수 있습니다. 다만, 1:1 프로그램으로 접목할 경우 개인의 잔존 인지기능 상태를 파악하게 되어 개인의 상황에 맞게 집중력, 기억력, 지남력, 문제해결 능력 등 여러 인지 영역을 조절하여 훈련할 수 있으므로 개인의 인지기능을 유지·향상시키는 데 더 효과적입니다.

회상요법의 목적

추억을 의도적으로 되새기는 작업으로 되새기는 과정에서 자신에 대한 이해를 증진시키고 타인과의 연계성을 증가시켜 부정적으로 생각하기 쉬웠던 과거를 공감할 수 있는 누군가가 있다는 사실을 느끼게 하여 인생을 재음미하도록 하는 것입니다.

치매어르신에게 초래되는 회상요법의 효과

첫째, 작업의 즐거운 추억을 이야기하는 기분 좋은 체험에 따른 생활의 활성화

둘째, 자신의 인생에 대한 재평가를 통한 자존감의 회복

셋째, 타인과의 관계, 또는 지도자 및 요양보호사와의 대인관계 형성

지도자 및 요양보호사에게 초래되는 회상요법의 효과

첫째, 어르신의 인생 이해

둘째, 어르신을 존경하는 마음을 가짐으로써 일에 대한 의욕 향상

셋째, 어르신의 회상을 통해 알찬 미래 설계

2. 회상의 주제 및 진행 방법

회상요법에서 주로 활용하는 주제로는 출생(태어난 곳, 태몽), 나이, 명절, 생일, 애완동물, 고향집, 어린 시절에 하던 놀이(성인기의 여가생활), 어린 시절 성장한 집, 어린 시절 친구, 가장 기억에 남는 음식(좋아하는 음식), 가장 좋아하는 선생님, 즐겨 입던 옷, 첫 직장생활, 절기와 농사일, 첫사랑, 결혼, 자녀를 키우며 가장 행복했던 일(자녀 분만과 양육), 주로 이용하던 교통수단, 즐겨 듣거나 부르던 옛 노래, 군대 경험, 과거의 기억을 되살릴 수 있는 그림이나 사진, 옛날 잡지나 신문 등의 회상도구, 인생에서 가장 행복했거나 특별한 사건 등이 있습니다(권중돈, 2004).

회상은 다양한 영역을 자극하지만 특히 지남력, 언어표현력, 기억력, 전두엽 관리기능 등 자극 효과가 큽니다. 회상 프로그램은 제시된 사진이나 물건, 상황 등을 보고 자유롭게 이야기하거나, 질문에 맞게 이야기하는 방식으로 진행하면 됩니다. 다만, 어르

신들이 사진의 내용을 모르거나 물체를 잘 인식하지 못할 경우 어르신의 반응을 유도하고 기억을 회상할 수 있도록 힌트를 드려야 합니다. 회상은 질병을 앓고 있는 동안에도 스스로를 통제할 수 있는 마음을 회복하고 스트레스와 불안을 줄여줍니다.

지도자가 어르신과 이야기를 나눌 때는 개방적인 질문을 하여 어르신이 감정을 충분히 표출할 수 있도록 시간을 줍니다. 또, 지도자는 어르신의 이야기에 감정을 이입하여 공감하고 어르신이 슬픈 과거 경험, 회상으로 힘들어하실 땐 충분히 위로해 드립니다. 그러나 과거의 부정적인 감정에만 머무르지 않도록 그 감정을 긍정적인 감정으로 바꾸어 현재로 가져와 더 잘 살아가실 수 있도록 도와드려야 합니다. 이것이 회상요법에서 제일 중요합니다.

3. 회상요법의 실제

오래전 추석명절에 제게 있었던 일입니다. 이틀 뒤면 추석이라 명절을 쇠기 위해 시댁에 내려갔습니다. 어머님께서는 원래 정이 많으신 분이라 자식들이 오면 호들갑스러울 정도로 반겨주시는데 그날은 나오시지 않으시고 "왔냐?" 하시며 얼굴을 가리시는 겁니다. 저는 "어머님 왜 그러세요?" 하고 손으로 가린 어머님의 얼굴을 자세히 보았습니다. 이유는 쌍꺼풀 수술을 하셨던 것입니다. 어머님께서는 눈이 짝짝이가 됐다며 계속 손으로 가리고 계셨습니다. 그래서 저는 위로 차원에서 "어머니 사람은 누구나 얼굴뿐만 아니라 신체, 내장기관 등 모두 짝짝이라고 합니다. 사용하는 근육량과 생활습관이 달라서 그렇다 합니다. 저도 왼쪽 눈이 작은데요?"라고 말씀드리니 "그~냐?" 하시며 그때서야 가리셨던 손을 치우셨습니다. 훌륭한 위인들은 호가 있습니다. 정약용 선생은 '다산(茶山)'입니다. 그럼, 이순신 장군의 호는 뭘까요? 제가 이렇게 질문하면 많은 사람들이 '충무공(忠武公)'이라고 답합니다. 국어사전에 의하면 충무공은 나라에 무공을 세워 죽은 후 충무(忠武)라는 시호를 받은 사람을 높여 이르는 말로 대표적 인물에 이순신(李舜臣), 김시민(金時敏z), 남이(南

怡), 정충신(鄭忠信)이 있습니다. 어떤 분은 이순신 장군의 호를 '불멸'이라고 합니다. 드라마 '불멸의 이순신'을 얼마나 열심히 보셨던지. 다들 아시겠지만 이순신 장군의 호는 '덕곡(德谷)'입니다. 제가 왜 이 말씀을 드리냐면 저희 시어머님 쌍꺼풀 수술을 해주신 의사 선생님도 호가 있었습니다. 그 의사 선생님의 호는 '야매'였습니다.

▶ 재미 창출

돌발퀴즈

1. 명절에 가장 일을 많이 하는 며느리는?
정답 : 일찍 온 며느리

2. 명절에 전을 빨리 부치는 방법은?
정답 : 옆에서 집어 먹는 놈을 잡는다.

▶ 지도자와 라포 형성

<table>
<tr><td>활 동 명</td><td colspan="3">인사송
(♬ '반달' 개사곡)</td></tr>
<tr><td>활동 목표</td><td colspan="3">마음 문 열기</td></tr>
<tr><td rowspan="2">기능적 개입</td><td colspan="2">신체기능</td><td>신체 운동기능 향상, 신체감각 활성화</td></tr>
<tr><td colspan="2">인지기능</td><td>정서표현력, 장기기억력, 사고력 향상</td></tr>
<tr><td rowspan="3">활동 개입
방법</td><td colspan="3">안~녕 안~녕 하~세요 잘~ 오셨어요
우~리 우~리 추억여행 떠~나 봅시다</td></tr>
<tr><td>동
작</td><td colspan="2">6/8박자 곡에 맞추어 다 함께 노래를 부르며
오른손으로 왼쪽 무릎, 오른쪽 무릎, 손뼉 한 번
왼손으로 오른쪽 무릎, 왼쪽 무릎, 손뼉 한 번 (반복)</td></tr>
<tr><td>멘
트</td><td colspan="2">어르신 만나뵈어 반갑습니다.
오늘은 어르신이 옛날에 어떻게 사셨나 추억여행을 떠나보도록 하겠습니다. 어릴 적 부르셨던 동요 "♬ 푸른하늘 은하수 하얀 쪽배에~"
이 노래 기억하시나요?
이 노래를 가사를 바꾸어 동작과 함께 불러보겠습니다.</td></tr>
</table>

1) 회상 활동: 추억의 사이다

▶ 쓸데 있는 이야기

재미있는 실험이 있습니다. 잠수부가 물속에 들어가서 많은 단어를 외운 뒤 물 밖으로 나와서 회상을 할 경우와 다시 물속에 들어가서 회상을 할 경우 30% 정도의 회상력에 차이가 생긴다고 합니다. 그것을 상태 의존적 기억(state-dependent memory)이라고 합니다. 즉, 자신이 처한 상황과 가장 비슷한 상황에서 기억이 제일 잘 된다는 걸 의미합니다. 그래서 선진국에서는 치매노인들의 치료를 위해 환자들이 젊어서 살던 집과 똑같은 환경을 만들어서 살게 하면 기억력의 회복이 더 잘 된다는 보고가 있습니다.

▶ 옛날 사이다 회상하기

옛날에 불렀던 노래나 음악을 듣게 되면 그때의 영상이 떠오르곤 합니다. 예를 들면 ♬ "슈슈슈~바 슈리슈바 칠성사이다~" 이 노래를 들으면 바로 칠성사이다 광고방송이 떠오릅니다.

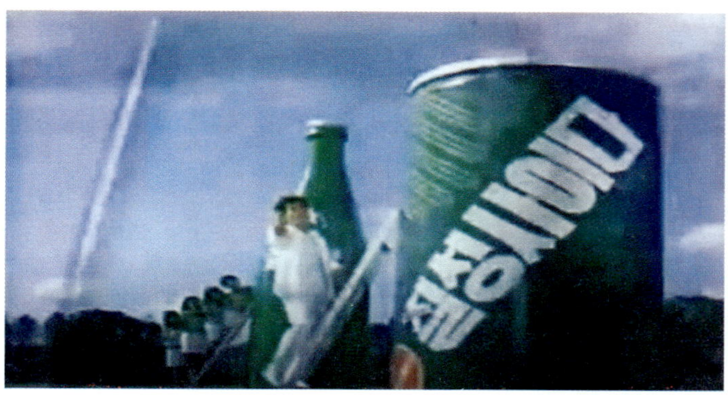

[그림 5-1] 추억 속의 칠성사이다 광고

출처: 칠성사이다(1986) 유튜브.

그때 그 시절 "인천 앞바다에 사이다가 떴어도 고뿌(컵)가 없으면 못 마시고" 고(故) 서영춘 선생님의 유행어가 어린아이들의 입으로도 오르내릴 정도로 인기가 대단했죠. 왜 인천 앞바다일까요? 사이다는 인천에서 탄생되어 인천 앞바다에 둥둥 떠다닐 정도로 폭발적인 인기를 모은 신토불이형 음료수입니다. 비록 일본인에 의해 시작됐지만, 인천에서 탄생되어 전국을 석권했던 인천 사이다입니다.

'칠성사이다'는 1950년 5월 처음 사이다 공장의 동업자가 7명이라는 점에 착안해 '칠성사이다'라는 이름이 탄생되었습니다. 배고팠던 50년대 서민들에겐 엄두도 낼 수 없는 고급 음료였습니다. 일부 부유층에서는 마시면 트림이 나온다는 점 때문에 소화제 대신으로 사용되기도 했습니다. 그 명성은 오늘날에도 이어지고 있습니다.

▶ 옛날 사이다 회상 활동

<table>
<tr><td>활 동 명</td><td colspan="3">사이다 콜라
(♬ '목장길 따라' 개사곡)</td></tr>
<tr><td>활동 목표</td><td colspan="3">긍정적 정서 활성화</td></tr>
<tr><td rowspan="2">기능적 개입</td><td colspan="2">신체기능</td><td>좌뇌 우뇌 균형, 운동기능 향상, 신체감각 활성화</td></tr>
<tr><td colspan="2">인지기능</td><td>언어력, 주의 집중력 향상</td></tr>
<tr><td>인지향상 도구</td><td colspan="2">촉각적 매개체</td><td>사이다 캔, 콜라 캔</td></tr>
<tr><td rowspan="3">활동 개입
방법</td><td colspan="3">사이다 사러 가게 갔더니 사이다 없어 콜라 사왔네
사이다 사러 가게 갔더니 사이다 없어 콜라 사왔네
사이다 콜라 사이다 콜라 사이다 콜라 사이다 콜라
사이다 콜라 사이다 콜라 사이다 콜라 맛있다
꿀팁 사이다 / 콜라 → 당근 / 오이</td></tr>
<tr><td>동
작</td><td colspan="2">한 손엔 사이다 캔, 또 한 손엔 콜라 캔을 들고 사이다 말이 나올 때는 사이다 캔을, 콜라라는 말이 나올 때는 콜라 캔을 번갈아 내밀며 노래를 부르다 마지막 '맛있다' 대목에선 사이다 캔 콜라 캔을 두 번 부딪힌 후 만세를 한다.</td></tr>
<tr><td>멘
트</td><td colspan="2">어르신! 세상을 살다보면 답답하고 분통 터지는 일이 많으시지요? 그때 그 상황에서 누군가 속 시원한 말을 하면 사이다 같다고 표현합니다. 콜라도 분명 톡 쏘는 맛이 있는데 왜 사이다라고 하는 것일까요? 아마 사이다가 갖고 있는 특유의 깨끗하고 투명한 이미지에 뒷맛까지 깔끔하고 개운해서 그 맛으로부터 느껴지는 청량함이 콜라와는 사뭇 다른 느낌을 주기 때문일 겁니다. 이처럼 사이다는 콜라와는 또 다른 매력으로 탄산음료를 대표하면서 많은 사랑을 받고 있습니다. 사이다 사러 가보실까요? 저와 함께 이렇게 동작을 해보시겠습니다.</td></tr>
</table>

▶ 재미 창출

3행시 사이다

– 사 : 사미자

– 이 : 이미자

– 다 : 다 미자다

2) 회상 활동: 보릿고개

▶ 쓸데 있는 이야기

현장에서 어르신들을 직접 만나보면 "왕년에 내가 말이야~"로 시작해서 침이 마르도록 과거 자랑하기를 좋아하는 어르신이 계십니다. 또 지하철 내에서 "이것들이 나를 뭘로 보고~ 내가 왕년에 말이지~"라며 약주 한잔 걸치시고 소란을 피우는 어르신들을 간혹 봅니다. 그분들은 왜 과거 자랑에 집착할까요?

오래 사셨으니 경험도 많고 자랑할 일도 많을 것입니다. 정신의학자들은 현실에 만족하지 못해서라고 설명합니다. 스스로 현실에 만족하고 있거나 주변 사람들이 알아서 인정해주면 그럴 필요가 없다는 말입니다. 그런데 굳이 본인이 알려주지 않으면 알아주지 않기 때문에 그렇게 한다는 것입니다. 나이가 들면 여러 가지가 평준화되어 과거의 화려한 이력의 중요도가 떨어지게 되니 이런 분위기가 마음에 들지 않는 것입니다. 심지어 인정받지 못하는 것에 대해 초조해지는 것입니다. 그래서 과거 자랑이 통하지 않고 남들이 자신을 알아주지 않으면 은둔형 외톨이가 되는 것입니다. 서울 시내 65세 이상 홀몸어르신들 중 친구나 이웃과 아예 관계를 끊고 산다는 어르신이 절반에 이른다는 통계가 있습니다. 나의 과거 자랑을 주변에서 관심 있게 들어줄 사람이 없었기 때문일지도 모르겠습니다. 그래서 휴머니튜드 케어가 실현되어야 한다고 주장합니다.

▶ 보릿고개 회상하기

1952년 3월 25일 동아일보에 나온 기사입니다. "전쟁이 한창이던 1952년 봄, 남도 어느 지방에 사흘을 굶은 어느 남매가 밥을 달라고 조른다고 정신이 나간 어머니가 우물에 빠져 같이 죽자고 하자, 남매는 '엄마 이제 밥 달라고 안 할게 우물에 빠뜨리지 말라'고 애걸했고 결국 이 세 모자가 실신했다."는 내용입니다. 이 사연은 같이 굶고 있는 많은 사람들을 아프게 했습니다.

이제는 옛날 이야기가 되었지만 늦봄 춘궁기 '보릿고개'는 우리 조상들이 운명처럼 겪어야 했던 인고의 잔혹사(殘酷史)였습니다. 해마다 이맘때면 양식이 바닥나 초근목피(草根木皮)로 연명을 하던 일이 다반사였기에 보릿고개는 트로트로도 만들어져 많은 이들에게 애창되며 심금을 울리고 있습니다. 우리 민족에게 보리는 쌀 다음의 주곡으로 긴 세월 동안 애환을 같이 해왔습니다. 산업화가 진행되던 1970년대는 정부가 30% 보리 혼식을 강요한 때도 있었습니다. 그래서 학교에서는 교사들이 아이들 도시락을 검사했고, 음식점에는 공무원들이 혼식 여부를 단속하기도 했습니다. 오늘날 풍요로움을 누리는 젊은 세대들은 보리쌀의 형태조차 알지 못하겠지만 장년과 노인에게 보리는 추억이고 향수이기도 합니다. ♬ "보리밭 사이 길로 걸어가면 뉘 부르는 소리 있어 나를 멈춘다~"는 '보리밭' 가곡도 세대를 초월해 애창곡이 되어 있으니 보리는 '보릿고개'의 아픈 기억만 있는 것은 아닙니다.

▶ 재미 창출

유머 방귀 잘 뀌는 남자

방귀를 아주 잘 뀌는 남자가 있었다. 그는 다른 때는 괜찮은데 보리밥만 먹으면 방귀를 사정없이 뀌었다. 그런데 그 남자는 보리밥을 엄청나게 좋아했기 때문에 보리밥을 끊을 수가 없었다. 그래서 방귀 때문에 장가를 가려다가 번번이 실패를 하고 말았다. 그러다 마음을 단단히 먹고 보리밥을 끊고 드디어 결혼을 했다. 결혼을 하고 첫 생일이 돌아왔다. 아내는 결혼하고 맞은 남편의 첫 번째 생일이라 성대하게 차려주려고 아침에 출근하는 남편에게 점심은 절대 먹지 말고 퇴근을 하라고 신신당부를 했다. 남자는 점심을 굶고 퇴근을 하는데 너무 배가 고팠다. 그런데 자기가 그토록 좋아하는 보리밥 집이 눈앞에 있는 것이 아닌가? 남자는 그 유혹을 뿌리치지 못하고 한 그릇 뚝딱하고 집에 도착했는데 아내가 생일상 차린 것을 보면 안 된다고 도착하자마자 눈가리개를 해서 그를 어느 방으로 이끌었고 그는 딸려 들어갔다. 하지만 보리밥을 먹은 관계로 속에서 방귀가 나오려고 난리부르스를 쳤다. 참고 있었는데 아내가 잠깐 기다리라고 하면서 밖으로 나가는 소리가 들렸다. 남자는 이때다 싶어서 방귀를 뀌기 시작했다.

"부르릉~~ 부웅~ 빵빠라빵빵 부으응~"

정말 오랜만에 시원하게 방귀를 뀌고 타이밍이 절묘했다고 기분 좋아하는데 아내가 들어와서 "이게 무슨 냄새지?" 하면서 드디어 남편의 눈가리개를 풀었다. 그런데 그 방에서 장모님, 장인어른, 첫째 처제, 둘째 처제, 셋째 처제, 큰 처남, 둘째 처남, 옆집 새댁, 조카1, 조카2 등등 수많은 사람들이 입을 반쯤 벌리고 그를 보고 있었던 것이다.

▶ 보릿고개 회상 활동 – 인지자극 뇌크리에이션 활동으로 용이

<table>
<tr><td>활 동 명</td><td colspan="2">그때 그 시절 '보릿고개'</td></tr>
<tr><td>활동 목표</td><td colspan="2">적절한 정서표현 촉진 및 상호교류 증진</td></tr>
<tr><td rowspan="2">기능적 개입</td><td>신체기능</td><td>운동 협응력 향상, 순발력, 집행기능 향상</td></tr>
<tr><td>인지기능</td><td>정서자극, 판단력, 장기기억력 향상</td></tr>
<tr><td>인지향상 도구</td><td>시각적 매개체</td><td>보릿고개 사진 자료</td></tr>
<tr><td>활동 개입
방법</td><td colspan="2">고추장, 된장, 쌈장을 섞으며 동작을 하게 한다.
빠르게 또는 느리게 변형해가며 리듬감을 준다.
예 고추장 / 된장 / 쌈장 / 고추장 고추장 / 쌈장 된장
된장 쌈짱 / 고추장 된장 쌈장</td></tr>
</table>

<table>
<tr><td rowspan="2">활동 개입 방법</td><td>동작</td><td>• 고추장: 양옆 사람의 어깨에 손을 올린다.
• 된장: 양손을 가슴에 X자로 포갠다.
• 쌈장(막장): 양옆 사람의 허리를 찌른다.</td></tr>
<tr><td>멘트</td><td>어르신들, 보릿고개 넘어 오시느라 정말 고생 많이 하셨습니다. 보릿고개 3년에 북망산천 넘어간다는 말을 실증이라도 하듯이 그 시절 보릿고개를 넘기지 못하고 굶주리는 사람들이 열에 한 명 꼴이었고 자살하는 사람도 많았다고 들었습니다. 이 보릿고개를 잘 넘고 버텨 오신 어르신들께 쌀밥을 나물에 비벼 배불리 실컷 드시도록 해드리겠습니다. 밥을 비비려면 비빔장이 필요하겠죠? 그래서 고추장, 된장, 쌈장을 만들어 보겠습니다. 저를 따라 이렇게 해주시겠어요?</td></tr>
<tr><td>시각적 매개체 사진</td><td colspan="2">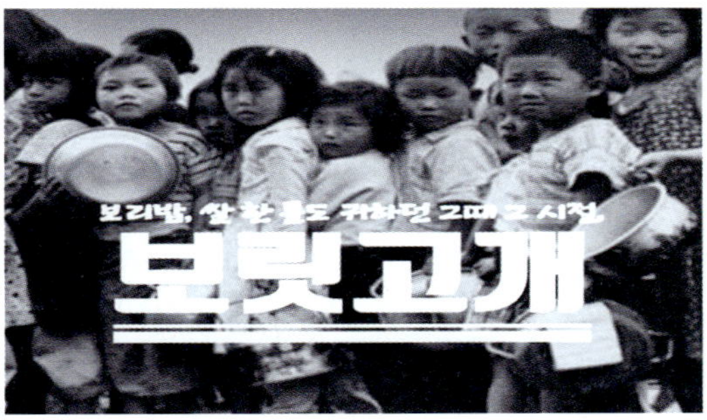

출처: 구글.</td></tr>
</table>

3) 회상 활동: 고향

▶ 고향 회상하기

고향은 누구에게나 다정함과 그리움과 안타까움이라는 정감을 강하게 주는 말로 나의 과거가 있는 곳이며, 정이 든 곳이기 때문에 고향은 개개인에게 형성된 하나의 세계입니다. 고향에 대한 추억여행을 떠나보도록 하겠습니다.

▶ 고향 회상 활동

활 동 명	고향 (♬ 고향의 봄)	
활동 목표	고향에 대한 긍정적 정서기능 강화	
기능적 개입	신체기능	유연성, 대근육 운동기능 향상, 좌뇌 우뇌 균형
	인지기능	회피행동 감소, 장 · 단기기억력 향상
인지향상 도구	청각적 매개체	'고향의 봄' 음악
활동 개입 방법	나의 살던 고향은 꽃 피는 산골 복숭아 꽃 살구 꽃 아기 진달래 울긋불긋 꽃 대궐 차린 동네 그 속에서 놀던 때가 그립습니다	
	동작	① 무릎 두 번 손뼉 두 번 꾹꾹 눌러주고 (바깥으로 잼잼) ② 무릎 두 번 손뼉 두 번 꾹꾹 눌러주고 (안으로 잼잼) ③ 가슴 앞 작은 동그라미 좌우 두 번 큰 동그라미 좌우 두 번 ④ 오른쪽 왼쪽 아이구 시원해 아이구 시원해 (어깨 돌리기)
	멘트	어르신 고향이 어디세요? (어르신 몇 분에게 질문하기) 우리 그 고향을 생각하면서 '♬고향의 봄' 노래를 동작과 함께 불러보겠습니다. 고향이 그리운 만큼 동작도 크게 해주세요!

▶ 재미 창출

유머 고향의 맛은?

탤런트 김혜자 씨가 고향에 갔다.

배가 엄청 고파서 식당에 가서 음식을 잔뜩 시켰다.

그런데 음식 맛이 다 신 것이었다.

반찬도 시고, 국도 시고…….

김혜자씨는 주인 아주머니께

"아주머니, 음식들이 왜 다 신 겁니까?"

그러자 아주머니 하시는 말씀

"고향의 맛은 다~시다 다시다"

4) 회상 활동: 행복했던 시절

▶ 행복했던 시절 회상하기

어르신들이 참 좋았던 행복했던 시절을 떠올리며 추억여행을 하실 수 있도록 기회를 만들어 드리는 것도 뇌 유연화에 많은 도움이 됩니다.

▶ 행복했던 시절 회상 활동

활 동 명	행복했던 시절 떠올리기	
활동 목표	긍정적 정서 강화 및 현실 이해	
기능적 개입	신체기능	순발력, 운동기능 향상, 신체감각 활성화
	인지기능	사고력, 표현력, 뇌 유연화, 주의 집중력 향상
인지향상 도구	촉각적 매개체	풍선
활동 개입 방법	멘트 & 동작	어르신들에게 풍선 한 개를 주고 옆의 어르신과 풍선을 주고받으며 행복했던 순간을 떠올리며 말하게 한다. 풍선을 넘겨 주며 "어르신 언제가 가장 행복하셨나요?" "저는 큰 아들 취직했을 때였어요. 어르신은요?" "그때 왜 행복하셨나요?" 등등 어르신들이 행복한 순간을 회고하도록 질문을 한다.

▶ 재미 창출

유머 할아버지의 어린 시절

"내가 어릴 적에 엄마가 백 원만 주면 나는 감자 다섯 개, 두부 두 모, 계란 열 개, 우유 세 병, 참기름 한 병, 라면 다섯 개, 닭 한 마리를 가지고 집으로 왔지."

듣고 있던 동네 아이들은 놀란 표정으로 이야기했다.

"우와 그렇게 많이 살 수 있었어요? 그땐 물가가 정말 쌌네요. 요즘은 백 원으로 계란 한 알도 못 사요."

그러자 할아버지가 씨~익 웃으며 말했다.
"당연하지! 요즘은 CCTV가 너무 많잖아. 큰일 나."

▶ 실제 사례

'할아버지의 어린 시절'이라는 유머를 제가 실습 나가는 데이케어센터에서 어르신들께 해 드렸습니다. 동네 아이들이 "우와 그렇게 많이 살 수 있었어요? 그땐 물가가 정말 쌌네요."라고 하는 대목에서 졸고 계신 줄 알았던 김○○ 어르신이 대뜸 한마디 하십니다. "요즘은 그 돈으로 못 사." 제가 너무나 놀랍고 반가워서 "맞아요. 김○○ 어르신 말씀이 맞습니다."라고 박장대소했습니다. 김○○ 어르신은 일제 강점기 때 공부를 많이 하신 어르신으로 자존감이 상당히 높으신 여자분이십니다. 어르신들의 즉각적인 반응이 없다고 어르신들은 모른다고 착각해선 안 될 것입니다. 그리고 우리가 알아야 할 것은 어르신들은 귀가 뚫렸다고 모두 알아 듣는 것은 아니라는 것입니다. 대체로 눈이 가 있는 데서만 소리를 듣습니다. 그런데 이번 경우는 예외인 거죠. 이렇게 현장에서는 생각지도 못한 일들이 일어나기 때문에 실력 있는 지도자가 되려면 배움과 현장 실습을 같이해 나가야 합니다.

5) 회상 활동: 옛날 과자, 옛날 아이스크림, 옛날 술

▶ 쓸데 있는 이야기

우리 뇌는 생각과 상상만으로도 실제처럼 느낄 수가 있습니다. 상상은 시공을 넘어 원하는 어느 곳에라도 우리를 데려다 줄 수 있습니다. 우리의 뇌는 어떻게 모든 감각을 실제인 양 느끼도록 만들 수 있을까요?

심리치료법 중 '유도 심상법(guided imagery)'이라는 것이 있습니다. 현재 공황장애 치료에 이용되고 있으며 효과를 인정받고 있는 방법입니다. 예를 들면 편안히 이완된 상태에서 눈을 감고 햇살이 따사로운 해변의 그늘에 누워 있다고 상상하고, 다음엔 시원한 바닷바람 쐬는 것을 상상하며 촉각과 후각 등으로 감각의 범위를 넓혀

간다면 점차 긴장은 이완됩니다. 이처럼 유도 심상법은 상상으로도 뇌를 자극해 실제로 뇌가 근육의 긴장을 풀어줄 수 있다는 것을 보여주는 좋은 예입니다.

▶ 의미 부여

우리 뇌에는 변연계가 있습니다. 변연계(limbic system)는 대뇌(cerebrum)와 간뇌(diencephalon)의 경계를 따라 위치한 뇌의 구조물들로 구성되어 있으며, 변연계에 속하는 뇌의 구조물은 변연 피질과 해마, 편도체, 중격 등이 있습니다. 후각신경은 감정과 기억을 담당하는 변연계와 직접적으로 연결되어 있는 유일한 기관으로 우리가 먹는 음식의 향이 후각신경을 자극함으로써 음식으로 인한 기억 또한 강력합니다. 가장 강력하게 떠오를 때는 그때의 향기(냄새)를 맡게 될 때라고 합니다. 후각으로 인한 기억은 단순한 사실에 대한 기억을 넘어 감정의 기억까지 가지고 있습니다. 후각은 진화론적으로도 시각이나 청각에 비해서 더 먼저 나타난 감각기능입니다. 옛날에 드셨던 음식들로 추억을 회상해 보도록 하겠습니다.

▶ 질문으로 회상하기

- ☑ 옛날에 드셨던 과자는?
- ☑ 옛날에 드셨던 아이스크림은?
- ☑ 옛날에 주로 드셨던 술은?

▶ 옛날 과자 회상하기

옛날에 드셨던 과자 이름 하면 '맛동산'을 떠올리십니다. 온 가족이 맛동산 먹으며 즐거워하는 광고로 고(故) 배삼룡 씨가 광고에 출연했었습니다. 맛동산의 원래 이름은 '맛보다'였는데 땅콩으로 버무린 기름 과자의 이름치고는 너무 부르기도 불편하고 그다지 특이하지도 않아 판매 실적이 저조하여 6개월 만에 브랜드를 접는 긴급 상황이 발생했습니다. 당시 해태제과는 즉시 '맛보다'의 문제점을 찾는 소비자

설문조사를 시작했고 1975년 12월 온갖 고소한 맛이 모여 있다는 뜻의 '맛동산'으로 이름을 바꿔 재출시했습니다. 결국 부르기 좋고 리듬감이 있는 맛동산은 장수 과자의 반열에 당당하게 그 이름을 남기게 되었습니다.

▶ 옛날 과자 회상 활동

<table>
<tr><td>활 동 명</td><td colspan="3">'맛동산' 박수
(♬ '우리 모두 다같이' 개사곡)</td></tr>
<tr><td>활동 목표</td><td colspan="3">추억의 과자로 긍정적 정서 활성화</td></tr>
<tr><td rowspan="2">기능적 개입</td><td colspan="2">신체기능</td><td>소근육 운동, 후각기능 촉진</td></tr>
<tr><td colspan="2">인지기능</td><td>회상력, 사고력, 장 · 단기기억력, 주의 집중력 향상</td></tr>
<tr><td>인지향상 도구</td><td colspan="2">촉각적 매개체</td><td>맛동산 과자</td></tr>
<tr><td rowspan="3">활동 개입 방법</td><td colspan="3">① 맛동산 박수
맛맛✋✋ 동동✋✋ 산산✋✋ 맛✋ 동✋ 산✋ 맛동산✋✋ 맛있다!
② 우리 같이 먹어요 맛동산 ('우리 모두 다같이' 개사곡)
우리 같이 먹어요 맛동산 두 봉 ✋✋
우리 같이 먹어요 맛동산 세 봉 ✋✋✋
우리 모두 다같이 맛동산을 먹어요
우리 모두 다같이 맛있게 와그작 와그작!</td></tr>
<tr><td>동작</td><td colspan="2">• 맛동산 박수
맛: 검지 / 동: 검지, 중지 / 산: 검지, 중지, 약지 / 맛있다: 만세
• 우리 같이 먹어요 맛동산: 양팔 접어 겨드랑이 치기
• ✋ : 그림 숫자만큼 손뼉 치기
• 와그작 와그작: 맛동산 들고 먹는 흉내</td></tr>
<tr><td>멘트</td><td colspan="2">어르신! 옛날에 드셨던 과자 광고인데 이 노래를 잘 듣고 어떤 과자인지 맞춰보세요.
"맛동산 먹고 즐거운 파티~ 맛동산 먹고 맛있는 파티~"<br>"에고~ 답이 다 나와 있었네요."
1970년대에 실제로 맛동산을 파티용 과자로 많이 사용했었답니다. 당시 맛동산의 인기가 치솟자 다른 경쟁 회사에서 맛동산과 똑같은 형태의 '붐비나'라는 과자를 만들어 출시했지만 맛동산의 인기에 눌려 곧 사라지고 말았답니다. 그 맛있는 맛동산으로 소근육 운동을 해보겠습니다.</td></tr>
</table>

▶ 의미 부여

요즘은 '옛날 맛 그대로 추억을 안겨드립니다.'라며 돌고 도는 유행 속에 복고 열풍이 다시 거세게 불고 있습니다. 실제로 최근 들어 우리 주변에 '추억의 맛'을 내세운 옛날 통닭, 옛날 팥빙수, 옛날 짜장 등의 먹거리들을 쉽게 찾아볼 수 있습니다. 복고 마케팅은 올드 세대에게는 향수를 자극하고, 젊은 세대에게는 신선함을 안겨줘 기업 입장에서는 신구 세대를 동시에 공략할 수 있는 효과적인 마케팅 수단으로 자리 잡고 있습니다. 이 때문에 50여 년 전 출시된 제품이 재출시되거나 복고풍을 반영한 신제품 출시도 봇물을 이루고 있습니다.

▶ 재미 창출

유머 머리가 좀 모자라면 어때

'머리가 좀 모자라면 어때 얼굴이 예쁘기만 하면 되지…….'라고 생각하는 남자가 어느 날 아이큐(IQ) 70 밖에 안 되는 예쁘고 늘씬한 아가씨에게 프로포즈를 했다.
남자는 당연히 오케이 할 것이라고 생각했는데 여자가 한참을 고민하더니 말했다.
"미안하지만 그럴 수 없어요!"
자존심이 상한 남자가 이유가 뭐냐고 따지자 여자의 대답은
"왜냐하면 우리 집 전통은 집안 사람들끼리만 결혼을 하거든요!"
"할머니는 할아버지와 아빠는 엄마와 외삼촌은 외숙모랑 그리고 고모부는 고모랑……."

▶ 옛날 아이스크림 회상하기

예쁜 배우 정윤희 씨가 TV에서 광고했던 아이스크림은 뭘까요? 네~ '부라보콘' 맞습니다. 해태제과의 부라보콘 광고 장면들이 떠오르시죠? 1970년에 출시된 최장수 아이스크림으로 지금도 부라보콘의 인기는 대단합니다. 어르신들은 어릴적 아이스케키라고 색소와 설탕 또는 사카린을 탄 물을 얼린 불량식품 빙과류를 엄청 맛있게 드셨지요? 저도 먹어 봤습니다. 상상만 해도 그 오렌지 물감 향이 생생하게 코끝을 스치며 군침이 돕니다. 불량식품이라지만 참 맛있었던 기억이 있습니다.

▶ 옛날 아이스크림 회상 활동

<table>
<tr><td>활 동 명</td><td colspan="3">만났어요
(♬ '해태 부라보콘' CM송 개사곡)</td></tr>
<tr><td>활동 목표</td><td colspan="3">추억의 아이스크림으로 긍정적 정서 활성화</td></tr>
<tr><td rowspan="2">기능적 개입</td><td colspan="2">신체기능</td><td>근력 운동, 후각기능 촉진</td></tr>
<tr><td colspan="2">인지기능</td><td>회상력, 사고력, 장 · 단기기억력, 주의 집중력 향상</td></tr>
<tr><td>인지향상 도구</td><td colspan="2">시각적 매개체</td><td>부라보콘 광고 자료 사진</td></tr>
<tr><td rowspan="3">활동 개입
방법</td><td colspan="3">10시에 만났어요 센터에서
기쁘게 만났어요 센터에서
오늘도 열심히 뇌 운동 합시다 야!</td></tr>
<tr><td>동
작</td><td colspan="2">• 10시에 만났어요 센터에서: 양손 펼치고 손뼉치기
• 기쁘게 만났어요 센터에서: 양손 반짝이고 손뼉치기
• 오늘도 열심히: 양팔 흔들기
• 뇌 운동 합시다: 양손 검지 이마 톡톡톡톡
• 야: 만세</td></tr>
<tr><td>멘
트</td><td colspan="2">어르신, 옛날에 드셨던 아이스크림 중에 '부라보콘' 생각 나세요? 최고 인기였죠. 부라보콘 광고 방송 생각 나시나요?
"12시에 만나요 부라보콘~ 둘이서 만나요 부라보콘~
살짝 쿵 데이트~ 해태 부라보콘~"
이 노래를 개사해서 동작과 함께 불러보겠습니다.</td></tr>
<tr><td>시각적 매개체
사진</td><td colspan="3">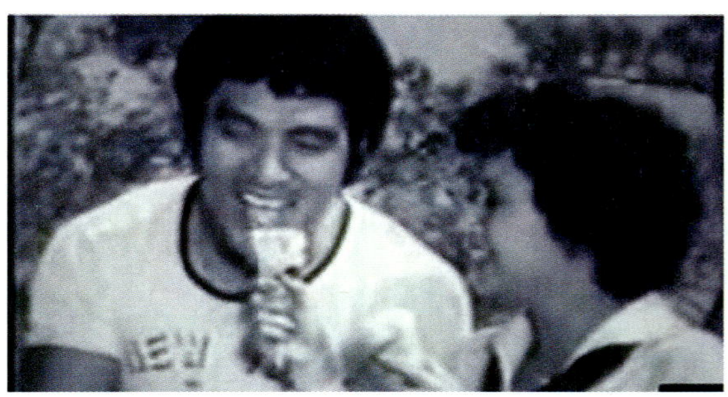
출처: 해태 부라보콘 광고 유튜브.</td></tr>
</table>

▶ 쓸데 있는 이야기

사람들에게 실제로 도움이 되는 것은 성공에 대한 회상일까요? 실패에 대한 회상일까요? 답은 실패에 대한 회상이랍니다. 성공에 대한 회상은 자랑이 되어 비웃음을 사기까지 합니다. 그러나 실패에 대한 회상을 하며 실패에 대한 얘기를 한다는 것은 용기가 필요합니다. 어쩌면 본인의 치부일지도 모릅니다. 그렇지만 이미 지나간 과거로 뼈아픈 고통도 많이 희석되어 부담 없이 얘기할 수 있다면 오히려 말함으로써 그간의 고민이나 열등감에서 벗어날 수도 있습니다. 그 과정에서 배운 것도 분명히 많으므로 그런 것들이 본인의 자산이 되어 살아가는 데 도움이 되었을 것입니다. 그리고 실패에 대한 이야기는 다른 사람에게도 시행착오를 줄여 줄 수 있어 실제로 도움이 되며 듣는 이로 하여금 측은지심의 감정을 불러일으켜 더 친근감을 느끼게 합니다.

옛날에 '성공시대'라는 TV 프로그램이 있었습니다. 성공한 사람들의 성공비법을 공개하는 프로그램인데 인기가 꽤나 있었습니다. 그 프로그램에 나오는 성공한 주인공들의 공통점은 실패했다는 것입니다. 그리고 그 실패에서 끝나지 않고 다시 일어나 기어코 성공을 이뤄냈다는 스토리입니다. 만약 그 프로그램이 실패가 없는 성공 스토리였다면 아마도 사람들의 공감을 불러일으키기 어려웠을 것입니다.

▶ 옛날 술 회상하기

술타령

- 소야 신천희 -

날씨야 네가 아무리 추워 봐라
내가 옷 사 입나 술 사먹지

보통 서민들은 실패했을 때나 고단한 일상을 잊고 싶을 때 소주잔을 기울입니다.

서울경제신문 2013년 6월 3일자 '비즈니스 유머'에 이런 글이 있었습니다.

"술 때문에 죽는 사람이 얼마나 많은 줄 아세요? 그래요 술 때문에 죽는 사람이 많긴 하죠. 그러나 술 때문에 태어나는 사람이 얼마나 많은지도 생각해 보세요."

▶ 옛날 술 회상 활동

<table>
<tr><td>활 동 명</td><td colspan="3">소주 박수</td></tr>
<tr><td>활동 목표</td><td colspan="3">추억의 술로 긍정적 정서기능 강화</td></tr>
<tr><td rowspan="2">기능적 개입</td><td colspan="2">신체기능</td><td>손목 운동, 순발력, 신체기능 향상</td></tr>
<tr><td colspan="2">인지기능</td><td>사고력, 장기기억력, 집중력 향상</td></tr>
<tr><td>인지향상 도구</td><td colspan="2">시각적 매개체</td><td>소주 광고 사진 자료</td></tr>
<tr><td rowspan="3">활동 개입 방법</td><td colspan="3">꺽고 꺽고 ✋✋ 헤롱 헤롱 ✋✋
꺽고 ✋ 헤롱 ✋
꺽고 헤롱 ✋✋</td></tr>
<tr><td>동작</td><td colspan="2">• 꺽고: 한손으로 손목 꺽기
• ✋✋: 손뼉 두 번 치기
• 헤롱: 양손 검지 돌리기</td></tr>
<tr><td>멘트</td><td colspan="2">어르신, 옛날에 드셨던 술 중에 어떤 술을 제일 많이 드셨나요? 단연 소주였지요? 인생이 힘들 때 또는 좋은 일로도 우리는 소주잔을 기울였습니다.
(소주 CF 사진을 보여주며) 이 소주 광고 기억나시나요?
그 당시 있었던 술에 관한 여러 가지 이야기를 나눠보겠습니다. 그때를 회상하며 소주 박수도 한 번 해보겠습니다.</td></tr>
<tr><td>시각적 매개체 사진</td><td colspan="3">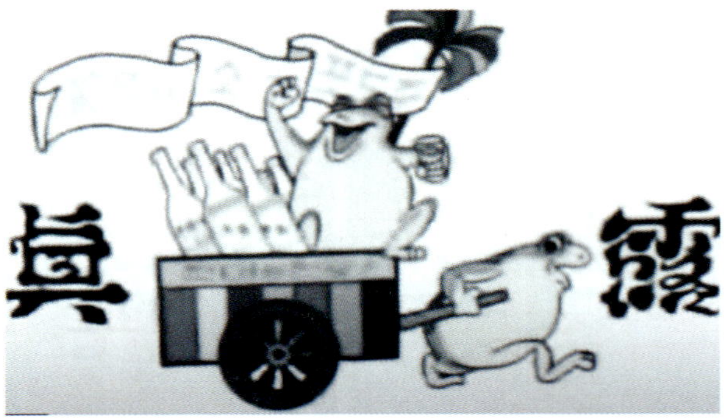
출처: 진로 소주 광고 유튜브.</td></tr>
</table>

▶ 재미 창출

유머 음주 운전

한 아저씨가 음주 운전을 하며 집에 가고 있었다. 그런데 앞에서 음주 검사를 하는 것이 아닌가. 이 아저씨는 '걸렸구나.'라고 생각하고 걱정을 하면서 어쩔 수 없이 앞으로 가고 있었는데 갑자기 앞쪽에서 사고가 나서 음주 검사를 하고 있던 경찰들이 모두 거기로 몰려갔다. 다행이다 싶었지만 무슨 사고인지 궁금해서 차에서 내려 구경을 했다. 살짝 구경을 하고 있는데 도로가 복잡해지자 경찰들이 구경하는 사람들을 정리하기 시작했다. 놀라서 급하게 차를 몰고 집으로 왔다.

'휴~ 다행이다.' 하고 있는데 갑자기 경찰이 초인종을 누르는 것이었다.

경찰 왈 "아저씨 음주 운전 하셨죠?"

"아니 내가 무슨 음주 운전을 해요."

경찰 왈 "술 드셨잖아요."

아저씨는 집이었기에 당당하게 "그래요. 내가 내 집에서 술 마시는데 왜요?"

경찰 왈 "음주 운전 아니라구요? 주차는 어디에 하셨어요?"

"당연히 주차장에 했죠."

경찰 왈 "가보시면 압니다. 같이 주차장에 가보시죠."

주차장에 가보니 이 아저씨가 끌고 온 차는 경찰차였다.

▶ 의미 부여

술과 인생의 상관관계를 보면 인생이 즐거우면 술을 멀리하고 인생이 쓰면 술을 가까이 하는 비례관계에 있다고 합니다. 어르신들이 옛날에 주로 드셨던 술 하면 단연 소주입니다. 1959년에 제작된 진로 소주 광고는 국내 최초로 애니메이션으로 제작되었습니다. 귀여운 캐릭터와 코믹한 동작으로 화제가 됐었습니다. 진로 소주 광고는 당시 유행했던 차차차 리듬을 사용해 큰 인기를 모았습니다. 신나는 멜로디는 당시 술과는 전혀 상관없는 어린이들 사이에도 애창곡으로 불릴 정도였다고 합니다.

소주 업계의 1위 진로의 빨간 뚜껑과 두꺼비는 오랜 세월 희로애락을 함께 해온 친구 같은 존재였습니다. 진로의 상징은 두꺼비입니다. 옛날에는 초록이 유난히 짙었던 조그만 병에 진로라는 라벨이 붙어 있었는데 거기에 정말 두꺼비가 딱 그려져 있었습니다. 두꺼비라는 생물이 우리나라 사람들한테는 복을 가져다 준다는 믿음이 있었지요. 입맛과 취향은 변했지만 소주에 대한 애정은 식지 않았습니다. 그 당시 친근감의 표현이 "소주 한 잔 합시다."였습니다.

▶ 실제 사례

치매센터에서 치매어르신과 그 보호자가 함께 참여하는 회상 활동 시간이 있었습니다. 그때 치매 어머니를 둔 딸은 회상 활동을 하면서 자신이 어릴적 어머니와 지냈던 이야기를 떠올리게 하려고 옛날 이야기를 끄집어 내는데 지난날 어머니가 나에게 해준 것이 너무 많더랍니다. 그러면서 지금은 천덕꾸러기가 되어 나 없으면 아무것도 못하고 내가 뭐든 다 해줘야 하는 입장이라 짜증날 때도 많지만 생각해보니 이렇게라도 내가 그 고마움을 알게 되니 눈물이 났다고 합니다. 그러면서 어머니에 대한 나의 생각을 다시 한번 회복하게 해주는 시간이 되었다고 하였습니다. 회상요법은 케어자에게도 이렇게 인생을 재음미하도록 합니다.

결론적으로 회상요법은 어르신 스스로의 인생이 시시한 것이 아니라, 가치 있게 얼마나 잘 살아왔는지 자신의 존재를 재발견하게 함으로써 지금의 상황을 극복해 나가는 용기를 갖게 합니다. 그리고 회상과정을 통해 의욕 향상, 말하는 횟수의 증가, 비언어적 표현의 증가, 타인에 대한 관심의 증대를 가져오는 등 긍정적인 효과가 지대하므로 이러한 회상요법을 많이 활용해 어르신들의 아름다운 추억이 오래오래 유지되도록 도와드려야겠습니다.

6장 인지자극 뇌크리에이션

1. 기억력 인지향상 활동

1) 기억력 개념 및 이해

▶ 기억력의 개념

기억력(memory)은 이전의 경험이나 인상을 의식 속에 저장하거나 다시 회상해 내는 능력을 말합니다.

▶ 기억의 분류

기억은 우리가 생각하는 것보다 훨씬 더 복잡한 체계로 구성되어 있습니다. 기억은 크게 감각기억, 단기기억, 장기기억으로 나뉩니다.

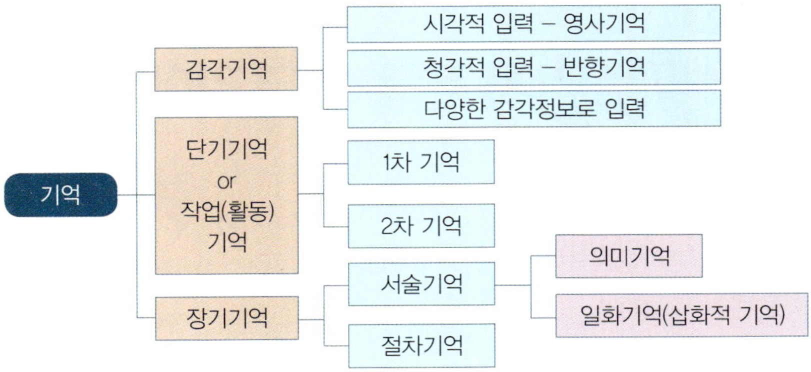

[그림 6-1] 기억의 분류

(1) 감각기억

감각기억(sensory memory)은 시각, 청각, 후각 등의 다양한 감각정보가 입력되었을 때 단기간 저장하는 기억으로서, 감각정보가 인지체계에 처음 등록되는 곳이라는 의미에서 '감각 등록기'라고도 합니다. 통상 시각정보는 1초 이내, 청각정보는 2초 정도까지 유지됩니다. 시각적으로 입력되는 감각기억은 '영사기억(iconic memory)', 청각적으로 입력되는 감각기억은 '반향기억(echoic mem–ory)'이라 하며 이 기억의 등록 단계는 환경으로부터 받아들인 정보 중에서 어떠한 것을 저장할 것인가에 대해 결정하는 역할을 합니다.

(2) 단기기억 또는 작업(활동)기억

단기기억(short–term memory)은 줄여서 'STM' 또는 '작업(활동)기억(working memory)'이라고도 합니다. 단기기억은 감각기억에 저장된 정보를 넘겨 받아 단기간 저장하는 기억을 말합니다. 한 항목에 대한 암송은 그것을 단기기억 속에 유지시켜 줄 뿐만 아니라 장기기억으로 전이되게끔 해줍니다. 장기기억은 용량에 제한이 없는데 반해 단기기억은 용량에 한계가 있습니다. 단기기억은 1, 2차로 나눌 수 있습니다.

– 1차 기억: 전화를 거는 동안만 전화번호를 기억하는 것

– 2차 기억: 100에서 7을 계속 빼는 계산을 할 때에 필요한 수를 기억하는 것

(3) 장기기억

장기기억(long-term memory)은 일시적 형태의 단기기억을 통해 장기간 정보를 저장하고 유지하는 것을 말합니다. 장기기억에 일단 저장된 정보는 그 사람의 일생 동안 유지됩니다. 기억의 저장을 위해 한 개의 뇌 영역만을 사용하지 않으며 장기기억은 다음과 같이 구분할 수 있습니다.

① 서술기억

내용을 말로 표현할 수 있는 기억을 서술기억(declarative memory)이라 합니다. 서술기억은 사실에 입각한 실제적인 정보를 기억하며 다시 의미기억과 일화기억으로 나눌 수 있습니다.

- 의미기억(semantic mermory) : 세상에 대한 사실적 지식 및 사전적 의미를 아는 것과 관련된 기억입니다. 우리가 배워서 획득한 것, 즉 언어나 문자, 지식이나 사람의 얼굴 등입니다.
- 일화기억(episodic memory) : '삽화적 기억'이라고도 하며 사건에 관한 기억을 말합니다. 결혼한 일, 싸운 일, 데이트한 일 등이 여기에 포함됩니다.

② 절차기억

절차기억(proceclural memory)은 옷을 입거나, 요리를 하거나, 못을 박거나, 자전거를 타거나 하는 동작에 관한 기억을 말합니다. 몸이 기억하고 자연스럽게 하는 익숙한 행동들입니다.

▶ 기억력 장애

치매의 대표적인 증상은 기억력 장애입니다. 치매 초기에는 새로운 정보를 학습하는 능력이 손상되기 때문에 단기기억의 장애가 주로 나타나다가 치매가 더 진행되면 오래전에 습득한 장기기억에도 문제를 보입니다. 기억의 저장과 인출과정이 손상되어 추리력과 사고력, 판단력에도 영향을 미치며 이것으로 인해 물건을 훔치는 등 비도덕적 행위도 나타나게 됩니다.

▶ 기억력 장애 증상

- 방금 했던 말을 기억하지 못한다.
- 남의 말을 잘 전하지 못하는 경향이 있고 자기 물건을 놓아둔 곳을 잊어버린다.
- 죽은 사람을 살아 있는 사람 대하듯 이야기한다.
- 새로운 것을 기억하지 못한다.
- 많은 걸 물어보면 어쩔 줄 몰라 우왕좌왕하는 경우가 있다.
- 지나간 과거를 현재에 일어나고 있는 것처럼 이야기한다.

▶ 치매어르신과의 의사소통 방법

치매어르신은 늘 새롭게 하루하루를 사십니다. 불행하게도 어르신 자신은 이 사실을 알지 못합니다. 자신의 몸이 힘들어짐에도 불구하고 계속 배회하는 어르신, 건강상태가 악화되는데도 무언가를 쥐어뜯고 잡아 체고 자해하려는 어르신 등, 이러한 어르신들과의 효과적인 의사소통에 대해 알아보겠습니다.

- 이름 자주 불러 드리기
- 좋은 점 찾아 자주 칭찬, 격려해 드리기
- 목소리의 높이는 낮게, 속도는 천천히 말하기
- 방해가 적은 환경에서 말하기
- 한 번에 하나씩 질문하기
- 잔존기능을 이용해 어르신 스스로가 할 수 있도록 기다려 주기

2) 기억력 인지향상 활동 스킬

▶ 기억력 인지향상 활동 목표

기억되지 못하는 것은 일어나도 일어나지 않은 것과 다를 바 없습니다. 인생이 깊어질 수 있는 것은 기억과 사고(思考)가 있기 때문입니다. 그러므로 감각기억, 단기기억, 장기기억 향상 활동을 통해 기억력을 향상시켜 어르신들의 삶을 더 풍요롭게 해드리는 것을 목표로 합니다.

▶ 의미 부여

같은 시간 같은 장소에서 겪었던 일들이지만 각자가 인지하고 기억하고 있는 내용이 달라서 기억의 조각보를 맞춰본 경험들이 있을 것입니다. 기억력이 아무리 뛰어나다고 할지라도 그 사람의 기억이 100% 정확하지는 않습니다. 이유는 기억이란 사실 그대로를 사진처럼 찍어서 뇌라는 앨범 속에 끼워두는 것이 아닌 고정되지 않은 정보이므로 기억을 떠올린다는 것은 사실을 그대로 복구하는 것이 아니라 과거의 신호 흐름을 재현하는 것이기 때문입니다. 따라서 기억은 떠올릴 때마다 재편집되면서 매번 새롭게 재구성되고 이런 과정을 거치면서 자신에게 불리한 대목은 지우고 흐릿한 부분만 이야기를 끼워 맞추는 식으로 변조되기도 합니다. 그래서 우리의 기억은 온전한 사실이 아니라는 것입니다. 기억은 뇌가 해석하고 편집한 정보라고 할 수 있습니다. 기억도 뇌의 현상인 것입니다. 기억에는 앞에서 설명 드렸듯이 감각기억과 단기기억, 장기기억이 있습니다. 외부에서 들어온 정보가 일단 감각기억을 통해 해마에 단기기억으로 저장되고 이 중 중요한 정보가 대뇌피질로 전해져서 장기기억으로 처리됩니다.

이때 해마가 장기기억으로 분류하는 과정에 편도체가 개입합니다. 동기와 학습, 감정과 관련된 정보를 처리하는 편도체에 감정반응이 미약하면 해마에 잠깐 기억했다가 삭제되고, 감정반응이 강하게 일어나면 중요한 정보로 인식해서 오래 기억하기 위해 대뇌피질로 정보를 보낸다는 것입니다. 이 같은 기억의 속성 때문에 불쾌하거나 고통스러운 경험일수록 장기기억으로 남게 됩니다. 죄책감, 분노, 수치심, 두려움, 억울함 같은 감정반응을 불러일으킨 경험은 시간이 지나도 잊히지 않고 오래 머물러, 떠올리고 싶지 않은데도 당시의 감정적 고통과 함께 기억이 되살아나곤 합니다. 그래서 부정적인 기억과 감정에서 어떻게 하면 벗어날 수 있는가 하는 문제는 굉장히 중요한 삶의 기술이 될 수 있습니다. 따라서 기억력 인지향상 활동을 통해 어르신들의 부정적인 감정의 기억을 순화시켜 긍정적인 감정기억으로 만들어 드려야 합니다.

▶ 재미 창출

유머 기억력 좋은 사람

평소 호기심이 많은 남자가 있었다. 서울역 앞에 기억력이 아주 좋은 노인이 구걸을 한다는 말을 듣고 노인을 찾아가 물었다.

"어르신, 열다섯 살 생일 점심 때 뭐 드셨는지 기억 나세요?"

그랬더니, 노인은 지체 없이 대답했다.

"계란"

약간 미심쩍은 느낌이 없지 않았으나 남자는 노인에게 만 원짜리 한 장을 건네고 자리를 떴다. 그리고는 십 년이 지나 우연히 서울역을 지나는데 그때의 노인이 초라한 행색으로 여전히 구걸하고 있는 것을 발견했다.

너무나 놀란 남자가 "아니, 어르신 어떻게?" 그러자 노인이 대답했다.

"삶아서"

▶ 감각기억 향상 활동 1

<table>
<tr><td>활 동 명</td><td colspan="2">사물 이름 기억하기</td></tr>
<tr><td>활동 목표</td><td colspan="2">감각기억 향상</td></tr>
<tr><td>기능적 개입</td><td>인지기능</td><td>기억력, 주의 집중력 향상</td></tr>
<tr><td>인지향상 도구</td><td>시각적 매개체</td><td>10개의 소품, 가방, 보자기</td></tr>
<tr><td>활동 개입
방법</td><td>멘트
&
동작</td><td>어르신! 제가 짐을 싸서 집을 나왔어요.
이 가방에 무엇이 들어있나 볼까요?

• 10개의 사물을 가방에서 하나씩 꺼내 탁자에 놓으며 사물의 이름을 말한다.
사물 → 국자, 손수건, 열쇠, 행주 등등
• 10개의 사물을 모두 보자기로 덮는다.
• 보자기 속의 사물 이름을 어르신들이 기억하여 말하게 한다.

꿀팁
팀별 대항으로 활동을 진행해 본다.</td></tr>
</table>

▶ 감각기억 향상 활동 2

활 동 명	강사님을 이겨라	
활동 목표	감각기억 향상	
기능적 개입	신체기능	소근육 발달, 집행기능, 순발력 향상
	인지기능	기억력, 사고력, 주의 집중력 향상
활동 개입 방법	멘트 & 동작	어르신 식사하시고 나서 '내가 뭘 먹었더라?' 기억이 안 나실 때 있지요? 그래서 뇌운동을 많이 해주셔야 합니다. 지금 당장 해보겠습니다. 저랑 가위 바위 보를 하시는데 제가 먼저 내고 그다음 어르신이 냅니다. • 1단계 – 강사님을 이겨라 (어르신이 이기는 것 내기) 강사: 주먹주먹 짝짝, 어르신: 보보 짝짝…… • 2단계 – 강사님에게 져라 (어르신이 지는 것 내기) 강사: 보보 짝짝, 어르신: 주먹주먹 짝짝…… • 3단계 – 노래에 맞춰 주먹 보 박수 4-2-1-1 주먹 보 박수 치기

▶ 쓸데 있는 이야기

충분한 잠을 자는 것은 기억력 향상에 좋다고 합니다. 해마는 받은 정보를 밤에 잠을 잘 때 전두엽으로 가장 많이 저장합니다. 즉, 기록으로 뇌에 남기는 시점이 잠을 잘 때입니다. 그래서 충분히 잠을 자야 합니다. 그렇다면 도대체 뭘 저장하는가? 두 가지로 나눌 수 있습니다. 뇌가 기억하고 싶은 것이 있고 내가 기억하고 싶은 것이 있습니다. 이 둘 다 저장이 가능한데 뇌가 기억하고 싶은 것이 우선입니다. 그래서 먼저 기억되는 성향이 있습니다. 내가 기억하고 싶은 것을 기억하려면 자신만의 기억법을 갖고 훈련을 통해서 기억력을 개발시키면 가능합니다.

▶ 단기기억 향상 활동 1

<table>
<tr><td>활 동 명</td><td colspan="3">나의 뇌가 깨어난다</td></tr>
<tr><td>활동 목표</td><td colspan="3">단기기억 향상</td></tr>
<tr><td rowspan="2">기능적 개입</td><td colspan="2">신체기능</td><td>신체감각 활성화, 집행기능 향상</td></tr>
<tr><td colspan="2">인지기능</td><td>기억력, 표현력, 주의 집중력 향상</td></tr>
<tr><td rowspan="3">활동 개입 방법</td><td colspan="3">나의 뇌가 깨어난다! 나의 뇌는 건강하다!</td></tr>
<tr><td>동작</td><td colspan="2">손가락으로 뇌를 자극하는 느낌으로 머리 위, 옆, 뒤쪽을 골고루 가볍게 톡톡 두드려 준다.</td></tr>
<tr><td>멘트</td><td colspan="2">기억력을 살려 보겠습니다.
두드릴 때마다 마치 스위치가 켜지는 것처럼 나의 뇌에 황금빛 불이 들어오는 것을 상상하며 말합니다.</td></tr>
</table>

▶ 재미 창출

유머 **택시 안에서**

부산에서 한 부인이 남편과 건망증으로 말다툼을 하고 머리를 식힐 겸 택시를 탔다. 타자마자 택시기사에게 예의 바르게 인사를 한다.

부인: 수고 많심더.

택시기사: 아이구 감사함더. 오데로 모실까예?

부인: 자갈치로 일단 가입시더.

택시기사: 예! 알겠심더.

택시가 한참을 달리고 있는데 부인이 말했다.

부인: 저~ 아저씨, 제가 건망증이 심해서 그런데예 제가 어디 가자고 했능교?

택시기사: 앗! 깜딱이야. 언제 탔능교?

▶ 단기기억 향상 활동 2

<table>
<tr><td>활 동 명</td><td colspan="2">동작 기억하기</td></tr>
<tr><td>활동 목표</td><td colspan="2">단기기억 향상</td></tr>
<tr><td rowspan="2">기능적 개입</td><td>신체기능</td><td>순발력, 집행기능 향상, 신체감각 활성화</td></tr>
<tr><td>인지기능</td><td>기억력, 수리력, 주의 집중력 향상</td></tr>
<tr><td>활동 개입
방법</td><td>멘트
&
동작</td><td>어르신, 제가 해당 숫자를 부르면 숫자에 해당하는 동작을 하십니다. 아래 숫자에 따른 동작을 기억하세요.
① : 머리 손
② : 가슴 손
③ : 허리 손
④ : 양무릎 손
⑤ : 양손 반짝반짝
꿀팁
음악에 맞춰 번호를 섞어가며 부른다.</td></tr>
</table>

▶ 감동 예화

예순이 넘은 내 아내는 요즘 자꾸 이기적이라는 말을 듣습니다. 가족 모임은 물론이고 친구들 부부동반 모임에 가서도 다른 사람들이랑 말은 하는 둥 마는 둥 하고 남의 물건을 함부로 만지곤 합니다. 며느리와 사위의 표정이 이상해지고 친구들도 뭔가 잘못 먹은 얼굴로 바라보지만 그럴 때마다 난 미안해하며 물건을 그들 곁에 도로 놔줍니다. 나는 연신 미안하다는 말로써 이야기하지만 가끔은 남들이 안 보는 곳에서 조용히 눈물을 흘립니다. 아내는 원래 늘 남을 배려하던 사람이었습니다. 길을 가거나 문을 열 때도 뒷사람을 위해 양보하고 웃음도 많고 정도 많은 사람이었습니다. 그러나 초기 치매 진단을 받은 이후로는 늘 산만하고 때로는 내 것 네 것을 못 가리고 만지는 증세가 생겼습니다. 병 때문에 그런 건데도 저희 부부를 모르는 사람들은 사실 확인도 안 하고 화부터 내기 시작합니다. 그런 아내의 행동에 나는 눈물이 나옵니다.

아내는 원래 그런 사람이 아닌데, 나는 아내를 꼭 껴안고 말했습니다.

"어떤 욕을 들어도 내가 있으니 걱정하지 마! 난 끝까지 당신 편이니까."

▶ 단기기억 향상 활동 3

<table>
<tr><td>활 동 명</td><td colspan="3">가위바위보 송
(♬ '돌과 물' 개사곡)</td></tr>
<tr><td>활동 목표</td><td colspan="3">단기기억 향상</td></tr>
<tr><td rowspan="2">기능적 개입</td><td colspan="2">신체기능</td><td>소근육 발달, 신체감각 활성화, 집행기능 향상</td></tr>
<tr><td colspan="2">인지기능</td><td>기억력, 표현력, 주의 집중력 향상</td></tr>
<tr><td rowspan="3">활동 개입 방법</td><td colspan="3">주먹 밑에 가위는 달팽이 주먹 위에 가위는 토~끼
주먹 위에 주먹은 눈사람 보자기와 보자기는 나~비
라~라 랄라라 랄라라 라~라 랄라라 랄라라</td></tr>
<tr><td>동작</td><td colspan="2">• 주먹 밑에 가위(v) 넣어 달팽이를 만든다.
• 주먹 위에 가위(v) 올려 토끼를 만든다.
• 주먹 위에 주먹을 올려 눈사람을 만든다.
• 양손 보를 옆으로 나란히 붙여 나비처럼 만든다.</td></tr>
<tr><td>멘트</td><td colspan="2">손에는 운동신경 정보와 감각신경 정보를 전달하는 신경세포가 다른 기관에 비해 더 많이 분포되어 있어서 손을 많이 움직이면 뇌가 자극을 많이 받아 기억력에 상당히 도움이 됩니다. 그래서 제가 말씀드리는 대로 손동작을 해보겠습니다.</td></tr>
</table>

▶ 재미 창출

유머 깜빡 잊었다구

맹구가 새해 금연을 결심하고 가족들에게 알렸다. 새해 첫날이 며칠 지난 어느 날 맹구의 아내가 방에 들어갔는데 맹구가 담배를 피고 있었다. 아내는 화가 나서 말했다.

"당신, 새해부터 금연하기로 했잖아."

당황한 맹구가 말했다.

"깜빡 잊어버렸어."

"그런 걸 잊으면 안 되지."

그러자 맹구가 대답하기를

"방문 잠그는 걸 깜빡 잊었다구."

▶ 단기기억 향상 활동 4

<table>
<tr><td>활 동 명</td><td colspan="2">산토끼 손유희
(♬ '산토끼')</td></tr>
<tr><td>활동 목표</td><td colspan="2">단기기억 향상</td></tr>
<tr><td rowspan="2">기능적 개입</td><td>신체기능</td><td>소근육 운동, 집행기능 향상, 신체감각 활성화</td></tr>
<tr><td>인지기능</td><td>기억력, 표현력, 주의 집중력 향상</td></tr>
<tr><td rowspan="3">활동 개입
방법</td><td colspan="2">산토끼 토끼야 어디를 가느냐
깡충깡충 뛰면서 어디를 가느냐
산고개 고개를 나 혼자 넘어서
토실토실 알밤을 주워서 올 테야</td></tr>
<tr><td>동
작</td><td>• 기본 자세: 양손 검지 중지 펴기

• 산토끼 토끼야: 검지 중지 폈다 오무렸다 반복
• 어디를 가느냐: 양손 평행되게 앞으로 고불고불 나아가기
• 깡충깡충 뛰면서: 양손 교차 반복
• 어디를 가느냐: 양손 평행되게 앞으로 고불고불 나아가기
• 산고개 고개를 나 혼자 넘어서: 한 손씩 산등성이 오르듯 올라가기
• 토실토실 알밤을: 양손 평행되게 동그라미 만들기
• 주워서 올 테야: 알밤 주워오듯 한 손씩 주워서 주머니에 담는 모양</td></tr>
<tr><td>멘
트</td><td>손운동은 뇌운동입니다.
저와 함께 기억력이 떨어지지 않게 손운동을 해보겠습니다.
자식들, 손주들 이름 잊고 싶지 않으신 분만 따라 하십니다.</td></tr>
</table>

▶ 쓸데 있는 이야기

정상적인 노인의 기억력 저하는 자연적인 노화현상이 원인이 된 것으로 단순 건망증으로 고생할 수는 있지만 일상생활에 큰 지장은 없습니다. 그러나 치매는 뇌 신경세포의 손상이 원인이 되어 지능, 의지, 기억 따위가 지속적으로 상실된 상태입니다. 그렇기 때문에 경험한 것의 전체를 잊어버려 일상생활에 지장을 받게 됩니다. 병원에서 사용하는 치매 진단기준에는 꼭 있어야 하는 증상으로 기억 장애를 꼽고 있습니다. 특히 알츠하이머병의 경우에는 일반적으로 초기에 단기기억 장애가 나타납니다. 예전 일은 잘 기억하나 최근 일을 잘 기억하지 못하는 것입니다. 건망증과 유사하여 감별하기가 쉽지 않습니다. 건망증이 심해지면 치매로 가는 것은 아닌가 걱정이 됩니다. 만약, 건망증이 치매로 가는 과정이라면 뇌세포가 죽어서 건망증이 되어야 하는데 그런 것은 아니고 집중력이 떨어지면 건망증이 생깁니다. 그렇다면 집중력은 왜 떨어질까요? 용량 초과입니다. 그래서 치매 예방은 머리를 많이 쓰라고 하는 데 반해, 건망증 예방은 "멍 때려라.", "기억하지 말고 그냥 잊어버려라.", "그냥 흘려버려라."라고 합니다. 이렇게 치매 예방과 반대로 하면 머리가 맑아진다고 합니다. 그래서 모든 걸 기억하려고 하면 다 잊어버리고 내가 원하는 것만 기억하면 다 기억 나는 수가 있습니다. 건망증이 심하다면 멍 때리기 시간을 가질 필요가 있습니다. 또한 기억을 생성하는 과정에서 건망증과 기억 장애의 발병 기전에도 차이가 있습니다. 건망증은 기억이 저장은 되지만, 기억창고에서 꺼내는 것이 원활하지 못하기 때문에 생기고, 기억 장애는 기억의 저장과정에서부터 문제가 있어서 나중에 기억을 꺼내지 못하는 것입니다. 따라서 건망증은 이미 기억이 저장되어 있기 때문에 힌트를 주면 기억해 내지만, 기억 장애는 힌트를 줘도 기억해 내지 못합니다. 그러므로 건망증은 치매에서 보이는 기억 장애와는 구별되는 증상입니다.

■ 건망증과 치매 초기 기억 장애 비교(Peterson, 2001)

– 건망증 : 우리 집 주소를 잊어버린다.

– 치 매 : 우리 집이 어딘지 잊어버린다.

– 건망증 : 아내 생일을 잊어버린다.

– 치 매 : 아내 얼굴을 잊어버린다.

– 건망증 : 볼일 보고 지퍼를 안 올린다.

– 치 매 : 지퍼를 안 내리고 볼일 본다.

– 건망증 : 심해질수록 걱정된다.

– 치 매 : 심해질수록 아무 걱정 없다.

■ 말이 되는 우스게 소리

– 건망증 : 마누라가 가끔씩 예뻐 보인다.

– 치 매 : 마누라가 매일 예뻐 보인다.

▶ 장기기억 – 의미기억 향상 활동 1

활 동 명	단어 말하기	
활동 목표	의미기억 향상	
기능적 개입	인지기능	기억력, 사고력, 표현력, 주의 집중력 향상
인지향상 도구	시각적 매개체	'가 ~ 하' 14개 글자 카드
활동 개입 방법	멘트 & 동작	어르신 핸드폰 전화하실 때 전화번호 다 안 누르고 단축키 하나만 딱 누르니 바로 연결되어 굉장히 편리하죠? 그러나 어르신들 뇌에는 편한 만큼 도움이 안 됩니다. 그래서 어르신들의 기억력을 높여 드리기 위해서 제가 글자 카드를 가지고 나왔습니다. 지금 제가 보여 드리는 글자로 시작하는 단어를 말씀해 보세요. "가 ~ 하" 14개의 카드 중 몇 가지를 들어 보이며 그 글자로 시작되는 단어를 말하게 한다. 예 '가' 글자 카드를 들고 "우리 모두 다 같이 단어를 말해 봐요." "여기는?" "가방" "여기는?" "가수" 팀을 나누어 지도자가 지시하는 팀이 말하게 한다.

▶ 재미 창출

유머 치매 아내

남편이 치매 걸린 아내의 손을 잡고 호숫가를 거닐며 이렇게 말한다.

"옛날에 자기랑 내가 여기서 데이트 했었지. 그때 자기가 솜사탕을 내 입에도 넣어주고 '나 잡아 봐라' 하고 도망가면 난 자기 잡으러 뛰어다니고 얼마나 즐거웠는데……."

그러자 갑자기 아내가 말했다.

"그년이 어떤 년이여!"

▶ 쓸데 있는 이야기

현재 외우고 있는 전화번호는 몇 개 입니까? 노래방 기기의 도움 없이 끝까지 부를 수 있는 노래가 있습니까? 만약 그것이 곤란하다면 '디지털 치매 증후군'을 의심해야 합니다. 디지털 치매 증후군은 진짜 치매로 발전할 수 있습니다. 디지털 치매는 디지털 기기에 지나치게 의존해 일상생활에 필요한 기억을 잊어버리는 증상을 말합니다. 디지털 기기가 일상에 필요한 기억을 대신 저장해 주니 뇌가 자극을 받을 일이 줄어들고 급기야 디지털 기기 없이는 전화번호, 사람의 이름도 기억하지 못하며 계산 능력도 떨어지게 됩니다. 더군다나 손 글씨보다는 키보드나 휴대폰의 문자판을 주로 사용하게 되니 세상은 스마트해지지만 사람의 뇌는 퇴화하기 시작해 치매로 발전할 가능성이 큽니다. 기억력 부분에서는 단기기억과 절차기억이 어르신들에게 있어 많이 저하되는 것을 볼 수 있습니다. 어르신들의 기억력을 향상시키기 위해서는 집중시간을 늘리고 반복적으로 활동을 하게 하여 기억(memory) 부분에 여러 자극이 들어올 수 있도록 시끄러운 환경보다는 과제 수행에 집중할 수 있는 공간을 확보하도록 합니다.

▶ 장기기억 – 의미기억 향상 활동 2

<table>
<tr><td>활 동 명</td><td colspan="3">속담 이어 말하기</td></tr>
<tr><td>활동 목표</td><td colspan="3">의미 기억 향상</td></tr>
<tr><td>기능적 개입</td><td>인지기능</td><td colspan="2">기억력, 사고력, 주의 집중력 향상</td></tr>
<tr><td>활동 개입 방법</td><td>멘트 & 동작</td><td colspan="2">어르신, 속담 많이 아시지요? 제가 앞 소절을 말하면 어르신은 뒷 소절을 말씀하십니다.

예 지도자: 하늘이 무너져도
어르신: 솟아 날 구멍이 있다

이런 식으로 하다가 몇 개의 속담은 담긴 뜻과 유래를 이야기함으로써 현실에 만족할 수 있도록 긍정적인 사고를 불러일으킨다.</td></tr>
</table>

▶ 재미 창출

유머 노부부의 외식

어떤 노부부가 모처럼 교외에서 식사를 하고 할아버지가 운전을 해서 집으로 왔다. 집에 도착해서야 할머니는 안경을 식당에 두고 온 것을 알았다. 운전을 못하는 할머니는 할아버지께 사정을 말하고 다시 식당에 데려가 달라고 부탁을 하자, 할아버지는 불같이 화를 내며 할머니에게 핀잔을 주었다. 다시 운전을 해서 식당으로 가는 내내 할아버지의 잔소리는 이어졌다. 식당에 도착해서 차에서 내리는 할머니에게 할아버지는 갑자기 부드럽게 말했다.

"임자~ 안경 가져올 때 내 핸드폰도 좀 챙겨 와요."

▶ 재미 창출

돌발퀴즈

1. 결혼은 왜 해요? 판단력 부족입니다.

2. 이혼은 왜 해요? 인내력 부족입니다.

3. 재혼은 왜 해요? 기억력 부족입니다.

"기억력이 좋은 것은 장점이다.
그러나 잊을 수 있는 능력은 더욱 위대한 것이다"

– 허버드 –

▶ 의미 부여

기억력엔 음악 활동이 많은 도움이 됩니다. 특히 옛날 노래는 강한 연상 작용을 함으로써 어르신들의 장기기억을 자극하며 자신의 삶을 회고하고 통합하는 데 도움을 줄 수 있습니다. 구체적으로 음악 활동에 참여하면서 노인들은 우울감이 감소되고, 고립감이 줄어들며, 타인과의 공감이 증가된다(Ashida, 2000)는 보고가 있습니다.

▶ 장기기억 – 일화기억 향상 활동

활 동 명	즐거운 우리 집 (♬ '즐거운 우리 집')	
활동 목표	일화기억 향상	
기능적 개입	신체기능	유연성, 근력 향상, 신체기능 향상
	인지기능	사고력, 긍정적 정서자극, 기억력 향상
인지향상 도구	청각적 매개체	쿨 씨스터즈의 '즐거운 우리 집' 음악

<table>
<tr><td rowspan="3">활동 개입 방법</td><td colspan="2">안~녕하세요 안~녕하십니까
인사를 나눕시다 명랑하게 1년은 365일
가지 많은 나무에 바람 잘 날 없어도
우리 집은 언제나 웃~으며 산다</td></tr>
<tr><td>동작</td><td>
<table>
<tr><th>가사</th><th>동작</th></tr>
<tr><td>안녕하세요</td><td>양손 엄지 검지 동그라미 굴리기</td></tr>
<tr><td>안녕하십니까</td><td>양손 바닥 펴서 모았다 벌렸다 반복</td></tr>
<tr><td>인사를 나눕시다 명랑하게</td><td>멀리 보며 손 흔들기</td></tr>
<tr><td>1년은 365일</td><td>검지 편 후 열 손가락 접었다 펼치기</td></tr>
<tr><td>가지 많은 나무에 바람 잘 날 없어도</td><td>양손 좌우로 찌르며 흔들기</td></tr>
<tr><td>우리 집은 언제나</td><td>양손으로 집 모양 앞뒤로 흔들기</td></tr>
<tr><td>웃으며 산다</td><td>분수 박수 치고 박장대소</td></tr>
</table>
</td></tr>
<tr><td>멘트</td><td>'즐거운 기억' 하면 생각나는 노래가 있습니다. 라디오 연속극 주제가였던 걸로 기억됩니다. 1970년대 학교 가고 출근을 하던 아침 길에 들었던 노래였습니다. 그 시절 지금 돌아보니 경제개발과 독재와 민주화의 혼돈이 시작되던 시기. 그래도 이 노래는 그런대로 피곤했던 사람들에게 희망을 준 서민적인 노래였다는 생각이 듭니다.
이 노래는 바로 '쿨 씨스터즈'가 불렀던 '♬ 즐거운 우리 집'입니다. 그때를 생각하며 노래와 율동으로 함께 불러 보겠습니다.</td></tr>
</table>

▶ 재미 창출

유머 버스정류장에서

세 분의 할머니가 버스정류장에서 신세 타령을 시작했다.

첫 번째 할머니가 말했다.

"아! 글쎄 요즘엔 기억력이 떨어져 계단을 오르다가 한번 쉬고 나면 이게 오르다가 쉬는 건지 내려가다가 쉬는 건지 당최 헷갈려."

그러자 두 번째 할머니가 말했다.

"말도 마, 나는 침대에 앉아 있다 보면 누우려고 앉은 건지 일어나려고 앉은 건지 당최 헷갈려."

잠자코 있던 세 번째 할머니가 웃으면서 말했다.

"이런 멍청한 할망구들 같으니라고……. 근데, 시방 우리가 버스에서 내린 겨 아니면 타려고 있는 겨?"

▶ **감동 예화**

이미 돌아가신 저희 시부모님은 생전에 트럭에 과일을 가득 싣고 팔았는데 남편은 어린 시절 팔고 남은 과일을 식사 대신 먹던 가난할 때의 기억에 과일을 별로 좋아하지 않습니다. 그런 남편이 어느 날 사과를 잔뜩 사 들고 들어왔습니다. 남편이 사과를 사 온 것도 신기한데 사온 사과들은 하나같이 모나고 상처 난 것들이었습니다. 아무래도 이상해서 남편에게 싫어하는 사과를, 그것도 상태도 좋지 않은 것을 왜 사 왔느냐고 물었지만 남편은 이유를 말해주지 않았습니다. 이후 남편은 거의 일주일 간격으로 계속 모난 사과를 사 들고 들어왔지만 남편이 말하고 싶지 않은 것 같아 캐묻지는 않았습니다.

어느 날 남편과 함께 길을 가는데 한 할머니가 남편을 보고 말했습니다.

"사과 사러 왔어? 오늘은 때깔 좋은 놈들로 골라놨으니까 이거 가져가. 상처 난 사과 그만 사 가고."

남편은 할머니한테 넉살 좋게 말했습니다.

"조금 삐뚤어진 사과가 달고 맛있어요."

상처 난 사과만 잔뜩 골라 산 남편은 저에게 미안하다는 듯 말했습니다.

"이런 것들은 안 팔려서 할머니가 집에 가져가서 먹기 싫어하는 손주 애들한테 먹인다니까. 다른 좋은 것 다 팔고 그 돈으로 손주들한테 맛있는 거 사주면 좋잖아. 할머니가 장사하는 거 정말로 힘들어 보이기도 하고 돌아가신 부모님 생각도 나고 해서."

"자기만을 생각하고 모든 것을 자기에게만 유리하게 하는 사람은 결코 행복하게 살 수 없다. 정말로 자신을 위해 살고 싶으면 다른 사람들을 위해 살아야 한다."

– 세네카 –

▶ 장기기억 - 절차기억 향상 활동

<table>
<tr><td>활 동 명</td><td colspan="3">와이셔츠 단추 꿰기</td></tr>
<tr><td>활동 목표</td><td colspan="3">절차기억 향상</td></tr>
<tr><td rowspan="2">기능적 개입</td><td>신체기능</td><td colspan="2">소근육 근력 발달, 순발력, 집행기능 향상</td></tr>
<tr><td>인지기능</td><td colspan="2">절차 기억력, 주의 집중력 향상</td></tr>
<tr><td>인지향상 도구</td><td>촉각적 매개체</td><td colspan="2">와이셔츠 팀당 1개</td></tr>
<tr><td>활동 개입
방법</td><td>멘트
&
동작</td><td colspan="2">어르신 ‘치매는 옷깃에서부터 온다.’는 말이 있습니다.
그렇게 깔끔하고 정갈하던 사람이 옷 단추가 잘 못 여며져 있거나 옷을 풀어헤치고 다닌다면 주위에서 이상하게 봅니다. 그리고 사람들은 ‘정신 나갔나 봐.’라고 생각합니다.
치매는 정말 정신이 나간 것을 말합니다. 그러니 어르신 정신이 나가지 않도록 문단속 잘합시다.
그런 의미에서 단추 한번 야무지게 채워 봅시다.

• 와이셔츠는 팀당 한 개씩 준비한다.
• 맨 처음 사람이 와이셔츠 단추 3개를 채워 옆으로 전달한다.
• 그것을 전달받은 사람은 채워진 단추 3개를 풀고, 옆으로 전달한다.
• 그것을 받은 사람은 또 단추 3개를 채워 옆으로 전달한다.
• 이런식으로 와이셔츠 단추를 채우고 풀고를 반복하며, 마지막 사람에게 와이셔츠가 먼저 전달된 팀을 승리 팀으로 간주한다. 그러나 팀의 승리를 너무 부각하진 않는다. 모두가 참여하여 함께한 것에 의의를 두며 서로에게 박수를 쳐 줌으로써 활동을 마친다.</td></tr>
</table>

▶ 의미 부여

몸이 불편해 휠체어를 타고 다니는 학생이 있었습니다. 어느 날 ‘세상에 다시 태어난다면’이라는 제목으로 글짓기를 하는 수업시간이 있었습니다. 글짓기가 끝난 후 그 학생의 글을 읽은 선생님은 뜻밖의 내용에 감동했습니다.

“나는 다시 태어난다면, 내 어머니의 어머니로 태어나고 싶다. 그래서 지금까지 받은 고마움을 어머니의 어머니가 되어 보답하고 싶다. 지금의 나는 어머니의 고마움을 보답하며 사는 건 어렵기 때문에 내 어머니의 어머니로 태어나서 그 무한한 사랑을 조금이나마 갚고 싶다."라고 하였습니다.

이 학생은 장애로 인한 자신의 힘들고 불편함보다 자신으로 인해 고생하고 가슴 아파하는 어머니의 사랑을 너무나 크게 느꼈기에 이런 글이 나왔습니다. 우리들의 어머니는 그렇습니다. 자녀의 아픈 것조차 자신의 잘못이라 여기며 당연하게 헌신하십니다. 그리고 어머니의 어머니도 분명 그랬을 것입니다. 부모님께 받은 사랑을 되갚을 수는 없지만 조금이라도 보답하기 위해 어르신들의 인지향상을 위한 좋은 프로그램을 끊임없이 함께 연구하고 개발해야겠습니다.

2. 지남력 인지향상 활동

1) 지남력 개념 및 이해

▶ 지남력의 개념

지남력(orientation)이란 과거 및 현재를 비롯하여 시간과 장소, 상황이나 환경 따위를 올바로 인식하는 능력을 말합니다.

▶ 지남력 장애

지남력 장애가 오면 시간이나 계절을 구별하지 못하게 되어 오늘이 며칠인지 무슨 계절인지도 몰라 계절에 맞지 않는 옷을 입기도 합니다. 흐리거나 비가 오는 날이면 아침인데도 저녁이라고 생각합니다. 또 자신과 주변 사람과의 관계도 잘 파악하지 못합니다. 자신의 집에 있으면서도 집으로 돌아가겠다고 하고 밖에 나가면 집을 잃어버리기도 합니다.

▶ 지남력 상실 순서

지남력은 현실감각 능력이라고도 하며 지남력 상실 순서는 시간, 장소, 사람의 순서로 현실감이 없어지게 됩니다. 올바른 지남력을 갖기 위해서는 의식, 사고력, 판단력, 기억력, 주의력 등의 좀 더 고차원적인 인지 능력이 요구됩니다.

▶ 지남력 상실 어르신과의 의사소통

- 사물에 대한 사용법을 자주 인식시킨다.
- 서랍에 이름을 붙이고 주의사항을 글로 써서 벽에 붙여둔다.
- 정해진 시간에 할 일을 정해둔다.
- 이름과 존칭을 함께 사용한다.
- 알아야 하는 기본적인 정보를 낮 시간에 자주 반복한다.
- 조용하고 침착하게 서두르지 않는 환경을 조성한다.
- 말할 때는 천천히 간단한 용어로 알아듣기 쉽게 말한다.

2) 지남력 인지향상 활동 스킬

▶ 지남력 인지향상 활동 목표

다양한 인지자극 활동을 통해 시간 지남력, 장소 지남력, 사람 지남력 향상을 목표로 합니다.

▶ 지남력 인지향상 활동의 효과

- 신체 활동을 통해 인지기능이 향상되는 효과를 가져 올 수 있다.
- 무관심했던 주위 사람들에게 관심과 주의력을 갖게 되고 상호관계가 향상되는 효과를 가져 올 수 있다.
- 지도자의 질문에 기억력을 되살리고 자발적인 이야기를 할 수 있어 지남력을 향상시킬 수 있다.
- 주제에 관한 나눔과 자연스러운 활동들로 정서적 안정을 되찾을 수 있다.
- 상실과 의존에서 벗어나 활동을 해냈다는 성취감을 느낀다.

▶ 시간 지남력 향상 활동 1

<table>
<tr><td>활 동 명</td><td colspan="3">날짜 박수</td></tr>
<tr><td>활동 목표</td><td colspan="3">시간 지남력 향상</td></tr>
<tr><td rowspan="2">기능적 개입</td><td colspan="2">신체기능</td><td>순발력, 집행기능 향상, 신체감각 활성화</td></tr>
<tr><td colspan="2">인지기능</td><td>수리력, 사고력, 표현력, 주의 집중력 향상</td></tr>
<tr><td>활동 개입 방법</td><td>멘트 & 동작</td><td colspan="2">어르신, 오늘 날씨 어때요?
오늘은 몇 월 며칠인가요?
예를 들어 5월 15일이라면, 어르신 5에다 15를 합하면 얼마인가요? 20이죠. 그래서 박수를 20번 치시는데 이왕이면 함성과 함께 박수를 쳐 보겠습니다.
박수와 함성 소리가 크면 클수록 자신감이 넘쳐 나게 됩니다. 그리고 박수와 함성 소리만 들어도 어르신들이 얼마나 건강하신지 알 수 있습니다. 같이 한번 해보실까요?
제가 '준비' 하면 '얍!' 하면서 양손을 쫙 벌립니다.
"준비! 얍!"<br>"시작!"<br>"짝짝짝짝짝✋✋✋✋✋~!"
이렇게 저를 박수와 함성으로 맞이해 주시니 감사합니다!

꿀팁
한 손이 불편하신 분은 건강한 손으로 자신의 어깨를 치시게 한다.</td></tr>
</table>

▶ 의미 부여

"지금이 낮입니까? 밤입니까?", "여기가 어디인 줄 아시겠습니까?", "제가 누군지 알아보시겠습니까?"라는 질문을 들어본 적이 있습니까? 직접 들어보진 못했어도 이런 장면 TV 드라마에서 가끔 보신 적 있으시지요? 이 세 가지 즉 시간, 장소 그리고 사람에 대한 인식 능력을 판단하는 지남력 질문 중 어느 하나라도 정확하게 인식하지 못하면 자발적인 일상생활이 어려우며 정상적인 일의 수행이 불가능합니다. 치매환자가 그렇기 때문에 관찰과 보호조치가 필요합니다. 자칫 잘못하면 여러 가지 사고 발생의 위험도 있기 때문입니다.

지금 여기서 내가 어떤 사람으로 존재하고 있는지를 정확히 인식하는 것이야말로 살아가는 데 있어 가장 기본이 되는 중요한 지침이 됩니다. 지남력 인지향상 활동으로 치매어르신들의 잔존 인지기능을 유지· 향상시키는 데 주력합시다.

『가족을 위한 휴머니튜드』 책에서는 치매환자의 특징을 다음과 같이 서술하고 있습니다.

대상자가 현실과 동떨어진 말을 할 때, 예를 들어 벌써 30년 전에 퇴직했는데도 불구하고 "회사 다녀올게."라고 말할 때는 자신은 시간을 거슬러 30년 전으로 돌아가 있을 가능성이 있다. 거짓말을 하는 것이 아니다. 자신에게는 그것이 진실이다. 이때 "아니잖아요!"라고 말하면 대상자는 혼란스러워 불안해진다. 이런 때는 대상자의 진실에 다가가 자신이 지금 보내고 있다고 생각하는 시절(30년 전)로 함께 돌아가 이야기함으로써 안심감을 느끼게 할 수 있다. 대상자가 있는 때가 언제인지 잘 모를 때는 "아빠, 지금 몇 살이에요?"라고 물어보는 것도 도움이 된다(이브 지네스트, 2019).

여러 기능이 저하되어 타인에게 의존하더라도 케어를 행하는 사람들이 '저는 당신을 소중히 여기고 있습니다.'라는 메시지를 항상 보내는 휴머니튜드의 상태라면 치매어르신의 앞뒤가 맞지 않는 말을 비난하거나 결코 반박하지 않을 것입니다.

▶ 시간 지남력 향상 활동 2

<table>
<tr><td>활 동 명</td><td colspan="2">신체 요일
(♬ 'ABC Song' 개사곡)</td></tr>
<tr><td>활동 목표</td><td colspan="2">시간 지남력 향상</td></tr>
<tr><td rowspan="2">기능적 개입</td><td>신체기능</td><td>유연성, 대근육 운동기능 향상</td></tr>
<tr><td>인지기능</td><td>단기기억력 향상, 좌뇌 우뇌 균형, 주의 집중력 향상</td></tr>
</table>

<table>
<tr><td rowspan="3">활동 개입
방법</td><td colspan="2">월 화 수 목 금 토 일
오늘은 즐거운 ○요일</td></tr>
<tr><td>동작</td><td>• 요일에 해당하는 신체 부위를 짚는다.
월 – 양손 머리, 화 – 양손 어깨, 수 – 양손 가슴
목 – 양손 배, 금 – 양손 다리, 토 – 양손 발, 일 – 만세
• 오늘은 즐거운: 손뼉을 4번 친다.
• ○요일: 그날에 해당하는 요일에 양손을 갖다 댄다.
꿀팁
어제는 즐거운 ○요일 / 내일은 즐거운 ○요일로 바꿔 진행해 본다.</td></tr>
<tr><td>멘트</td><td>어르신 오늘은 무슨 요일인가요?
몸으로 표현해 보겠습니다.
우리 어르신들은 가슴, 배가 구분이 잘 안 가지요?
적당히 짚어도 맞는 걸로 해 드리겠습니다.
그럼 월요일부터 일요일까지 손으로 짚어 보겠습니다.</td></tr>
</table>

▶ 의미 부여

시간의 소중함에 대한 글이 있습니다.

10년이란 세월이 얼마나 귀한지 알고 싶으시면 명예퇴직하신 50대 가장에게 물어보십시오.

4년의 세월이 얼마나 귀한지 알고 싶으시면 대학을 졸업한 졸업생에게 물어보십시오.

1년이 얼마나 귀중한 세월인지 알고 싶으시면 방금 성적이 나빠서 유급 당한 학생에게 물어보십시오.

1달이 얼마나 소중한지 알고 싶으시면 1달 먼저 미숙아를 낳은 산모에게 물어보십시오.

1주일의 소중함을 알고 싶으시면 주간 잡지 편집장에게 물어보십시오.

1시간의 소중함을 알고 싶으시면 애인을 기다리는 총각에게 물어보십시오.

1분의 소중함을 알고 싶으시면 방금 기차를 놓친 아주머니에게 물어보십시오.

1초의 소중함을 알고 싶으시면 사고의 순간 간발의 차이로 살아난 생존자에게 물어보십시오.

100분의 1초의 소중함을 알고 싶으시면 올림픽에서 은메달을 딴 선수에게 물어보십시오.

시간은 아무도 기다려 주지 않습니다. 당신이 가진 매 순간이 바로 당신의 보화입니다. 젊은 시절(時節)의 꿈을 좇아 정신없이 달리다 보면 어느새 머리카락이 희끗해집니다. 그리고 인생(人生)의 진정(眞情)한 의미(意味)를 깨달을 즈음이면 남은 시간(時間)이 별로 없다는 것을 발견(發見)하게 됩니다. 그때 가서 후회(後悔)한들 아무 소용없다고 '루시우스 세네카(Lucius Seneca)'는 말했습니다.

▶ 시간 지남력 향상 활동 3

<table>
<tr><td>활 동 명</td><td colspan="3">계절 표현하기</td></tr>
<tr><td>활동 목표</td><td colspan="3">시간 지남력 향상</td></tr>
<tr><td rowspan="2">기능적 개입</td><td colspan="2">신체기능</td><td>순발력, 집행기능 향상, 신체감각 활성화</td></tr>
<tr><td colspan="2">인지기능</td><td>단기기억, 표현력, 주의 집중력 향상</td></tr>
<tr><td>활동 개입 방법</td><td>멘트 & 동작</td><td colspan="2">어르신 지금 계절이 어떤 계절이에요?
같은 계절을 살고 있는데 어르신마다 계절이 다르면 곤란하겠지요?
오늘은 계절을 몸으로 표현해 보겠습니다.

• 봄: (양손 끼고 머리 위로 올리며) 새싹이 돋아나요.
• 여름: (양손 반짝반짝 흔들기) 햇볕 쨍쨍!
• 가을: (양팔 벌리기) 와~ 풍성하다.
• 겨울 : (가슴 X자 손) 아이 추워.

이젠 제가 말하는 계절을 몸으로 표현해 보겠습니다.
가을 / 봄 / 겨울 / 여름 (계절을 섞어서 말한다.)</td></tr>
</table>

▶ 재미 창출

유머 황당한 버스기사

손님 : 아저씨, 이 버스 어디로 갑니까?

버스기사: 앞으로 갑니다.

손님 : 그럼 여기가 어디죠?

버스 기사: 버스 안입니다.

손님 : 아저씨, 지금 장난하는 거예요?

버스기사: 운전합니다.

▶ 장소 지남력 향상 활동 1

<table>
<tr><td>활 동 명</td><td colspan="3">신체 지도 박수</td></tr>
<tr><td>활동 목표</td><td colspan="3">장소 지남력 향상</td></tr>
<tr><td rowspan="2">기능적 개입</td><td colspan="2">신체기능</td><td>집행기능 향상, 신체감각 활성화</td></tr>
<tr><td colspan="2">인지기능</td><td>단기기억력, 표현력, 주의 집중력 향상</td></tr>
<tr><td rowspan="3">활동 개입 방법</td><td colspan="3">서울서울✋✋ 경기도경기도✋✋ 강원도강원도✋✋ 충청도충청도✋✋
전라도전라도✋✋ 경상도경상도✋✋ 제주도제주도✋✋
서울✋ 경기도✋ 강원도✋ 충청도✋ 전라도✋ 경상도✋ 제주도✋
서울경기강원충청전라경상제주✋✋ 야!</td></tr>
<tr><td>동작</td><td colspan="2">서울 – 머리, 경기도 – 오른쪽 어깨, 강원도 – 왼쪽 어깨
충청도 – 배, 전라도 – 오른쪽 다리, 경상도 – 왼쪽 다리
제주도 – 발바닥, 야 – 만세</td></tr>
<tr><td>멘트</td><td colspan="2">전국 박수를 함께해서 익힌 후 어르신 몇 분에게 질문한다.
어르신 고향이 어디세요?
고향 가고 싶지요? 지금 바로 고향으로 달려가 보겠습니다.
어르신 자신의 고향이 어디에 있는지 하나! 둘! 셋! 하면 손으로 짚어 봅니다. 준비되셨나요?
하나! 둘! 셋!
고향이 있는 신체 부위를 짚어 보게 한다.</td></tr>
</table>

▶ 쓸데 있는 이야기

"포도밭에 가셔서 직접 포도를 따서 드셔보신 분 계신가요?"라고 어르신께 질문을 했을 때 장소 지남력이 있으신 분들은 그때를 떠올리며 손을 드실 것입니다. 포도는 예부터 형태상 특징으로 '다산의 상징'이었으며 그해 첫 포도를 따면 그 집 맏며느리가 한 송이를 통째로 먹었습니다. 이유는 주렁주렁 포도 알처럼 다산을 기원했기 때문이지요. 그래서 젊은 처녀가 공개적으로 포도를 먹으면 망측하다고 호통을 쳤습니다. 포도는 다산과 다복을 기원했기 때문에 조선백자, 창호, 기와 등에 많이 그렸습니다. 자식이 부모에게 배은망덕한 행위를 했을 때 '포도지정'을 잊었다고 개탄합니다. '포도지정'이란 어릴 때 어머니가 포도 한 알을 입에 넣어 껍데기와 씨를 가려낸 다음 입물림으로 먹여주던 정을 일컫는 말입니다. 포도는 치매 예방에 좋은 과일입니다. 포도의 '레즈베라트롤(resveratrol)'은 아밀로이드 베타(amyloid-beta)라는 비정상적인 단백질의 축적을 막고 플라크(plaque) 생산을 줄여 알츠하이머병의 발병을 억제하는 작용을 합니다.

▶ 재미 창출

유머 할머니의 첫날밤

할아버지와 할머니가 늦게 알게 되어 재혼식을 올리고 신혼여행을 떠났다. 첫날밤에 할아버지가 할머니의 손을 꼭 잡고 잠을 잤다. 둘째 날에도 손을 꼭 잡고 잤다. 다음 날에도 그랬다. 닷새째 되는 날 할머니가 말했다.

"여보, 영감 오늘은 피곤할 테니 그냥 잡시다."

그러고 할아버지와 할머니가 막 잠이 들려는 찰나 밖에서 벨 소리가 들렸다. 할머니가 화들짝 놀라 소리쳤다.

"우리 영감이 오시네."

그러자 할아버지 하시는 말씀, "그러면 나는 어디로 숨지?"

▶ 의미 부여

인생은 선택의 연속이라 늘 고민합니다.

능력 있는 남자를 고를 것인가? 필이 꽂히는 남자를 잡을 것인가?

치과에 지금 갈 것인가? 최대한 버텨볼 것인가?

자가용을 타고 갈 것인가? 버스를 타고 갈 것인가? 등등

요즘 이슈가 되는 버스가 있지요. 어떤 버스인가요? '메타버스'입니다.

메타버스란 가상을 의미하는 단어인 메타(Meta)와 세계를 뜻하는 유니버스(Universe)의 합성어로 현재 업계마다 실무자들마다 표현 방식이 다릅니다. 공통적인 부

분이 있다면 현실과 가상공간의 융합이라고 보면 됩니다. 현실에서 하는 일을 가상공간으로 옮긴 것입니다. 그러다 보니 나이 드신 분은 이곳은 "가짜다."라고 생각을 합니다. 왜냐하면 이런 가상에 몰입해서 놀아본 적이 없기 때문입니다. 10대 20대는 현실이건 가상이건 어떤 콘텐츠가 매력적이면 그 상태로 흡수를 합니다. 그런데 나이가 든 사람들은 거의가 "저건 가짠데."라고 거부해 버리니 수용하기 어렵습니다. 변화가 빠른 요즘 세상은 정신을 바짝 차려야 장소 지남력에 혼란이 오지 않을 것 같습니다.

▶ 장소 지남력 향상 활동 2

활 동 명	쾌지나 칭칭 나네 (♬ '쾌지나 칭칭 나네')	
활동 목표	장소 지남력 향상	
기능적 개입	인지기능	언어기능, 창의력, 사고력, 표현력 향상
활동 개입 방법	멘트 & 동작	어르신 사시는 동네에 과일가게가 있지요? 과일가게에 가면 어떤 과일이 있는지 말씀해 보시는데 '♬ 쾌지나 칭칭 나네'라는 노래 아시지요? 이 노래를 다 같이 손뼉을 치면서 부르시는데 이렇게 하십니다. (다 같이) "쾌지나 칭칭 나네~ 쾌지나 칭칭 나네~ 우리 동네 과일가게에는 쾌지나 칭칭 나네 쾌지나 칭칭 나네" (가리킨 쪽) "사과도 있고 배도 있고" (다 같이) "쾌지나 칭칭 나네~ 쾌지나 칭칭 나네~" (계속 반복) 제가 가리키는 쪽 어르신들이 과일을 두 개씩 말씀해 주십니다. **꿀팁** 야채가게, 떡집 등 다양한 가게들을 대입한다.

▶ 재미 창출

유머 가까운 사람들은 어디에

어느 날 여러 기록들을 조사하던 교도관이 수감 이후 아무도 면회를 와준 적이 없는 죄수가 있다는 사실을 알게 되었다. 마음에 걸려서 교도소장에게 보고하고 소장은 그 죄수를 불러서 묻기 시작했다.

"알고 보니 당신이 이곳에 온 후로 찾아와준 사람이 아무도 없군요. 가족도 친구도 없나요?"

죄수의 대답은 이랬다.

"염려해 줘서 고맙습니다만 걱정할 것 없습니다. 식구들과 친구들이 죄다 여기와 있으니까요."

▶ 장소 지남력 향상 활동 3

활 동 명	지금 행복 박수	
활동 목표	장소 지남력 향상	
기능적 개입	신체기능	유연성, 순발력, 집행기능 향상, 신체감각 활성화
	인지기능	단기기억, 사고력, 주의 집중력 향상
활동 개입 방법	지금지금 행복행복 지금 행복 지금 행복 당연하지!	
	동작	• 지금: 가슴 앞에서 양손 끝을 아래로 향하기 • 행복: 양손 반짝반짝 • : 손뼉 두 번 • 당연하지: 양손 위에서 아래로 당기기
	멘트	우리는 평소 너무 생각이 많습니다. 밖에 있을 때는 '집에 가서 쉬고 싶다.'는 생각을 하고, 집에 가서 쉬면 '친구들하고 놀고 싶다.'는 생각을 하고, 친구들하고 놀 때는 '해야 할 일'을 걱정합니다. 맛있는 것을 먹어도, 좋은 곳에 놀러 가도 누리지 못하기 때문에 지금 이곳에서 행복하기 어렵습니다. 어르신, 이제 많은 생각을 내려놓고 지금 행복합시다. 그런 의미에서 지금 행복 박수 한번 해보시겠습니다.

▶ 쓸데 있는 이야기

우리가 잘 알고 있는 미국의 대통령이었던 버락 오바마(Barack Obama) 대통령은 대통령에 당선이 되었을 때 "오늘의 내가 이렇게 되기까지는 우리 외할머니의 돌보심과 사랑이 가장 큰 역할을 했습니다."라고 이야기했습니다. 그리고 미국의 성공한 기업인 빌게이츠(Bill Gates)도 자신이 오늘날까지 사회적인 활동을 할 수 있었던 건 어렸을 때 함께 해줬던 외할머니의 사랑이 가장 큰 힘이 되었다고 이야기하고 있습니다. 공통점이 있네요. 외할머니가 손주를 성공시키는가 봅니다. 혹시, 이 책을 보시는 분 중에 친할머니들이 손주를 보고 계시다면 외할머니께 돌려보내시고 외할머니들은 희망을 가지시고 계속 잘 키우시기 바랍니다.

오바마와 빌게이츠의 예를 보더라도 젊은 엄마 아빠가 주는 사랑 못지않게 할머니의 푸근하고 깊은 사랑이 큰 힘을 발휘한다는 것을 알 수 있습니다. 젊은 부모는 실제로 아이들을 키워본 경험이 없기 때문에 본인도 알지 못하는 사이에 아이에게 강요하거나 재촉하거나 빠른 결과를 기대하면서 아이를 힘들게 할 때가 많습니다. 이에 반해 할머니 할아버지는 이미 자녀를 키워본 경험도 있고 세상을 살아본 연륜이 바탕이 되어서 지금 당장은 무엇이 보이지 않더라도 믿고 기다리며 손주를 사랑합니다. 그런데 실제로 손주를 키워보면 어려움이 많습니다. 한 어르신이 맞벌이하는 자식을 위해 손주가 태어날 때부터 근방에 살면서 돌봐주고 있었습니다. 그날도 아들 집에 가서 아들 며느리가 올 때까지 손주 밥도 먹이고 책도 읽어주면서 좋은 시간을 보내고 있었는데 한 8시쯤 되니까 손주가 "할머니 빨리 가! 빨리 가!" 하면서 자꾸만 밀어내더래요. 그래서 "엄마 아빠가 와야 할머니가 가지, 엄마 아빠 오면 갈게."라고 말을 했는데도 등을 떠밀면서 "할머니 빨리 가! 빨리 가!" 해서 굉장히 섭섭했다고 합니다. 그러던 차에 아들이 퇴근하니까 더 매몰차게 "할머니 빨리 가!"라고 해서 너무나 속상했다고 합니다. 그 속상한 마음이 생각보다 오래가서 많이 힘들었다고 거듭 말씀하십니다. 그 일이 있고 난 후, 두어 달쯤 지나 아들 며느리와 이야기를 하다 그 이유를 알게 되었는데 손주는 할머니랑 놀다가 아빠 엄마가 오면 할머니가 가는 것을 경험하면서 손주 생각에는 "아! 할머니가 빨리 가면 우리 엄마 아빠가 빨리 오겠네."라고 생각했다는 것을 알게 되었습니다.

이처럼 바로 내 가족이고 핏줄이기 때문에 섭섭하더라도 이해하려고는 하지만 어떤 때는 "가족인데 어떻게 네가 그런 말을 할 수 있니?", "어떻게 네가 나한테 이럴 수 있니?" 하면서 가족이기 때문에 더 깊은 상처로 자리하기도 합니다.

손자녀를 돌보는 조부모는 양육하는 일이기 때문에 무엇을 먹일까, 어떻게 먹일까, 어떤 책을 읽어줄까 등 사소한 것에서도 많은 고민을 하지만 젊은 부모인 자식들과 교육 방식이 달라서 갈등을 겪고 오히려 가슴앓이를 하는 경우도 있어, 이런 점들이 손자녀를 양육할 때 나타나는 한계라고 봅니다.

▶ 재미 창출

유머 표준말

경상도 시어머니가 집에 와서 애를 봐주어 맘 놓고 맞벌이를 하는 서울 며느리가 있었다.

어느 날 며느리가 직장에서 자기 아들이 잘 있나 싶어 집에 전화를 했다.

집에 전화를 하니 아들이 직접 받는다.

"오~ 아들 잘 있었어? 왜 아들이 전화를 받아? 할머니 안 계셔?"

엄마의 질문에 아들이 하는 말

"할매 디비잔다."

놀란 며느리는 생각했다.

'아니 손주 교육을 이렇게 시키다니…….'

며느리는 시어머니께 표준말을 가르치시라고 부탁을 하려고 아들에게 말했다.

"아들 할머니 좀 바꿔 줘."

그랬더니 아들은

"할매 깨배면 지랄한데이~"

라며 단방에 거절한다.

▶ 사람 지남력 향상 활동 1

활 동 명	인사송 (♬ '반갑습니다' 개사곡)	
활동 목표	사람 지남력 향상	
기능적 개입	신체기능	근력향상, 운동기능 향상, 신체감각 활성화
	인지기능	표현력, 주의 집중력 향상
활동 개입 방법	반갑습니다 반갑습니다 여기 오신 친구들 반갑습니다	
	동작	• 반갑습니다 반갑습니다: 날개짓 • 여기 오신 친구들: 한 손씩 벌려 옆으로 펼치기 • 반갑습니다: 손뼉 치기
	멘트	미국의 강도가 슈퍼에 강도짓을 하러 갔는데 이때 슈퍼 주인이 친절하게 "어서 오세요."라고 하면 총에 손이 갔다가 도로 집어넣고 강도짓을 안 한다고 합니다. 그런데 슈퍼 주인이 눈도 안 마주치고 무관심하게 딴짓을 한다면, 무시한다 싶어 바로 총을 들고 강도짓을 한답니다. 인사가 얼마나 중요한지 목숨을 좌우하기도 합니다. 어르신! 사람을 만나면 정말 인사 한번 잘 해봅시다.

▶ 의미 부여

사람 지남력 상실이 오면 가족도 못 알아보고 친구도 못 알아봅니다. 어르신들이 사람 지남력이 있을 때 좋은 만남을 많이 만들도록 도와드려야 합니다. 나이 들면 10년 전에 만난 친구의 몇 %를 만나는지 아십니까? 5%도 안 된답니다. 그러니 외로워질 수밖에요. 새로운 사람을 사귀어야 합니다. 그런데 어르신들은 새로운 사람 만나는 거 꺼려하십니다.

"아~ 다른 사람 만나는 거 불편해.", "저 사람이 나를 속이지 않을까?", "그동안 먹고살기 위해 남 눈치 보느라 힘들었는데 새로운 사람 만나면 그 사람 눈치를 또 봐야 하는 거 아닌가? 피곤해! 안 만날 거야." 그러십니다.

어쩌다 새로운 사람을 만나게 되면 그다음에는 바로 비교를 하십니다. 나와 비교해서 나보다 잘났으면 열등감이 든다고 하십니다. 그렇지만 노후가 행복하려면 만남을 자주 갖고 친구를 만들어야 합니다.

▶ 사람 지남력 향상 활동 2

<table>
<tr><td>활 동 명</td><td colspan="3">어깨동무
(♬ '우리 모두 다 같이' 개사곡)</td></tr>
<tr><td>활동 목표</td><td colspan="3">사람 지남력 향상</td></tr>
<tr><td rowspan="2">기능적 개입</td><td colspan="2">신체기능</td><td>집행기능 향상, 대근육 강화</td></tr>
<tr><td colspan="2">인지기능</td><td>친화력, 사고력, 긍정적 정서 향상</td></tr>
<tr><td rowspan="3">활동 개입
방법</td><td colspan="3">우리 모두 해보자 오른팔 어깨동무
우리 모두 해보자 왼~팔 어깨동무
우리 모두 다 같이 어깨동무 해보자
우리 모두 다 같이 어깨동무 좋~다</td></tr>
<tr><td>동
작</td><td colspan="2">• 우리 모두 해보자 오른팔: 양손으로 무릎 치기 6번
• 어깨동무: 오른팔만 어깨동무
• 우리 모두 해보자 왼~팔: 왼팔로 무릎 치기 6번
• 어깨동무: 왼팔 마저 어깨동무
• 우리 모두 다같이 어깨동무 해보자: 어깨동무 한 채로 좌우 흔들기
• 좋~다: 어깨동무 한 채로 앞으로 숙였다 뒤로 재치기</td></tr>
<tr><td>멘
트</td><td colspan="2">옛날 어릴 적 마음에 드는 친구하고 다닐 때 주로 어떻게 하고 다니셨나요? 어깨동무를 했었죠?
지금 내 옆에 있는 분도 함께 살아가는 아주 좋은 친구예요. 우리 친구들과 어깨동무 한번 해보시겠습니다.</td></tr>
</table>

▶ 감동 예화

영국의 어느 도시에, 그 동네에서 제일 잘 사는 집 소년이 어느 날 실수로 연못에 빠져서 거의 죽을 지경이 되었습니다. 때마침 그곳을 지나던 같은 마을의 제일 가난한 집 소년이 본능적으로 연못으로 뛰어들어 위기의 소년을 구해주었습니다. 둘은 이 일을 계기로 친한 친구가 되었고 부잣집 소년은 가난한 집 소년에게 소원이 뭐냐고 물었습니다. "나는 공부를 열심히 해서 장차 영국 런던에 있는 의대에 입학을 하고 훌륭한 의사가 되는 것이 꿈인데 집이 가난해서 공부를 할 수가 없어."라고 하자 부잣집 소년이 아버지에게 부탁을 해서 친구를 도와주게 됩니다. 부잣집 소년의 도움으로 가난한 집 소년은 열심히 공부해 꿈대로 영국 의대에서 공부를 마치고 훌륭한 의사가 됩니다. 그가 바로 페니실린을 발견한 '알렉산더 플레밍(Alexander Fleming)'입니다. 플레밍은 자신을 도와줬던 부잣집 친구와 멀리 떨어져 있던 어느 날 급한 소식을 접하게 됩니다. 이 친구가 폐렴에 걸려서 위독한 상태에 빠졌다고 합니다. 플레밍은 때마침 자기가 개발한 페니실린을 들고 친구를 찾아가 간신히 생명을 구하게 됩니다. 그 살아난 부잣집 친구가 2차 세계대전의 영웅이었던 '윈스턴 처칠(Winston Churchill)'입니다. 우리가 살아 있는 한 수많은 만남이 있을 텐데 플레밍과 처칠처럼 서로를 살리는 만남, 위기와 고통 속에서도 서로를 돋보이게 하는 그런 만남이길 바랍니다.

▶ 재미 창출

유머 동창회

한 남성이 20년 만에 고교 동창회에 나갔다. 모두가 변해서 알아보기 힘들었다. 남성은 너무 늙어 보이는 친구에게 가서 말했다.

"너 완전 폭삭 했네, 정말 못 알아보겠다. 너 몇 반이었니?"

"내가 네 담임이다."

담임 선생님께 뒤통수를 한 대 얻어맞고, 또 실수할까 봐 나이가 엄청 들어보이는 친구에게 가서 이렇게 말했다.

"기억이 잘 안나서 그러는데 학교 때 무슨 과목 가르치셨나요?"

"이 자식이! 나 네 짝꿍 영찬이다."

그래서 또 뒤통수를 한 대 더 얻어맞았다.

▶ 의미 부여

동창회에 나가보면 다들 공통적으로 느끼는 것이 있습니다. 어떤 동창은 내 기억 속의 이미지와 거의 흡사한 모습인 반면, 어떤 동창은 너무 나이가 들어 보여서 내 머릿속에 남아 있는 모습과 일치하는 점을 찾아볼 수가 없습니다. 왜 이런 차이가 나는 것일까요? 달리 말해 실제 나이와 생물학적 나이 사이에 왜 종종 이런 불일치가 일어날까요? 그 해답은 환경과 유전자의 복잡한 상호작용 때문입니다. '앤드루 와일(Andrew Weil)' 박사는 『건강하게 나이먹기』란 책에서 노화는 잉태 순간부터 시작되는 삶의 한 과정이며, 어느 동양철학자의 말을 인용해 "정오의 태양은 이미 지는 태양이요. 태어난 사람은 이미 죽어가는 사람이다."라고 했습니다. 우리는 어디에 위치해 있든지 노화의 연속선상에 있음을 기억하고 지금 현재가 가장 젊은 날임을 잊지 말고 기억이 살아 있을 때 생각나는 친구가 있으면 바로 찾아가서 만나도록 합시다.

▶ 사람 지남력 향상 활동 3

활 동 명	친구 보러갑시다	
활동 목표	사람 지남력 향상	
기능적 개입	신체기능	유연성, 집행기능 향상, 대 근육 강화
	인지기능	친화력, 사고력, 긍정적 정서 향상
활동 개입 방법	친구 보러갑시다 버스 타고 갑시다 전철 타고 갑시다 계단 위로 올라가 횡단보도 건너서 이리저리 살피다 친구를 봤어요 쉿! 하나 둘 셋 ㅇㅇ야!	
	동작	• 친구 보러갑시다: 양팔 흔들기 • 버스 타고 갑시다: 양팔 핸들 돌리듯 돌리기 • 전철 타고 갑시다: 양손 바닥 세워 평행되게 돌리기 • 계단 위로 올라가: 주먹 번갈아 쌓기 • 횡단보도 건너서: 양손 바닥 엎어 가슴 앞 번갈아 놓기 • 이리저리 살피다: 한 손 이마 대고 좌우 살피기 • 친구를 봤어요: 양손 엄지검지로 눈앞에서 동그라미 그리기 • 쉿! : 한 손 검지 손 입술에 대기 • 하나 둘 셋: 살그머니 다가가는 흉내 내기 • ㅇㅇ야! : 친구 이름 부르며 안아주기
	멘트	우리 아들이 좋은 직장에 취직했어요. 누구한테 자랑해요? 친구한테요. 내가 좋은 옷을 샀어요. 누구한테 자랑해요? 친구한테 하겠죠. 이렇게 친구는 내 삶의 기준점을 주는 사람이에요. 그러니까 좋은 친구를 두는 것이 행복하게 잘 사는 방법입니다. 친구 보러갑시다.

▶ 재미 창출

유머 우연한 만남

우연히 길에서 친구를 만났다.

"요즘 뭐하고 지내니?"

"3년 전에 하던 걸 그대로 하고 있어."

'얘가 3년 전에 뭐 했지?' 도무지 생각이 안 나서 물었다.

"너 3년 전에 뭐했더라?"

"응~ 백수!"

▶ 쓸데 있는 이야기

우리는 보통 하루를 밤 12시부터 시작해서 다음 날 밤 12시까지로 계산합니다. 우리는 늘 잠 속에서 하루의 시작과 끝을 맞이하고 있는 것입니다. 그런데 유대인들은 하루를 해가 지면서 시작하여 다음날 해질 때 하루가 끝난다는 특별한 시간법을 가지고 있습니다. 만약, 저녁 6시에 해가 진다면 하루는 저녁 6시부터 그다음 날 저녁 6시가 되는 것입니다. 유대인들의 독특한 시간 법으로 '새벽'을 계산해 본다면 새벽 2시는 오전 8시, 새벽 4시는 오전 10시입니다. 어둡고 깊은 밤을 지나 찾아오는 그들의 새벽은 뜨거운 태양이 온 세상을 비추며 밝은 동이 트는 시간인 것입니다. 이는 '항상 인생은 어두운 부분으로부터 시작되고 점점 밝아진다.'는 유대인들의 인생철학, 믿음과 연결됩니다. 그 때문에 2차 세계대전 당시 히틀러(Hitler)에게 600여만 명이 끔찍한 박해와 고통을 받는 절망스러운 상황에서도 밤이 깊어질수록 새벽이 오고 있다고 믿었기 때문에 유대인들은 희망을 놓지 않고 수용소에서도 이렇게 외쳤다고 합니다. '이 시간이 지나면 내일은 반드시 더 좋아질 것이다.' 우리도 살다가 힘들고 괴로운 시간이 찾아온다면 이렇게 외쳐 보십시다. 눈물도 나겠지만 힘도 납니다.

▶ 의미 부여

누구나 살아 있는 동안에는 언제든 발전할 수 있는 가능성이 있습니다. 그러나 실제로 많은 사람들이 발전하지 못하고 그 자리에 멈춰 있는데 무엇 때문일까요? 그건 두려운 마음이 앞서 있기 때문입니다.

지금 상황이 어떠하든 배짱을 두둑하게 키워서 몸과 마음을 괴롭히는 일들로부터 벗어나야 합니다. 살아가면서 배짱이 두둑한 사람을 만나면 덩달아 같이 힘이 납니다. 두둑한 배짱을 가진 사람은 결코 사소한 일에 얽매이지 않습니다. 그런 점은 본받을 필요가 있습니다. 이러한 두둑한 배짱을 가지고 나만의 삶을 즐기며 해결할 일은 그때그때 해결 방안을 모색합시다.

▶ 사람 지남력 향상 활동 4

<table>
<tr><td>활동명</td><td colspan="2">배짱 박수</td></tr>
<tr><td>활동 목표</td><td colspan="2">사람 지남력 향상</td></tr>
<tr><td rowspan="2">기능적 개입</td><td>신체기능</td><td>집행기능 향상, 대근육 강화, 신체감각 활성화</td></tr>
<tr><td>인지기능</td><td>자신감, 표현력, 주의 집중력 향상</td></tr>
<tr><td rowspan="3">활동 개입
방법</td><td colspan="2">배짱배짱 두둑두둑
배짱 두둑
배짱두둑
두둑한 배짱 주셔서 감사합니다!</td></tr>
<tr><td>동작</td><td>• 배짱: 양손으로 배 두드리기
• 두둑: 양팔 X자로 양 어깨 두드리기
• : 손뼉 한 번
• 두둑한: 양팔 X자로 양쪽 어깨 두드리기
• 배짱 주셔서: 배 두드리기
• 감사합니다! : 만세</td></tr>
<tr><td>멘트</td><td>'배짱'이라는 말을 부정적으로 사용하는 사람들이 많습니다. 흔히 사람들은 고집을 굽히지 않고 자기주장만 내세울 때 배짱만 부린다고 표현하기도 하지요. 그러나 배포가 큰 사람을 두고 우리는 배짱 두둑하다고 말합니다.
"두둑한 배짱을 가지고 사는 것이야말로 현대인이 안고 있는 고민에 대한 처방"이라고 일본의 뇌 과학자인 '오오시마 기요시(Oshima Kiyoshi)' 박사는 말합니다.
그런 의미에서 배짱 두둑 박수를 한번 해보시겠습니다.</td></tr>
</table>

▶ 재미 창출

시한편 어느 초등학생의 시

제목: 용기

'넌 충분히 할 수 있어.' 사람들이 말했습니다.
'용기를 내야 해.' 사람들이 말했습니다.
그래서 나는 용기를 내었습니다.
용기를 내서 이렇게 말했습니다.
"나는 못해요."

▶ 실제 사례

오래전 ○○치매센터에서 12회기로 치료레크리에이션 실습을 할 때였습니다. 치매의 진행 정도에 따라 난이도를 상, 중, 하로 나누었지만 공간의 제약으로 한 공간에서 함께 프로그램을 해야 하는 상황이었습니다. 그날은 지남력 향상 프로그램이어서 이렇게 질문을 했습니다.

"어르신 요즘 어떤 계절인가요?"

그때 "봄"이라고 답변해 주시는 분도 계셨고 질문 자체가 이해가 안 되시는 분은 아무 말씀이 없으셨습니다. 그리고는 그다음 순서로 순조롭게 이어가며 프로그램을 무사히 마치고 수업 정리를 하고 있는데 그 시간에 참석하셨던 '이○순' 어르신이 제 앞에 계속 서 계시는 것이었습니다. 뭔가 하실 말씀이 계신 듯해서 여쭈었습니다.

"어르신 제게 하실 말씀 있으세요?"라고 말씀드렸더니 이○순 어르신께서는 조그만 목소리로 말씀하십니다.

"선생님 아까 어떤 계절이냐고 물으셨는데 우리가 계절도 모르는 줄 아셨나요?" 라고…….

아뿔사! 저는 순간 당황했습니다. 그래서 이렇게 말씀드렸습니다.

"이○순 어르신께서는 이걸 질문이라고 하나 싶으셨죠? 죄송합니다. 그런데 이에 대한 답을 못하시는 어르신도 계십니다. 그 분들을 위해 생각 나게 해드리려고 질문을 드린 겁니다. 그 분들이 누구신지 짐작이 가시지요?"라고 말씀을 드리니 그제야 이○순 어르신의 얼굴이 환해지셨습니다. 이것이 현실입니다. 우리나라 노인요양시설이 어르신들을 치매 급수에 따라 신체 급수에 따라 나누어 입소시킬 수 있도록 속히 증대되어야 함을 실감한 날이었습니다. 그런 날이 어서 빨리 와서 어르신 개인의 인지 수준과 다양성이 존중받는 맞춤 인지 활동이 이루어지길 바랍니다.

3. 집중력 인지향상 활동

1) 집중력 개념 및 이해

▶ 집중력의 개념

집중력(attention)은 주변 환경이나 감각정보에 초점을 맞추어 어떤 활동에 집중하는 능력을 말합니다. 어떤 것을 효과적으로 다루기 위해서 다른 것으로부터 분리하는 것을 뜻하며 '선택된 주의력'이라고 해도 무방합니다.

▶ 집중력 기능

집중력 기능(attention functions)은 외부자극이나 내부 경험에 대해 일정 시간 집중할 수 있는 특정한 정신기능을 말합니다. 주의력 유지(sustaining attention), 주의력 이동(shifting attention), 주의력 분할(dividing attention), 주의력 공유(sharing attention), 집중 주의산만(attention distraction)을 포함합니다.

▶ 집중력의 종류

집중력은 주의력을 형성하는 정신자원으로 크게 5가지 종류로 설명할 수 있습니다.

(1) 초점적 집중력

초점적 집중력(Focused attention)은 제일 기본적인 집중력으로 주변 환경 자극들에 반응하거나 그 차이를 구별하는 능력입니다. 우리가 살면서 탁월한 성과는 초점을 얼마나 좁힐 수 있느냐와 밀접하게 연관되어 있습니다.

ex. 누군가 이름을 부르면 대답하기, 전화벨이 울리면 전화 받기 등

(2) 지속적 집중력

지속적 집중력(Sustained attention)은 한 가지에만 지속적이고 일관성 있게 유지해 나가는 능력입니다. 어르신들에게 가장 많은 저하를 보일 수 있는 집중력이 바로 지속적 집중력입니다. 지속적 집중력이 저하되면 과제 활동(예: 만들기, 종이접기)을 끝까지 완성하지 못합니다. 그런 상황이 오면 조용한 공간을 조성해 주거나 지속적으로 자극을 주어 새로운 자극을 주변에서 받더라도 과제 활동을 완성시킬 수 있도록 도와 드려야 합니다.

ex. TV 보기, 요리하기, 책 읽기, 공부하기 등

(3) 선택적 집중력

선택적 집중력(Selective attention)은 여러 자극 중에서 한 가지를 선택하여 집중하는 것으로 관련 없는 자극은 무시하거나 억제하는 능력을 말합니다.

ex. 시끄러운 공간에서 옆에 있는 사람 이야기에만 집중하기, 그릇장에서 내가 필요한 그릇 찾기 등

(4) 변환적 집중력 / 교대적 집중력

변환적 집중력(Shift attention)은 한 자극에 집중을 하다가 다른 자극에도 집중할 수 있는 기능이며 여러 자극에 대해 주의 집중을 유연성 있게 옮기는 데 필요한 능력입니다. 즉, 양쪽 자극에 교대로 집중하거나 상황에 따라 집중을 바꾸는 능력을 말합니다. 교대적 집중력이라고도 합니다.

ex. 요리를 하다가 전화벨이 울리면 전화 받기, 전화를 끊은 후 다시 요리에 집중하기 등

(5) 동시적 집중력 / 분리적 집중력

동시적 집중력(Divided attention)은 여러 행동이나 정보의 처리를 동시에 집중해서 할 수 있는 능력이며, 지속적 집중력이나 선택적 집중력 이상의 보다 복잡한 정신기술을 가능하게 해줍니다. 즉, 최상의 과제 수행을 위해 필요한 정보를 나누어 집중하는 것으로 멀티 능력을 말합니다. 분리적 집중력이라고도 합니다.

ex. 바느질 하면서 대화하기, 요리하면서 TV 뉴스를 듣고 자기 생각 말하기, 운전하면서 대화하기 등

▶ 집중력 장애의 특징

집중력 장애는 산만하게 행동하며 대화의 흐름이 일정하지 않고 분주한 행동을 합니다. 집중시간이 저하되고 관련 없는 자극이나 생각으로 인해 초점을 잃거나 반대로 한 가지 자극에 과도하게 집중하기도 합니다. 집중력 장애는 일상생활 수행 방해를 가져옵니다.

- 초점적인 집중력의 저하 : 누가 자신의 이름을 불러도 모르고 반응이 없다.
- 지속적인 집중력의 저하 : 과제를 끝까지 완수하지 못한다.
- 선택적인 집중력의 저하 : 산만하고 주변 자극에 쉽게 관심을 가져 사고의 흐름이 다른 곳으로 전환되어 엉뚱한 말을 한다.
- 변환적(교대적)인 집중력의 저하 : 관련 없는 세부적인 사안에 대하여 너무 집중하여 사고의 전환이 어렵고 사고가 고정되어 있어 이전의 행동 반응만을 나타내는 보속증(perseveration)이 보인다.
- 동시적(분리적)인 집중력의 저하 : 한 번에 두 가지 이상의 과제를 수행하기 어렵다.

▶ 집중력을 높이는 방법

① 한 번에 한 가지 일만 하자.

사람은 한 번에 여러 가지 일을 할 수가 없습니다. 기본적인 뇌의 구조가 멀티태스킹이 안 된다고 합니다. 멀티태스킹을 하는 것처럼 보이는 것은 한 번에 여러 가지를 하는 것이 아니고, 빠르게 주의를 전환해서 이거 했다가 저거 했다가 하는 것으로 오히려 일을 많이 하기보다 집중력, 주의력을 빼앗기고 산만해져서 많은 일을 한 것 같지만 제대로 된 일이 하나도 없는 경우가 더 많습니다.

② 조용한 상태를 유지하자.

지금 몰두하는 일 외에 다른 것들의 방해를 받지 않도록 합니다.

③ 충분한 수면을 취하자.

잠이 부족하면 집중이 안 됩니다. 부족한 수면 때문에 이후의 집중력이 흐트러지고 일을 제대로 할 수 없다면 차라리 충분히 자고 일을 제대로 집중력 있게 하는 것이 효과적입니다.

④ 즐겁게 하자.

사람들은 즐겁게 할 때 놀라운 집중력을 보입니다. 경험했을 것입니다. 자신이 좋아하는 TV 프로그램을 볼 때 주변 소리나 사물이 보이지 않을 정도로 집중합니다.

⑤ 적절한 운동을 꾸준히 하자.

집중력은 체력과도 큰 연관이 있습니다. 체력이 약하면 쉽게 피로해지고 피로해지면 집중력이 저하됩니다. 그러므로 적절한 운동을 꾸준히 해서 체력을 키우는 것이 집중력을 높이는 방법입니다.

2) 집중력 인지향상 활동 스킬

▶ 집중력 인지향상 활동 목표

집중력 인지향상 활동을 통해 뇌의 잠재력을 극대화하여 초점적 집중력, 지속적 집중력, 선택적 집중력, 변환적(교대적) 집중력, 동시적(분리적) 집중력을 최적화시키는 것을 목표로 합니다.

▶ 의미 부여

나이가 들수록 집중력이 약해지는 것은 두뇌의 집행기능이 쇠퇴하기 때문입니다. 집행기능이란 계획하고, 결정하고, 통제하는 능력으로 배로 치자면 선장의 역할입니다. 집행기능은 20대 초에 절정에 달한 뒤 점점 약해집니다. 그래서 집중력 인지향상 활동들로 어르신들의 집중력을 향상시켜야 합니다. 긴장과 흥분이 교차되며 두렵기까지 한 초집중의 순간하면 떠오르는 장면이 출발 총성을 기다리는 운동선수들의 모습일 것입니다. 그 모습을 지켜보는 관중조차도 심장이 멎을 듯 초집중하게 됩니다.

▶ 재미 창출

유머 달리기 경주

분식집 메뉴들도 달리기 시합을 합니다. 모두들 출발선상에 서서 출발 총성에 초집중합니다. 드디어 총성이 울렸고 달리기 시작했습니다. 치열한 경쟁 끝에 결승선에 1등으로 골인한 것은 만두였습니다. 만두가 기뻐하며 외쳤습니다.

"야~ 1등이다!"

하지만 이렇게 외치는 순간 만두가 실격됩니다. 이유는 간장을 찍고 오지 않아서입니다. 그래서 모두가 다시 시작했습니다. 이번에는 김밥이 1등을 하겠다고 독기를 품으며 힘을 딱 주었습니다. 워낙 힘을 주다 보니 옆구리가 터졌고 그때 총성은 울렸고 달리기 시작했습니다. 드디어 김밥이 1등을 했습니다. 그런데 심판이 김밥을 또 실격 처리합니다. 황당해진 김밥은 항의합니다.

"아~니 전 찍을 간장도 없잖아요?"

그러자 심판이 트랙을 가리켰습니다. 자세히 보니 떨어져 나간 햄이 달려오며 외치고 있었습니다.

"김밥~ 같이 가!"

▶ 초점적 집중력 향상 활동 1

<table>
<tr><td>활 동 명</td><td colspan="3">주의 집중 박수</td></tr>
<tr><td>활동 목표</td><td colspan="3">초점적 집중력 향상</td></tr>
<tr><td rowspan="2">기능적 개입</td><td colspan="2">신체기능</td><td>순발력, 집행기능 향상, 신체감각 활성화</td></tr>
<tr><td colspan="2">인지 기능</td><td>주의 집중력, 표현력 향상</td></tr>
<tr><td>활동 개입 방법</td><td colspan="2">멘트 & 동작</td><td>어르신! 가끔 누가 어르신 이름을 불렀는데도 듣지 못하고 대답 못하실 때 있으셨지요? 그렇게 되면 안전에도 상당히 위험합니다.
“어르신 자동차가 와요! 얼른 옆으로 비키세요!”라고 길 가던 사람이 말을 하는데 그 말을 못 알아 듣고 거기 그대로 계셨다간 정말 큰일 납니다. 그런 일이 없도록 저랑 이렇게 훈련해 보시겠습니다.

• 1단계: (지도자가 말한다) 박수 3번 시작! 박수 5번 시작!
• 2단계: 지도자는 자신의 말과 다르게 손가락을 편다.

예 지도자가 박수 3번 시작! 하면서 손가락은 두 개를 편다.
그러면 어르신들은 손가락 숫자가 두 개니 박수를 두 번 쳐야 한다.
그러므로 손가락에 집중을 해야 맞게 박수를 칠 수가 있다.

• 3단계: 1초 동안 박수 3번, 2초 동안 박수 7번
• 4단계: 5초 동안 박수를 몇 번 칠 수 있나 해본다.</td></tr>
</table>

▶ 쓸데 있는 이야기

2017년 연합뉴스에 이런 기사가 나왔습니다. “나이 들어도 20대 청년 뇌를 가진 ‘슈퍼노인’이 되는 길”이라는 헤드라인으로, 내용을 보면 미국 노스이스턴 대학의 리사 펠드먼 배럿(Lisa Feldman Barrett) 심리학 교수가 건강하고 활동적인 25세 청년에 맞먹는 기억력과 집중력을 가진 ‘슈퍼노인(superagers)’이 되고 싶다면, 외국어를 배우든 온라인 대학 강의를 듣든, 악기를 배우든 뇌를 피곤하게 만드는 활동을 하라고 합니다. 즉, ‘웩’ 하는 느낌이 들 정도로 부담스러운 정신 활동을 하라는 것입니다. “고통은 나약이 몸을 빠져나가는 현상일 뿐이다.”라는 미 해병대의 구호를 인용하면서 격렬하게 정신 집중을 할 때 심신의 피곤함과 같은 불편감이 생기지만 대신 더 날카로운 기억력과 더 큰 집중력이라는 정신적 근육을 키울 수 있다고 하였습니다(연합뉴스, 2017. 1. 3.).

▶ 초점적 집중력 향상 활동 2

<table>
<tr><td>활 동 명</td><td colspan="3">주사위 글 집중</td></tr>
<tr><td>활동 목표</td><td colspan="3">초점적 집중력 향상</td></tr>
<tr><td rowspan="2">기능적 개입</td><td colspan="2">신체기능</td><td>근력 운동, 집행기능 향상</td></tr>
<tr><td colspan="2">인지기능</td><td>기억력, 창의력 향상, 사회적 상호작용 기회 제공</td></tr>
<tr><td>인지향상 도구</td><td colspan="2">촉각적 매개체</td><td>글자 주사위, 소쿠리</td></tr>
<tr><td>활동 개입 방법</td><td>멘트 & 동작</td><td colspan="2">어르신! 얼마나 많은 단어를 말씀하실 수 있나 실험해 보겠습니다. 그렇다고 긴장하실 필요는 없습니다. 잘하신 분껜 선물? 따로 없으니 맘 놓고 해주세요. 방법은 맨 앞사람이 소쿠리 한 개를 머리에 쓰면 옆 사람이 그 소쿠리를 집어서 자신의 머리에 쓰고 또 그 옆 사람이 같은 방식으로 소쿠리를 머리에 씀으로 전달되다가 스톱하면 소쿠리 쓰고 계신 분께 제가 글자 주사위를 드릴 겁니다. 그러면 그 분은 주사위를 던져 주세요. 그때 던져서 나온 글자의 종류를 모두가 기억나시는 대로 말씀해 주시면 되겠습니다.
시범을 보여드리겠습니다.

• 글자 주사위 – 각 면에 '탕, 국, 꽃, 강, 산, 떡'이라고 적는다.</td></tr>
<tr><td>활동 개입 사진</td><td colspan="3">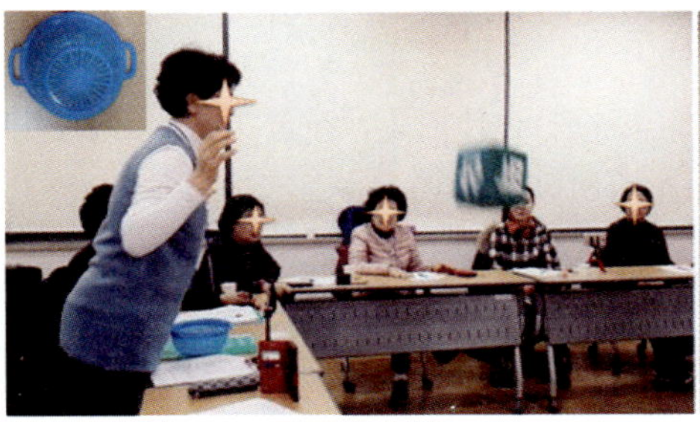 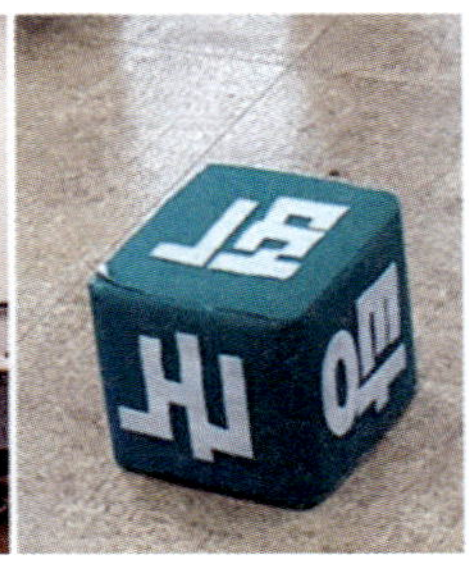</td></tr>
</table>

▶ 재미 창출

유머 간장게장

"간장게장은 밥도둑"이라며 광고하지요?

그래서 누가 간장게장이 진짜 밥도둑인지 실험을 했데요.

"제가 밥이랑 간장게장을 같이 두고 집중해서 쭉 지켜봤는데 간장게장은 그냥 가만히 있을 뿐 밥을 훔치지 않았어요. 반론을 하실 분 말씀해 보시죠." 그러자 한 사람이 "어이구~ 바보! 집중해서 지켜보니까 못 훔쳐갔지." 하더랍니다.

▶ 쓸데 있는 이야기

변화를 기대한다면 지속적이어야 합니다. 공부, 다이어트, 운동 모두가 지속해야 변화가 가능합니다. 무엇인가를 지속적으로 하신 경험이 많으신가요? 생각보다 지속적으로 해내는 사람은 많지 않습니다. '지속적'이라는 말뜻이 어떤 상태가 오래 계속되는 것이다 보니 포기하기 쉽습니다. 10시간 3일 동안 할 것을 30분씩 두 달로 나누어서 했다면 시간은 똑같은데 성과는 엄청 차이가 납니다. 후자가 훨씬 좋습니다. 지속성의 차이입니다. 그다지 길지 않은 시간을 매일 꾸준히 지속의 수단을 이용해서 우리가 새롭게 얻고자 하는 것들을 얻어냈다면 자신감이 생겨 다른 어떤 것도 시도하게 될 가능성이 큽니다. 그리고 지속하는 그 순간은 집중하기 마련이라 집중력도 같이 상승될 것입니다.

▶ 의미 부여

포천중문의대 스트레스 클리닉 전세일 교수는 "뇌파 진동을 하면 한 가지 동작에 집중하게 돼 몸이 편안하게 이완되는 알파파로 뇌파가 바뀐다."라고 하였습니다. 고개를 좌우로 움직이는 단순한 동작이 목과 어깨 근육의 이완을 통해 뇌로 가는 혈액순환을 돕고 뇌척수액의 순환을 통해 뇌의 노폐물을 제거합니다. 또한 잡념에서 벗어나 집중할 수 있도록 돕습니다. 사람들이 흔히 머릿속에 떠오르는 생각들을 멈추고 싶을 때 일반적으로 하는 행동 패턴이 머리를 좌우로 빠르게 흔드는 것인데 그것이 자연 치유적인 행동이었습니다.

▶ 지속적 집중력 향상 활동 1

<table>
<tr><td>활 동 명</td><td colspan="2">뇌파 진동</td></tr>
<tr><td>활동 목표</td><td colspan="2">지속적 집중력 향상</td></tr>
<tr><td rowspan="2">기능적 개입</td><td>신체기능</td><td>목, 어깨 근육 향상</td></tr>
<tr><td>인지기능</td><td>지속적 집중력 향상, 좌뇌 우뇌 발달</td></tr>
<tr><td>활동 개입 방법</td><td>멘트 & 동작</td><td>어르신! 고개를 좌우로 움직이는 단순한 동작을 '뇌파 진동'이라고 하는데 제대로 하면 집중력에 상당히 좋은 효과를 봅니다. 목과 어깨 근육의 이완을 통해 뇌로 가는 혈액이 원활하게 순환하고, 뇌척수액의 순환을 통해 뇌의 노폐물을 제거한다고 합니다. 또한 잡념에서 벗어나 집중할 수 있도록 돕는다고 하니 한두 번으로 그치지 마시고 지속적으로 계속해 주세요. 그러면 방법을 알려드리겠습니다.

① 양손 끝을 벌려 가슴 위 나란히 짚고 아래로 당기듯 누른다.
② 고개를 좌우로 흔들며 도리도리를 반복한다.
③ 양방향으로 고개가 돌아갔을 때 최대한 뒤로 시선을 고정한다.
④ 어지럽지 않을 정도로만 8번 지속적으로 반원을 그리며 돌린다.
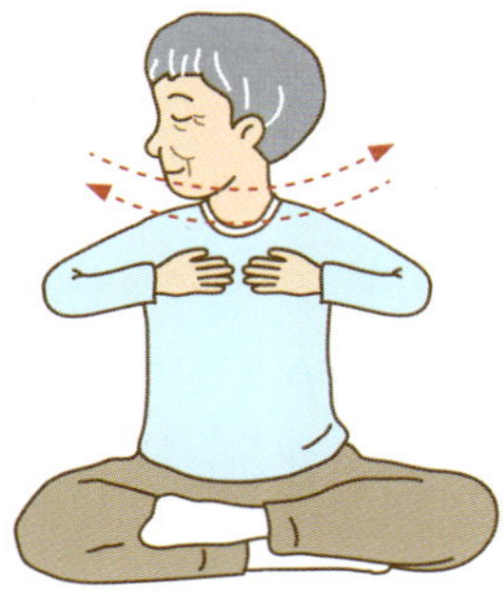</td></tr>
</table>

▶ 재미 창출

유머 나방

한 남자가 정형외과 진료실로 들어와 말했다.

"실례합니다. 저를 도와주실 수 있겠습니까? 저 자신이 나방인 것 같은 생각이 듭니다."

의사가 그 사람을 보더니 말했다.

"저는 정형외과 의사입니다. 선생님은 정신과로 가야 할 것 같은데요."

"네, 그건 저도 압니다."

"그걸 알면서 왜 여길 찾아온 겁니까?" 의사가 되물었다.

"저, 불이 켜져 있어서요."

유머 **거미를 냉장고에 넣는 법 3단계**

- 1단계 : 냉장고 문을 연다.
- 2단계 : 거미를 넣는다.
- 3단계 : 냉장고 문을 닫는다.

나비의 생일잔치에 모든 곤충들이 모였습니다.

그런데 한 마리만 못 왔대요?

뭘까요?

'거미'입니다.

왜냐면?

냉장고에 있잖아요.

▶ 의미 부여

미국 '하버드 헬스 퍼블리싱'이 매사추세츠 종합병원 '조엘 살리나스(Joel Salinas)' 박사에게 집중력 저하의 속도를 늦추는 방법을 물었습니다. 그 방법 중에 '어울리기'가 있었습니다. "외로움은 우울증, 불안, 스트레스의 원인이다. 이런 증상들은 모두 집중력을 떨어뜨리며 어울려 대화를 나누고 서로에 관한 정보를 업데이트하고 유지하는 사교생활은 두뇌의 집중력을 높이는 데 도움이 된다."라는 내용이었습니다. 이 내용을 보는 순간 떠오르는 단어가 있었습니다. 바로 '마당발!'이었습니다.

인간관계 잘 하는 사람을 우리는 '마당발'이라고 합니다. 사전적 의미로 마당발이란 '마당'과 '발'의 합성어입니다. '바닥이 마당처럼 넓고 평평하게 생긴 발'이란 뜻입니다. 그러나 여기서의 마당발은 '인맥이 두텁다'는 뜻이죠. 아마도 지금처럼 교통수단이 발달되지 않은 시절에는 직접 발로 뛰어야 인맥을 쌓을 수 있었으니 딱 맞는 표현이었습니다. 사람을 사귀는 것이 만나고 마음을 주고받는 행위이기 때문에 발이 없으면 있을 수 없는 일이니까요. 하지만 요즘 시대는 '발=인맥'의 공식이 퇴색되고 있습니다. 인터넷이나 스마트폰을 통한 네트워크 형성이 활발해지면서 '발이 넓다'라는 표현보다는 오히려 '손이 빠르다'가 맞을 듯합니다. 문명의 발달은 '속도'

를 중시하다 보니 인간관계 형성에도 변화가 일고 있습니다. 그렇지만 손으로만 맺은 관계는 한계가 있습니다. 범위는 넓되 깊이가 얕고, 지속적이기보다는 일회성일 확률이 높습니다. 이와 반대로 발로 맺은 관계는 범위는 좁되 깊이가 있고 지속적입니다. 집안에 경조사가 있으면 발이 움직여야 오게 되니 발을 무시할 수 없습니다. 인간관계란 진정성이 배어 있어야 하니 문자나 전화만으로는 결코 쉽지 않은 일입니다. 손발의 균형을 맞추는 것이 필요합니다.

▶ 지속적 집중력 향상 활동 2

<table>
<tr><td>활동명</td><td colspan="2">마당발 박수</td></tr>
<tr><td>활동 목표</td><td colspan="2">지속적 집중력 향상</td></tr>
<tr><td rowspan="2">기능적 개입</td><td>신체기능</td><td>순발력, 운동기능 향상, 신체감각 활성화</td></tr>
<tr><td>인지기능</td><td>지속적 집중력 향상, 성취감 경험</td></tr>
<tr><td rowspan="3">활동 개입 방법</td><td colspan="2">마당발 마당발 ✋✋ 엄지족 엄지족 ✋✋ 균형 균형 ✋✋
마당발 ✋ 엄지족 ✋ 균형 ✋
마당발 엄지족 균형 ✋✋
맞추자!</td></tr>
<tr><td>동작</td><td>• 마당발 마당발: 한 발씩 구르기
• ✋: 손뼉 한 번 치기
• 엄지족 엄지족: 한 손씩 엄지척
• 균형 균형 : 양팔 겨드랑이 붙여 손바닥 펴고 흔들기
• 맞추자!: 만세</td></tr>
<tr><td>멘트</td><td>어르신! 사람을 사귈 때 아무나 안 사귀시죠? 내 맘에 드는 사람을 사귀지요. 그러다 보니 인간관계의 폭이 넓은 사람도 있고 좁은 사람도 있습니다. 중요한 것은 만남 자체가 아니라 만남을 통해 만들어진 인간관계를 이어나가고자 하는 지속적인 노력입니다. 그러기 위해선 찾아가기도 하고 못 만날 땐 핸드폰 문자로라도 안부를 전하면서 이 둘을 균형 있게 맞추면 좋은 인간관계로 훨씬 사는 것이 재미날 것입니다. 어르신 좋은 인간관계를 위해 노력합시다. 그런 의미에서 마당발 박수 한번 해보시겠습니다.</td></tr>
</table>

▶ 지속적 집중력 향상 활동 3

활 동 명	거미네 집 (♬ '거미가 줄을 타고 올라갑니다')	
활동 목표	지속적 집중력 향상	
기능적 개입	신체기능	소근육 운동, 동작 능력 향상
	인지기능	눈과 손의 협응력, 지각 능력, 주의 집중력 향상
활동 개입 방법	거미가 줄을 타고 올라갑니다 거미가 줄을 타고 내려옵니다 거미네 집에 햇빛 비치면 거미네 집은 행복하구요 거미네 집에 비가 내리면 거미네 집은 찢어지겠네	
	동작	• 양손 엄지 검지를 어긋나게 붙여서 네모를 만든다. • 거미가 줄을 타고 올라갑니다: 네모를 위로 올려가며 만든다. • 거미가 줄을 타고 내려옵니다: 네모를 아래로 내려가며 만든다. • 거미네 집에: 양손 검지로 큰 네모를 그린다. • 햇빛 비치면: 양손 반짝반짝 • 거미네 집은: 양손 검지로 큰 네모를 그린다. • 행복하구요: 양손 가슴에 X자로 흔들기 • 거미네 집에: 양손 검지로 큰 네모를 그린다. • 비가 내리면: 열 손가락 위에서 아래로 내린다. • 거미네 집은: 양손 검지로 큰 네모를 그린다. • 찢어지겠네: 양손 양옆으로 뿌리치기
	멘트	손을 다양한 방법으로 움직이는 것은 신체 그 어느 부분의 움직임보다 뇌의 회로를 광대하게 활성화합니다. 특히 평소에 잘 쓰지 않는 손을 사용하면 반대쪽 뇌를 자극할 수 있습니다. 엄지 검지를 이용해 뇌를 자극해 보도록 하겠습니다.

▶ 재미 창출

유머 잘못된 만남

교제한 지 2년이 넘도록 남자가 결혼하자는 말을 하지 않아서 초조해진 여자가 결혼 이야기를 꺼냈더니 남자는 못 들은 척 떨떠름한 표정을 지으며 외면했다. 이대로는 도저히 안 되겠다 싶어서 여자가 남자에게 따졌다.

여자 : 도대체 결혼하자는 말만 나오면 왜 피하는 거예요?

남자 : 집안에서 반대가 너무 심해서 결혼 말을 꺼내지도 못해.

여자 : 누가 그렇게 반대를 하세요? 아버님? 어머님?

남자 : 아니.

여자 : 부모님이 아니면 도대체 누가 반대를 해요?

남자 : 내 마누라가.

▶ 의미 부여

우리에게 주어진 시간과 에너지는 한정되어 있어 많은 일을 완벽하게 해내기 어렵습니다. 그래서 많은 일 중에 단 한 가지를 선택해야 합니다. 성공한 사람들의 말을 들어보면 자신이 큰 성공을 거뒀을 때는 단 하나의 일에만 모든 정신을 집중했을 때라고 합니다. 반대로 일이 잘 풀리지 않을 때는 자신의 집중력이 여러 군데 분산되어 있었다고 말합니다. 어떤 일에 파고든다는 것은 자신이 할 수 있는 다른 모든 일들을 무시하고 반드시 해야 하는 일에 집중하는 것을 뜻합니다. 한 가지 일에 파고드는 것은 남다른 성과를 내기 위한 가장 간단한 방법입니다. 하나에 집중하는 사람들은 버리고, 선택하고, 집중합니다. 그리고 꼭 해야 하는 일에 우선순위를 둡니다. 세계적인 철강회사를 만든 '앤드류 카네기(Andrew Carnegie)'는 역사상 두 번째로 부유했던 사람입니다. 그는 '사업적 성공으로 가는 길'이라는 연설에서 다음과 같이 조언합니다.

"여기 성공의 기본 조건이자 위대한 비밀이 있습니다. 그것은 바로 여러분의 에너지와 생각과 돈을 현재 하고 있는 일 하나에만 집중하는 것입니다. 그리고 '달걀을 한 바구니에 담지 마라'는 말은 틀렸습니다. '달걀을 모두 한 바구니에 담고 그 바구니를 잘 지켜라'가 맞습니다."라고 했습니다.

우리는 멀티태스킹을 잘하는 사람을 부러워합니다. 그러나 멀티태스킹이 가능한 사람은 소수에 불과합니다. 대부분의 사람들은 그다지 효과적이지도 효율적이지도 않습니다. 보통 사람들이 멀티태스킹을 하다 보면 오히려 관련 없는 일에 푹 빠져 쓸데없는 시간을 보내는 경우가 많습니다. 그러면서 늘 시간이 부족하다고 말합니다.

하지만 성공한 사람들의 말을 들어보면 중요한 시간을 미리 정해두면 절대로 부족하지 않다고 합니다. 그날 정해둔 단 하나의 일을 마치고 난 다음 덜 중요한 일에 나머지 시간을 쓰면 된다고 합니다. 우리는 늘 과도한 계획을 세우고 한꺼번에 많은 일을 처리하려 듭니다. 성공의 열쇠는 우리가 하는 모든 일에서 발생하는 것이 아니라 우리가 잘하는 핵심적인 일에서 탄생하니 결국 자신에게 무엇보다 중요한 단 한 가지를 선택하고 집중해서 그것으로부터 최대의 효과를 이끌어내면 될 것 같습니다.

▶ 선택적 집중력 향상 활동

<table>
<tr><td>활 동 명</td><td colspan="3">고무신 배 전달</td></tr>
<tr><td>활동 목표</td><td colspan="3">선택적 집중력 향상</td></tr>
<tr><td rowspan="2">기능적 개입</td><td colspan="2">신체기능</td><td>눈과 손의 협응력</td></tr>
<tr><td colspan="2">인지기능</td><td>주의 집중력 향상, 상호교류, 소속감 향상</td></tr>
<tr><td>인지향상 도구</td><td colspan="2">촉각적 매개체</td><td>물 담은 고무신, 종이배</td></tr>
<tr><td rowspan="2">활동 개입
방법</td><td>멘트
&
동작</td><td colspan="2">어르신 주위를 한번 돌아보세요.
눈에 보이는 것이 여러 가지가 있지요?
지금 이 순간은 다른 것은 보지 마시고 여기에만 집중하십니다.
제가 고무신에 물을 담았습니다. 여기에 작은 종이배도 띄웠습니다.
앉으신 상태에서 반으로 나누어 청팀, 백팀으로 하겠습니다.
이 고무신을 팀별로 옆으로 전달하시는데 조심하셔야 합니다.
물이 쏟아지지 않고 고무신에 있는 종이배가 물에 잠기지도 않은 상태로 마지막 사람까지 무사히 전달되면 그 팀이 이긴 것으로 하겠습니다. 준비~ 시작!

• 물 담은 고무신에 종이배를 띄워 각 팀의 첫 번째 사람에게 준다.
• 지도자의 시작 신호에 맞춰 전달하기 시작한다.
• 고무신이 빨리 도착한 팀을 승리 팀으로 하지 않고 각 팀에 있는 고무신이 마지막 사람까지 무사히 도착하면 승리한 것으로 간주한다.</td></tr>
<tr><td colspan="3">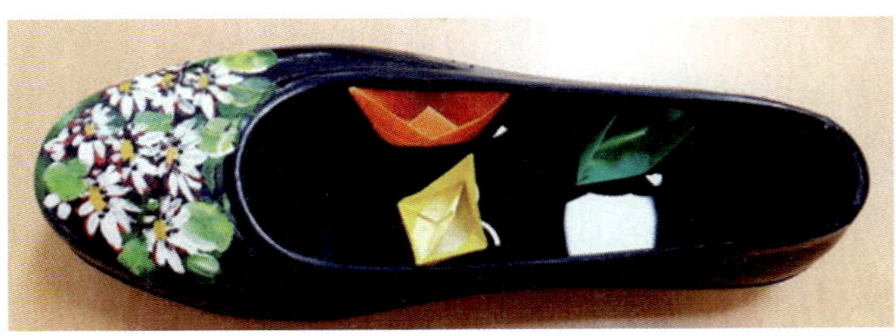</td></tr>
</table>

▶ 의미 부여

질문 드립니다. 왜 우리 손가락이 10개인지 아십니까?

제가 옛날에 헌책방에서 '시'를 보았는데 거기에 이렇게 적혀 있었습니다.

"우리 손가락이 10개인 이유는 우리가 엄마 배 속에서 열 달 동안 있었다는 사실을 기억하라고 손가락이 10개랍니다." 감동 받았습니다. 그래서 걸으면서 이왕이면 열까지 세어보겠습니다.

▶ 변환적(교대적) 집중력 향상 활동 1

<table>
<tr><td>활 동 명</td><td colspan="2">걸으면서 숫자 세기</td></tr>
<tr><td>활동 목표</td><td colspan="2">변환적(교대적) 집중력 향상</td></tr>
<tr><td rowspan="2">기능적 개입</td><td>신체기능</td><td>순발력, 집행기능 향상, 하체 근력 향상</td></tr>
<tr><td>인지기능</td><td>이중과제 수행 능력, 수리력, 주의 집중력 향상</td></tr>
<tr><td>활동 개입
방법</td><td>멘트
&
동작</td><td>어르신, 길 가시는데 누가 갑자기 나타나 길 물어보면 놀라서 넘어질 뻔하신 적 있으시지요? 그것은 어르신이 걷는 것에만 신경 쓰고 있었기 때문에 다른 것에는 신경을 쓸 수가 없었던 것입니다. 두 가지를 동시에 다할 수 있는 것을 '이중과제'라 하는데 이것이 안 되면 다칠 수가 있습니다. 그래서 이중과제 훈련을 한번 해보시겠습니다. 걸으면서 1~10까지 숫자를 세시는데 '국어시간' 하면 한글로, '수학시간' 하면 숫자로, '영어시간' 하면 영어로 '일어시간' 하면 일어로 숫자를 세십니다.

• 1단계: 국어시간 – 걸으면서 손뼉 치며 '하나, 둘, 셋… 열'
수학시간 – 걸으면서 손뼉 치며 '일, 이, 삼… 십'
영어시간 – 걸으면서 손뼉 치며 '원, 투, 쓰리… 텐'
일어시간 – 걸으면서 손뼉 치며 '이찌, 니, 산… 주'
• 2단계: 5의 배수, 3의 배수에 손뼉 치며 걷기</td></tr>
</table>

▶ 재미 창출

유머 걷기운동

체중이 많이 나가는 할아버지가 다리가 너무 아파 병원에 갔다.

의사 선생님은 "할아버지 살을 빼셔야 합니다. 그렇지 않으면 다리에 무리가 옵니다. 그리고 걷기운동 많이 하십시오."라고 말했다.

할아버지는 그 이야기를 친구에게 하며 "친구야 나 이제부터 걷기운동 많이 할 거야 두고 봐."라고 했다.

그러던 어느 날 친구가 해변가를 지나가고 있는데 걷기운동 많이 한다던 친구가 해변가에 웅크리고 앉아 수영복 입은 아가씨들만 넋을 놓고 보고 있었다.

그 광경을 본 친구는 "이보게 자네 지금 뭐하는 건가? 걷기운동 안 하고 망측하게." 그러자 할아버지는 "이 사람아 내가 이 쭉쭉 빵빵 아가씨들 보려고 4리를 걸어왔네. 4리를 걸어왔어~"

▶ 쓸데 있는 이야기

미국에 있는 '메이요 클리닉 노화연구소'가 70세 이상 노인 1,478명을 대상으로 걸음 속도와 인지기능 관계를 연구한 결과, 320명이 두드러지게 인지기능이 감소했는데 이들은 모두 걸음걸이가 둔해지고 걷는 속도가 줄어들었다고 보고합니다. 결국 스피드가 줄어든 분들은 전반적으로 모든 기능이 다 떨어지게 되더라는 것입니다. 인지기능이 나빠지는 것은 금방 파악하기 어렵지만 신체적인 변화는 관찰력만 있으면 금방 알 수가 있습니다. 우리의 걸음 속도는 혈압, 심박수, 호흡, 체온 및 통증과 함께 신체 상태를 모니터링하는 생체신호라고 합니다. 치매는 대략 10~15년의 잠복기를 갖는데 이 기간에는 의학적 진단이 쉽지 않습니다. 기억과 학습에 관여하는 신경세포들의 60~70%가 죽어 없어지거나 제 기능을 다하지 못 할 때까지 인지기능은 작동되기 때문입니다.

특히, 치매 초기의 3~5년간은 증상이 전혀 없으며 현재 의학기술로는 그 무증상기간 동안 치매를 예측할 수 있는 방법이 없습니다. 그래서 대게 사람들이 치매 증상이 나타난 65세 전후로 검사와 진단을 받습니다. 65세에 치매가 발병했다면 치매는 50세부터 시작됐다는 말입니다. 만일 50세 무렵에 치매를 예측할 수 있다면 15년 앞당겨서 치료를 할 수 있다는 뜻입니다. 걸음걸이가 중요한 이유가 여기에 있습니다. 무증상기에 나타나는 가장 큰 변화가 바로 걸음걸이 특히 걸음 속도입니다. 노화가 오고 근력이 감소하면 걸음 속도가 느려지는데 이때 일반적인 노화라면 완만하게 속도가 떨어지는 반면, 경도인지장애나 치매를 앓는 경우 걸음 속도는 급격하게 떨어집니다. 거기에 걸음걸이 모양과 방향, 보폭, 균형감 등에도 변화가 옵니다. 그런데 정작 본인은 이런 변화를 인지하지 못합니다. 현재 의학으로 치매를 확실히 치료하는 방법은 없습니다. 그래서 예방이 중요합니다.

▶ 변환적(교대적) 집중력 향상 활동 2

<table>
<tr><td>활 동 명</td><td colspan="3">열나는 박수 / 헐렝이 박수</td></tr>
<tr><td>활동 목표</td><td colspan="3">변환적(교대적) 집중력 향상</td></tr>
<tr><td rowspan="2">기능적 개입</td><td colspan="2">신체기능</td><td>대근육 운동 향상, 신체감각 활성화</td></tr>
<tr><td colspan="2">인지기능</td><td>변환적 집중력 향상</td></tr>
<tr><td>활동 개입 방법</td><td colspan="2">멘트 & 동작</td><td>어르신 손주 이름이 갑자기 생각이 안 나시면 부끄러워 마시고 “이 할미가(이 할아비가) 정신이 없네. 우리 이쁜 손주 이름이 뭐더라?” 하시며 물어보세요. 그리고 누군가 알려드릴 때 집중해서 들으세요. 그러면 기억에 오래 남으실 겁니다.
우리 손주 이름 기억 잘 나게 이렇게 한번 해 보십시다.

① 열나는 박수
열나는 박수 준비! – 짝~ 짝~ (한 손씩 앞으로 내밀기)
박수 세 번 시작 –
박수 다섯 번 시작 –
박수 두 번 시작 –
박수 영 번 시작 – 안 친다.
② 헐렝이 박수
헐렝이 박수는 박수 치시다 마지막에 헐렝이 하십니다.
헐렝이 박수 3번 – 헐렝이
헐렝이 박수 5번 – 헐렝이
헐렝이 박수 2번 – 헐렝이</td></tr>
</table>

▶ 재미 창출

저는 개인적으로 한 번에 두 가지 이상을 같이 하는 동시적(분리적) 집중력이 약합니다. 그래서 몇십 년째 장롱 면허증으로 운전을 못합니다. 제가 운전 면허증을 취득할 그 당시만 해도 좀 해볼 만했는데 지금은 차가 너무 많이 생겨서 이젠 포기했습니다. 이 얘기를 수업시간에 했더니 한 남성이 “저도 그런데 동시적 집중력이 떨어져서 그렇군요." 하면서 한마디 더 하셨습니다. "아 참! 그런데 생각해 보니 동시에 되는 것도 있어요. 샤워하면서 오줌 싸기." 그래서 모두가 한바탕 웃었습니다.

▶ 동시적(분리적) 집중력 향상 활동

활동명	따로 또 같이	
활동 목표	동시적(분리적) 집중력 향상	
기능적 개입	신체기능	소근육 운동, 순발력, 집행기능 향상
	인지기능	좌뇌 우뇌 발달, 주의 집중력 향상
활동 개입 방법	멘트 & 동작	어르신, 이 동작은 상당히 어렵지만 좌뇌 우뇌가 동시에 발달하는 고차원적인 뇌운동입니다. 이 동작을 잘해 보려고 애쓰는 그때 뇌가 가장 많이 발달합니다. 어르신들의 뇌운동 차원에서 하시는데 집중하지 않으면 안 됩니다. 두 가지를 동시에 해야 하기 때문에 틀리는 것이 당연합니다. 자 지금부터 해보시는데 먼저 한 손씩 동작을 익히시고 그다음 동시에 해보시겠습니다. ① 오른손 – 손가락 접었다 펴며 1~10까지 센다. ② 왼손 – 주먹 보 번갈아 낸다. ③ 양손을 동시에 해본다. ④ 양손을 바꿔 해본다.

▶ 의미 부여

'발명왕' 에디슨(Edison)이 2,000번의 실패를 겪고 전구를 발명하여 떠들썩했을 때 기자가 에디슨에게 2,000번 실패했을 때 기분을 묻자, 에디슨은 "나는 한 번도 실패한 적이 없습니다. 단지 전구가 빛을 내지 않은 2,000가지 원리를 알아냈을 뿐입니다."라고 대답했습니다. 어르신들과 집중력 인지향상 활동을 하다가 잘 안될 때는 안되는 이유를 찾아내고 될 때까지 하면 안될 리가 없습니다. 왜냐? 저도 하고 있으니까요.

개그맨 이수근 씨가 강호동 씨에게 말합니다.

"형은 잘하니까 오래 하는 거지?"

강호동 씨 왈 "아니 오래 하니까 잘하는 거야."

4. 언어 능력 인지향상 활동

1) 언어 능력 개념 및 이해

▶ 언어 능력의 개념

인간은 자기 모국어를 자유롭게 조작할 수 있는 불가사의하게 보이는 암묵적 지식(tacit knowledge)을 지니고 있는데 이를 언어 능력(linguistic competence)이라고 합니다. 언어를 자유롭게 조작할 수 있는 능력이란 그 언어를 자유롭게 말하고, 듣고, 이해하는 능력을 모두 포함합니다(교육심리학 용어사전). 언어 능력은 자발적인 언어표현 능력 즉, 따라 말하기 능력, 이름 대기 능력, 언어 이해력, 쓰기 및 읽기 능력 그리고 사회 언어적 능력(sociolinguistic competence: 사회적 맥락에 맞게 의사소통을 진행할 수 있는 능력) 등으로 나눌 수 있습니다.

▶ 언어 기능

언어 기능(language function)은 언어를 사용함으로써 어떤 목적을 달성할 수 있는 기능으로 서술하기, 요구하기, 인사하기, 응답하기 따위가 이에 해당됩니다.

▶ 언어 장애 증상

보통 언어 장애라 하면 구음 장애를 말합니다. 구음 장애란 말을 할 때 필요한 입안의 근육을 움직이는 데 이상이 있어서 발생하며 뇌졸중 환자에게서 흔히 볼 수 있습니다. 여기서 말하는 언어 장애는 치매로 인한 언어 장애로 치매 초기에 흔히 나타나는 증상으로 하고 싶은 말의 표현이 금방 나오지 않거나, 사물의 명칭을 대지 못하여 '그거, 저거', '거시기' 등 대명사로 표현하는 증상입니다. 언어 장애 증상을 다음과 같은 사례를 들어 정리해 볼 수 있습니다.

첫째, 했던 말을 반복해서 하는 경우입니다. 했던 말을 반복해서 끊임없이 하거나 물어보고 계속 먹을 것을 달라고 이야기하는 경우가 이에 해당됩니다.

둘째, 작화증(作話症)을 들 수 있습니다. 없는 말을 만들어서 하거나 다른 사람에게 가족이 자신을 학대한다고 말합니다. 또한 가족이 밥을 주지 않는다고 이야기하고 다니는 경우가 이에 해당됩니다.

셋째, 폭력적 언어를 구사하는 경우가 이에 해당됩니다. 대표적으로 가족에게 욕설을 하거나 고함을 지르며 악을 쓴다거나 특정한 사람을 험담하는 경우가 이에 해당됩니다.

넷째, 실어증 장애를 보이는 경우입니다. 말의 의미를 이해하지 못하고 엉뚱한 대답을 하거나 말하는 것이 두서가 없고 단어를 잊어버려 말을 하지 못하고 소리만 내는 경우가 이에 해당됩니다.

▶ 언어의 구분

언어는 '수용 언어'와 '표현 언어'로 구분될 수 있습니다. 수용 언어는 말의 의미를 이해하는 언어의 수준을 말합니다. 예를 들면 "손수건 어디 있나요?"라고 여쭤보았을 때 어르신이 주위를 둘러보며 손수건을 가리킬 때 손수건의 의미를 이해하는 것입니다. 표현 언어는 말 그대로 발음기관, 즉 입을 통해서 표현되는 것을 의미합니다. 우리가 보통 말하는 "말을 잘 해요."에서의 '말'은 표현 언어를 의미하는 것으로 표현 언어는 어르신의 입을 통해서 표현이 가능한 말의 표현 정도를 말합니다. 따라서 수용 언어에 장애가 있다면 말을 듣고 이해하는 데에 어려움이 있음으로 표현 언어에도 어려움을 갖게 됩니다.

2) 언어 능력 인지향상 활동 스킬

▶ 언어 능력 인지향상 활동 목표

언어는 인간의 일반적인 의사소통의 수단으로써 청각적인 수단을 사용하는 기호 체계입니다. 그러므로 언어는 인간의 소통과 사고의 기반이 되는 동시에 소통과 사고에 영향을 미치기도 합니다. 그리고 모든 이해 능력은 언어력에서 시작되므로 언어 능력 인지향상의 다양한 활동을 통해 어르신의 언어구사 능력을 향상시키고 수용 언어와 표현 언어를 확장시켜 원활한 의사소통을 할 수 있도록 합니다.

▶ 언어 능력 인지향상 활동 지도 시 유의사항

- 어르신의 수준에 맞추어서 한다.
- 설명을 할 때는 입술 모양을 정확하게 하며 천천히 말한다.
- 언어만으로 표현하지 않고 비언어적인 요소인 표정, 제스처를 적극 활용한다.
- 어르신의 상황과 상태를 사전에 파악하여 보조 선생님의 협조를 구하도록 한다.
- 보조 선생님의 활동이 용이하도록 공간이 확보되어 있어야 한다.
- 언어 자극은 즐겁고 재미있어야 한다.

▶ 수용 언어 능력 향상 활동 1

활 동 명	발음 연습		
활동 목표	수용 언어 능력 향상		
기능적 개입	신체기능	구강운동, 청력기능 강화	
	인지기능	발성, 주의 집중력 향상	
활동 개입 방법	멘트 & 동작	어르신! 어르신이 원하시는 것을 얻으려면 말을 잘 하셔야 되겠지요? 발음이 정확해야 말이 잘 전달됩니다. 그래서 발음 연습을 해보시겠습니다. 따라 하십니다. 가갸 거겨 고교 구규 그기 나냐 너녀 노뇨 누뉴 느니 다댜 더뎌 도됴 두듀 드디 … 하햐 허혀 호효 후휴 흐히	

▶ 재미 창출

유머 혀 짧은 스토리 ①

어느 혀 짧은 아이가 버스에 올라 기사에게 물었다.

"아씨, 이 버스 천냔리(청량리) 가요?"

기사는 인상을 쓰고 못 들은 척하고 있었다. 그러자 아이가 또 물었다.

"아씨, 이 버스 천냔리 가냐구요?"

갑자기 기사가 벌떡 일어나 아이를 쥐어박았고 깜짝 놀란 아이가 울음을 터뜨렸다. 곁에 있던 손님이 기사에게 말했다.

"아니, 왜 괜한 애를 쥐어박고 그래요?"

손님이 따지자 기사가 돌아보며 하는 말, "이 색히가 내 흉내 내잖아요!"

유머 **혀 짧은 스토리 ②**

혀 짧은 강도가 들어와 소리쳤다.

"꼰딱 마!"

그러자 주인 왈, "앗! 깐딱이야."

▶ 수용 언어 능력 향상 활동 2

<table>
<tr><td>활동명</td><td colspan="3">시계 소리
(♬ '시계')</td></tr>
<tr><td>활동 목표</td><td colspan="3">수용 언어 능력 향상</td></tr>
<tr><td rowspan="2">기능적 개입</td><td colspan="2">신체기능</td><td>구강운동, 청력기능 강화</td></tr>
<tr><td colspan="2">인지기능</td><td>언어 이해력, 주의 집중력 향상</td></tr>
<tr><td rowspan="3">활동 개입 방법</td><td colspan="3">시계는 아침부터 똑딱똑딱
시계는 아침부터 똑딱똑딱
언제나 같은 소리 똑딱똑딱
부지런히 일해요~</td></tr>
<tr><td>동작</td><td colspan="2">손뼉 치며 노래를 부르다 '똑딱똑딱' 가사에는 손뼉 치는 것을 멈추고 혀로만 '똑딱똑딱' 소리를 낸다.</td></tr>
<tr><td>멘트</td><td colspan="2">어르신! 발음을 잘 하려면 혀운동을 평소에 하십시오. 혀가 부드럽게 잘 돌아가야 말이 잘 나옵니다. 뇌를 자극하는 방법 중에 하나가 또 혀운동이라 혀를 운동하면 뇌운동도 됩니다. '시계' 노래에 맞춰서 혀 운동을 해보시겠습니다.</td></tr>
</table>

▶ 의미 부여

예전에는 사람들이 사람을 평가할 때 무얼 보고 평가했을까요? 그 사람의 외모, 그 사람의 명함, 그 사람의 말이나 말투, 뭐 이런 걸 가지고 '아~ 이 사람은 이런 사람일 거야.'라고 평가를 했을 겁니다. 현대는 소셜 네트워크 서비스(SNS)를 통해 올라온 그 사람의 글을 보고 그 사람을 평가하기도 합니다. 글은 그 사람의 말이기 때문에, 말은 곧 그 사람의 인격이기 때문입니다. 강의는 말로 합니다. 어떤 어휘를 쓰느냐에 따라 평가가 달라집니다. 그렇다면 어떤 강의가 가장 힘 있는 가장 기억에 남는 강의가 될까요? 제 생각엔 울림이 있는 강의가 되어야 한다고 봅니다. 그 울림은 말하는 사람의 마음 상태가 말을 통해서 나가게 되니 강사가 어떤 마음을 가지느냐가 중요할 것 같습니다.

▶ 재미 창출

한 어르신이 다른 어르신에게 이야기합니다.

"복지관에서 강사로부터 들은 이야긴데 100m 밖에서 아내를 불렀는데 대답이 없으면 조금 늙은 거고, 50m 밖에서 불렀는데 대답이 없으면 많이 늙은 거고, 5m 밖에서 불렀는데 대답을 못하면 심각한 상태래. 그래서 내 아내가 얼마나 늙었는지 궁금해서 실험을 해보기로 하고 100m쯤에서 할멈을 불러 보았어."

"여보! 오늘 저녁 메뉴가 뭐야?" 아무 대답이 없었어.

'아, 마누라가 많이 늙었나 보다.' 싶어 다시 50m쯤 와서 다시 불러 보았어.

"여보! 오늘 저녁 메뉴가 뭐야?" 역시 대답이 없었어.

'아! 내 마누라가 이렇게 늙었단 말인가.' 하며 다시 5m쯤 거리에서 불러 보았어.

"여보! 오늘 저녁 메뉴가 뭐냐구?" 또 대답이 없었어.

'내 마누라가 완전 맛이 갔구나!' 싶어 주방에서 음식을 열심히 만들고 있는 아내의 뒷모습을 바라보니 측은한 마음이 들었어. 등 뒤에서 할멈의 어깨를 감싸며 나직이 물었어.

"여보! 오늘 저녁 메뉴가 뭐냐구?"

그러자 할멈이 벼락같은 큰 소리로 화를 내며 말했어.

"이 양반이 귀가 먹었나! 내가 수제비라고 몇 번을 말한 줄 알아?"

그렇게 혼줄이 나고 나서 나는 보청기를 샀다네. 아주 잘 들려.

"자식들도 알아?"

"아직 몰라! 일부러 말 안했어. 내가 보청기 산 뒤부터 유서를 다섯 번이나 고쳤어. 아직도 고치고 있다네. 잘했지!"

"말을 잘하려면 먼저 잘 들어야 한다."

– 조벽 교수 –

▶ 쓸데 있는 이야기

어르신들은 노화로 청력이 떨어지니 말을 잘 하기가 좀 어렵습니다. 청각과 시각 기능이 떨어질 경우 치매 위험이 높아진다는 연구 결과도 있습니다.

서울신문 2021-04-08 기사

청력·시력 떨어지면 치매 위험 높아져

강원대 의대 연구팀이 '나이가 들어 청각과 시각기능이 떨어질 경우 치매 위험이 높아진다.'는 연구 결과를 미국 신경학회에서 발행하는 국제학술지 「신경학」 8일자에 발표했다.

연구팀은 58~101세의 남녀 6,520명을 대상으로 6년 동안 청각 및 시각기능 저하 정도와 인지 능력을 측정했다. 조사 대상자들은 연구 첫해 932명은 정상적인 시각과 청각을 갖고 있었으며 2,957명은 시각과 청각 중 하나의 감각에 이상이, 2,631명은 두 기능 모두 이상이 있었다. 이 중 두 감각에 모두 장애가 있는 사람들은 다른 이들보다 치매환자가 약 2배나 많은 것으로 조사됐다. 이후 6년 동안 각 집단별로 치매 발병률을 조사한 결과 두 감각에 모두 이상이 있는 집단이 정상 집단보다 치매환자가 7배나 많아진 것으로 확인됐다.

– 유용하 기자 –

▶ 청력상실 어르신과의 의사소통 시 주의사항

- 조용한 환경을 조성한다.
- 대상자를 바로 쳐다보고 밝은 방에서 의사소통한다.
- 천천히 낮은 목소리로 시간적 여유를 가지고 말한다.
- 중요한 내용은 적어서 전달한다.
- 청각 보조기 조절을 돕는다.
- 정보를 제공하는 데 더 많은 시간을 할애한다.
- 대상자의 의사소통 유형에 익숙해지도록 한다.

▶ 재미 창출

유머 공양미 삼백 석

사오정이 길을 가다가 깊은 웅덩이에 빠졌다.

사오정 : 사… 살려 주세요! 사… 살려 주세요!

때마침 지나가던 스님이 그 소리를 듣고서 구해주었다.

사오정 : 이 으… 은혜를 어… 어떻게 갚아야 할까요?

스　님 : 괜찮습니다. 다 부처님의 자비인걸요.

그래도 뭔가를 하겠다고 우기는 사오정.

사오정 : 꼬… 꼭 으… 은혜를 가… 갚게 해주세요. 네? 스님.
무… 무엇을 어… 어떻게 하면 조… 좋을까요?

스　님 : 정히 뜻이 그러시다면 부처님께 공양미 삼백 석만 바치세요.

사오정 : 예. 그… 그렇게 하겠습니다. 정말 가… 감사합니다.

다음 날 법당에는 '고양이 삼백 마리'가 우글우글~ 했다고 한다.

▶ 수용 언어 능력 향상 활동 3

<table>
<tr><td>활 동 명</td><td colspan="3">노래 따라 단전 치기
(♬ '통통통통')</td></tr>
<tr><td>활동 목표</td><td colspan="3">수용 언어 능력 향상</td></tr>
<tr><td rowspan="2">기능적 개입</td><td colspan="2">신체기능</td><td>신체감각 활성화, 집행기능 향상</td></tr>
<tr><td colspan="2">인지기능</td><td>언어 능력, 표현력, 주의 집중력 향상</td></tr>
<tr><td rowspan="3">활동 개입 방법</td><td colspan="3">도도도도도 무릎입니다 / 레레레레 배꼽입니다 / 미미미미 가슴입니다
파파파파 어깨입니다 / 솔솔솔솔 머리입니다 / 팔랑팔랑팔랑팔랑
건강합니다.</td></tr>
<tr><td>동작</td><td colspan="2">단전을 치다가, 말하는 신체 부위에 손을 댄다.</td></tr>
<tr><td>멘트</td><td colspan="2">단전 치기는 아래 복부에 기운이 모이는 단전을 치거나 두드리는 동작으로 복부가 자극될 수 있는 운동입니다. 손바닥 또는 주먹으로 단전을 팡팡 치기만 했는데도 온몸이 후끈해지고 땀이 나는 자신을 발견하실 겁니다. 복부에는 몸 전체의 60%의 혈액이 몰려 있어 단전을 치면 복부가 자극되어 혈액 순환에도 아주 효과적이랍니다.</td></tr>
</table>

▶ 감동 예화

영국의 한 시골 병원에 초라한 행색의 부인이 찾아와 애원했습니다.

"의사 선생님! 지금 제 남편이 죽어 갑니다. 제발 살려 주세요."

의사가 하던 일을 멈추고 서둘러 왕진 가방을 챙겨 들었습니다. 그런데 부인은 의사의 눈치를 살피며 이렇게 말했습니다.

"죄송합니다만 선생님께 미리 말씀드리는데 저는 지금 가진 돈이 한 푼도 없습니다."

의사가 대꾸했습니다.

"그게 무슨 대수라고, 사람부터 살려야지요."

의사는 그 즉시 부인을 따라 어느 낡고 초라한 집에 도착했습니다. 그리고 서둘러 쓰러져 누운 부인의 남편을 진찰해 보고 나서 말했습니다.

"큰 병은 아니니 안심하십시오."

"선생님, 정말 감사합니다."

"병원으로 잠시 저와 함께 가시지요."

병원으로 돌아온 의사는 부인에게 작은 상자를 하나 건넵니다.

"이 상자를 반드시 집에 가서 열어 보세요. 그리고 이 안에 적힌 처방대로 하면 남편 분의 병은 금세 나을 겁니다."

부인은 의사가 시키는 대로 집에 돌아와 그 상자를 열어 보았습니다. 놀랍게도 상자 안에는 처방 약 대신 한 뭉치의 지폐가 들어 있었습니다. 그리고 작은 쪽지에 이런 글이 씌어 있었습니다.

'처방전 – 남편 분은 극도의 영양실조 상태입니다. 이 돈으로 뭐든 드시고 싶은 음식을 사 드리세요.'

부인은 감격한 나머지 눈물을 떨어뜨리며 오랫동안 그 처방전을 들여다보았습니다. 부인에게 친절을 베푼 이 사람이 바로 평생 사랑의 인술을 펼친 영국의 유명한 의사 '올리버 골드스미스(Oliver Goldsmith)'였습니다.

▶ 수용 언어 능력 향상 활동 4

<table>
<tr><td>활 동 명</td><td colspan="2">말 물구나무</td></tr>
<tr><td>활동 목표</td><td colspan="2">수용 언어 능력 향상</td></tr>
<tr><td>기능적 개입</td><td>인지 기능</td><td>언어 이해력, 주의 집중력, 순발력 향상</td></tr>
<tr><td>활동 개입 방법</td><td>멘트&동작</td><td>어르신! 거꾸로 말해보기 한번 해보실까요? 우리말이 얼마나 우수한지 거꾸로 말해도 말이 되는 단어들이 많아요. 정말 신기합니다.
제가 하는 말을 거꾸로 해보시는데 어떻게 하시냐면요? 다 같이 손뼉 치시면서 "우리 모두 다 같이 거꾸로 말하기" 하고 시작합니다.

"우리 모두 다 같이 거꾸로 말하기"
세월 → 월세, 방금 → 금방, 수고 → 고수, 장사 → 사장… 역경!

역경을 거꾸로 하면 경역(력)이 됩니다. 그동안 살아오신 어르신들의 역경이 경력이 되어 어르신의 이름을 더욱 빛내주는 멋진 삶을 사시기 바랍니다.

꿀팁
다양한 단어를 사용해 어르신들이 흥미를 느끼게 하고, 유쾌하게 우리말에 대한 감각을 일깨워 주도록 한다.</td></tr>
</table>

▶ 수용 언어 능력 향상 활동 5

<table>
<tr><td>활 동 명</td><td colspan="2">'파' 이름 대기</td></tr>
<tr><td>활동 목표</td><td colspan="2">수용 언어 능력 향상</td></tr>
<tr><td>기능적 개입</td><td>인지기능</td><td>언어 이해력, 창의력 향상, 사회 언어적 능력 향상</td></tr>
<tr><td rowspan="2">활동 개입 방법</td><td colspan="2">다 같이 : "우리 모두 다 같이 '파' 이름 대기"
지도자가 손으로 한 팀을 가리키며 : "여기는?"
팀별로 대답하기 : "대파 / 쪽파 / 실파 / 양파 / 허파 / 소파 / 고주파 / 골파 / 노파"</td></tr>
<tr><td>멘트 & 동작</td><td>요리할 때 들어가는 '파'가 있습니다. 이것은 뿌리, 줄기, 잎까지 버릴 것이 하나도 없습니다. 파는 특유의 알싸한 매운맛과 향을 내주어 음식의 맛을 내줄 뿐만 아니라 각종 질병 예방과 치료에 좋습니다.
파 종류가 많지요? 어떤 '파'가 있는지 어르신들 말씀해 보시는데 다 같이 손뼉 치시면서 "우리 모두 다 같이 '파' 이름 대기" 하십니다. 그리고 제가 손으로 "여기는?" 하면 가리킨 쪽 어르신들만 대답을 하십니다. 이제 시작합니다. 준비! 시작!

지도자가 지시하는 팀만 '파'자로 끝나는 단어를 말하게 한다. 그 팀에서 어느 누구라도 해당되는 말을 하면 인정하고 통과, 다른 팀으로 넘어간다. 만약 아무도 답을 못하면 그 팀에겐 "공부하고 계세요." 하고 다른 팀으로 넘어갔다가 다시 돌아와 그 팀에 또 기회를 준다.

더 이상 '파' 이름이 나오지 않으면 "어르신들 대단하십니다. 저는 이미 생각이 안 났는데 지금까지 하시다니 잘하셨습니다. 제가 어르신들께 드리고 싶은 파가 있습니다. 어떤 파일까요?"라고 질문한다.
정답은 "안 아파!"입니다.</td></tr>
</table>

▶ 재미 창출

유머 할매는 뭐요?

할머니가 길을 가고 있는데 골목에서 조폭들이 기 싸움을 하고 있었다.

"넌 무슨 파냐?" "난 쌍칼파다."

"너는?" "용가리파다."

"넌?" "지상파다."

그러다 조폭들이 그 모습을 지켜보고 있던 할머니를 발견하고 물었다.

"할매는 뭐요?"

"나는 노파다."

▶ 수용 언어 능력 향상 활동 6

<table>
<tr><td>활 동 명</td><td colspan="3">나는 건강합니다
(♬ '나는 행복합니다' 개사곡)</td></tr>
<tr><td>활동 목표</td><td colspan="3">수용 언어 능력 향상</td></tr>
<tr><td rowspan="2">기능적 개입</td><td colspan="2">신체기능</td><td>신체감각 활성화, 집행기능 향상</td></tr>
<tr><td colspan="2">인지기능</td><td>언어 능력, 주의 집중력 향상</td></tr>
<tr><td rowspan="3">활동 개입
방법</td><td colspan="3">1절) 두뇌 건강합니다 두뇌 건강합니다 두뇌 건강합니다
정말 정말 건강합니다
2절) 상체 건강합니다 상체 건강합니다 상체 건강합니다
정말 정말 건강합니다
3절) 하체 건강합니다 하체 건강합니다 하체 건강합니다
정말 정말 건강합니다</td></tr>
<tr><td>동작</td><td colspan="2"><table>
<tr><th>가사</th><th>동작</th></tr>
<tr><td>1절) 두뇌 건강합니다</td><td>양손 끝으로 머리 양쪽 두드림</td></tr>
<tr><td>2절) 상체 건강합니다</td><td>양손 X자로 포개어 가슴 두드림</td></tr>
<tr><td>3절) 하체 건강합니다</td><td>양손으로 양쪽 다리 두드림</td></tr>
<tr><td>후렴) 정말 정말 건강합니다</td><td>분수 박수</td></tr>
</table></td></tr>
<tr><td>멘트</td><td colspan="2">"말이 씨가 된다."는 속담이 있습니다. 이 말은 평소에 자주 사용하던 말이 어느 날 그 결과로 나타나기 때문에 말을 신중하고 긍정적으로 해야 한다는 뜻입니다. 달라지고 싶다면 사용하는 단어부터 바꿔야 합니다. 건강하고 싶으면 건강하다고 자꾸 말을 하면 되지 않겠습니까? 그런 의미에서 가수 윤항기 씨가 부른 '♬ 나는 행복합니다' 노래를 개사해서 불러보시겠습니다.</td></tr>
</table>

▶ 의미 부여

가사의 메시지는 노래를 부르는 사람의 정신이 되므로 노래 활동이 긍정적 경험이 될 수 있도록 가사 일부를 수정하여 사용할 수 있습니다. 이는 현재 상황을 긍정적으로 수용하고 적응하며 성숙한 삶을 만들어 가는 데 도움을 줍니다. 사람의 시각은 새로운 장면에 쾌감을 느끼고, 청각은 친숙한 소리에 마음을 여는 것처럼 친숙한 음악일 때 자연스럽게 몸을 흔들며 따라 부르고 자신감을 보입니다. 그리고 어르신들에게 동작을 요구할 땐 한 번에 하나씩 부탁하는 것이 중요합니다. 한 번에 너무 많은 일을 처리하려고 하는 행동 역시 뇌를 지치게 하고 손상에 이르게 한다는 연구 결과가 있습니다.

▶ 표현 언어 능력 향상 활동 1

활 동 명	인사 나누기	
활동 목표	표현 언어 능력 향상	
기능적 개입	신체기능	팔운동, 집행기능 향상
	인지기능	언어 능력 향상, 사회적 상호작용을 위한 기회 제공
활동 개입 방법	멘트 & 동작	어르신, 만나서 반갑습니다. 오늘 이렇게 이곳에 오신 거 예삿일 아닙니다. 우리 모두가 밤새 안녕했기 때문입니다. 귀한 오늘을 선물 받았는데 대충 살면 안 되겠지요? 그럼 어떻게 살 건가요? 이렇게 표현해 보십시다. "준비!" 하면 양쪽 주먹을 쥐고, 눈웃음을 지으며 "눈웃음 확실히"라고 말합니다. • 옆 사람과 오른손 주먹을 마주 대며 – "오잘" (오늘도 잘해 보자) • 왼손 주먹을 마주 대며 – "오즐" (오늘도 즐기자) • 양쪽 주먹을 마주 대며 – "오행" (오늘도 행복하자) • 양쪽 주먹을 가슴으로 당기며 – "당근" (당연하지)

▶ 표현 언어 능력 향상 활동 2

<table>
<tr><td>활 동 명</td><td colspan="3">네 글자 맞추기</td></tr>
<tr><td>활동 목표</td><td colspan="3">표현 언어 능력 향상</td></tr>
<tr><td>기능적 개입</td><td>인지기능</td><td colspan="2">언어 이해력, 사회적 상호작용을 위한 기회 제공</td></tr>
<tr><td>인지향상 도구</td><td>시각적 매개체</td><td colspan="2">네 글자 카드</td></tr>
<tr><td>활동 개입 방법</td><td>멘트 & 동작</td><td colspan="2">어르신! 글자 카드 넉 장을 선생님들이 한 장씩 들고 있습니다. 그런데 보시면 아시겠지만 글자들이 섞여 있습니다. 이것을 보시고 말이 되게 어르신들이 말씀해 주시면 됩니다. 아시는 분은 “날 좀 보소!” 하고 외쳐주세요.

• 보조 선생님 네 명이 한 글자씩 들고 섞어서 선다.
• 자신이 들은 글자를 한 명씩 외친다.
• 어르신들은 네 글자를 말이 되게 만들어 말씀하신다.
• 맞으면 말이 되게 사진처럼 다시 정렬하여 선다.
예 공 놀 기 이 → 공 기 놀 이 / 대 민 국 한 → 대 한 민 국

꿀팁
세 글자, 다섯 글자 등 어르신의 인지 상태에 따라 글자 수를 줄이거나 더 늘릴 수도 있다.</td></tr>
<tr><td>활동 개입 사진</td><td colspan="3">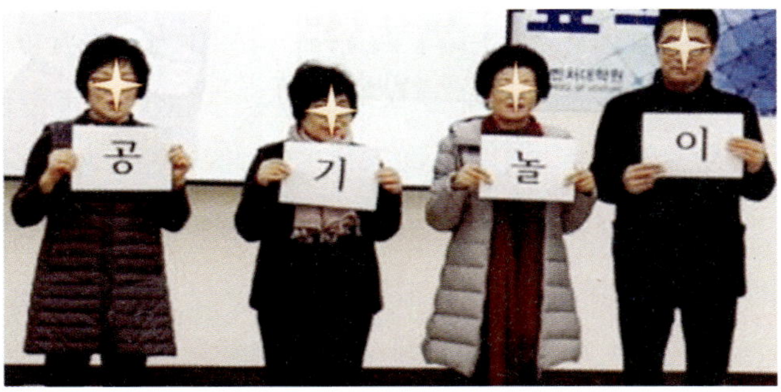</td></tr>
</table>

▶ 표현 언어 능력 향상 활동 3

활 동 명	이름 소개	
활동 목표	마음의 문 열기, 라포 형성	
기능적 개입	신체기능	상호교류, 운동기능 향상,
	인지기능	이름 대기 능력, 언어 이해력 향상, 성취감 경험
활동 개입 방법	내 이름은 ○○○ / 정말정말 멋져요 / 당연하지	
	동작	• 내 이름은 ○○○: 해당된 어르신이 한 손을 올리며 이렇게 말한다. (지도자는 모두가 들을 수 있도록 어르신의 이름을 한 번 더 말한다) • 정말정말 멋져요: 다른 사람들은 손뼉을 4번 치며 말한다. • 당연하지: 그 어르신이 올린 손을 내리며 "당연하지!"라고 말한다.
	멘트	어르신, 퀴즈 하나 내겠습니다. "분명히 내 것인데 나보다 남들이 더 많이 사용하는 것은?" 정답은 "이름"입니다. 그러다 보니 자신의 이름을 너무 사용을 안 해서 잊어버릴까 염려 돼요. 그래서 지금부터 각자 자신의 이름을 이렇게 소개합니다. 앉으신 차례대로 하겠습니다.

▶ 쓸데 있는 이야기

뇌의 인지기능에 있어 언어는 기본적인 수단입니다. 인간의 사고도 언어에 의해 진행될 만큼 중요성이 높아 언어기능은 기초적인 인지기능이라고 할 수 있습니다. 지도자는 앞에서 말을 하다 보니 어르신들의 말을 귀담아듣기보다는 자신의 말만 하기에 급급한 경향이 있습니다. 하지만 귀를 기울여야 합니다. 100% 수용은 하지 못하겠지만 무언의 소통은 이루어져야 합니다. 언어 능력 향상 활동 지도 시 반응은 다음과 같이 합니다.

- 말씀하시는 어르신을 향해 시선을 집중한다. 고개만 돌리지 않고 몸 전체를 어르신 쪽으로 향하여 어르신의 말씀에 집중하고 있음을 알린다.
- 반응을 보여야 할 땐 반응을 보인다. 명창이 한 곡조 뽑으면 고수가 옆에서 '얼~쑤' 하고 장단을 맞추듯 어르신의 말씀에 반응을 보인다. 이럴 경우 말이 짧아야 한다.

▶ 표현 언어 능력 향상 활동 4

<table>
<tr><td>활 동 명</td><td colspan="3">주먹 쥐고 엄지 펴면</td></tr>
<tr><td>활동 목표</td><td colspan="3">표현 언어 능력 향상</td></tr>
<tr><td rowspan="2">기능적 개입</td><td colspan="2">신체기능</td><td>소근육 운동, 동작 능력, 협응력 향상</td></tr>
<tr><td colspan="2">인지기능</td><td>표현력, 이해력, 언어 능력 향상</td></tr>
<tr><td rowspan="3">활동 개입 방법</td><td colspan="3">주먹 쥐고 엄지 펴면 최고예요
주먹 쥐고 검지 펴면 1등이에요
주먹 쥐고 엄지 펴고 검지 펴고 소지 펴면 사랑해요(수화)
주먹 쥐고 엄지 펴고 검지 펴고 소지 펴고 다 펴면 만세!</td></tr>
<tr><td>동작</td><td colspan="2">가슴 앞에서 열 손가락을 쫙 펴고, 말하는 대로 손가락을 쥐거나 편다.</td></tr>
<tr><td>멘트</td><td colspan="2">어르신 뇌운동 한번 해보시겠습니다. 뇌운동이라고 하면 흔히 머리를 써야 하는 바둑이나 장기 등의 놀이나 계산, 암기 같은 것을 먼저 떠올립니다. 그러나 뇌운동법은 신체 움직임을 통해 뇌를 단련하는 방법입니다. 신체의 움직임은 신경세포망의 생성을 유도하기 때문에 뇌기능을 전반적으로 향상시킵니다. 따라서 신체 움직임을 통해서도 지적 훈련과 같은 효과를 얻을 수 있습니다. 자! 이제 뇌운동을 하시겠습니다. 양손을 쫙 펴시고 말하는 것을 손으로 표현하시면 됩니다.
준비! 시작!</td></tr>
</table>

▶ 재미 창출

유머 언어유희 ①

- 가장 좋은 절은? : 친절
- 가장 나쁜 절은? : 불친절
- 가장 어렵게 지은 절은? : 우여곡절
- 죽은 사람도 살리는 절은? : 부활절

▶ 표현 언어 능력 향상 활동 5

<table>
<tr><td>활 동 명</td><td colspan="3">다 피자</td></tr>
<tr><td>활동 목표</td><td colspan="3">표현 언어 능력 향상</td></tr>
<tr><td rowspan="2">기능적 개입</td><td colspan="2">신체기능</td><td>신체감각 활성화, 집행기능 향상,</td></tr>
<tr><td colspan="2">인지기능</td><td>언어 이해력, 표현력, 따라 말하기 능력 향상</td></tr>
<tr><td>활동 개입
방법</td><td>멘트
&
동작</td><td colspan="2">어르신께 선물을 드리려고 제가 피자 네 판 가져왔습니다. 피자가 어디 있나 찾고 계시죠? 이 피자 네 판 다 드시면 피로가 쫙~ 풀립니다. 이제 피자 나옵니다.

• 피자 한 판 – 인상 피자
• 피자 두 판 – 가슴 피자
• 피자 세 판 – 다리 피자
• 피자 네 판 – 다 피자

'펴자'를 '피자'로 발음한다. 이는 발음의 유사성을 이용한 언어유희로, 말하는 신체 부분을 편다. '다 피자'는 양팔을 들며 온몸을 다 편다.

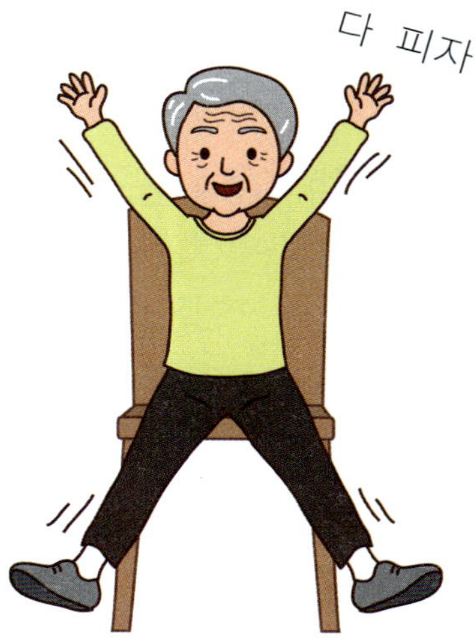</td></tr>
</table>

▶ 재미 창출

유머 언어유희 ②

– 자동차를 톡하고 치면? : 카톡

– 차가 다니는 도로에 갑자기 사람이 뛰어들면? : 카놀라유

– 소금의 유통기한은 언제까지? : 천일 (힌트 : 천일염)

– 세상에서 가장 억울한 도형은? : 원통

▶ 표현 언어 능력 향상 활동 6

<table>
<tr><td>활 동 명</td><td colspan="3">소리 내자
(♬ '주먹쥐고' 개사곡)</td></tr>
<tr><td>활동 목표</td><td colspan="3">표현 언어 능력 향상</td></tr>
<tr><td rowspan="2">기능적 개입</td><td colspan="2">신체기능</td><td>신체감각 활성화, 집행기능 향상</td></tr>
<tr><td colspan="2">인지기능</td><td>언어 능력, 언어 이해력, 표현력 향상</td></tr>
<tr><td rowspan="3">활동 개입 방법</td><td colspan="3">소리 내자 아주 작게 와~
소리 내자 아주 크게 와~
손뼉 치자 아주 작게 하나 둘 셋 넷
손뼉 치자 아주 크게 하나 둘 셋 넷
소리 손뼉 아주 작게 와~
소리 손뼉 아주 크게 와~</td></tr>
<tr><td>동작</td><td colspan="2">• 소리 내자 아주 작게 와~: 와~ 소리 작게
• 소리 내자 아주 크게 와~: 와~ 소리 크게
• 손뼉 치자 아주 작게 하나 둘 셋 넷: 손뼉 소리 작게
• 손뼉 치자 아주 크게 하나 둘 셋 넷: 손뼉 소리 크게
• 소리 손뼉 아주 작게 와~: 손뼉 소리, 와~ 소리 작게
• 소리 손뼉 아주 크게 와~: 손뼉 소리, 와~ 소리 크게</td></tr>
<tr><td>멘트</td><td colspan="2">어르신, 내 몸이 내 맘대로 안 될 때는 정말 짜증나지요? 내 몸도 내 말을 잘 듣게 훈련을 시켜야 합니다. 이제 훈련시켜 보겠습니다. 앞 소절은 '♬ 주먹쥐고' 동요 곡에 맞춰서 부르시면서 크게, 작게 소리 내고 박수 치시면 됩니다. 양팔을 접어 날갯짓을 해봅니다. 준비됐지요? 이제 시작합니다.</td></tr>
</table>

▶ 표현 언어 능력 향상 활동 7

<table>
<tr><td>활 동 명</td><td colspan="2">가나다 웃음</td></tr>
<tr><td>활동 목표</td><td colspan="2">표현 언어 능력 향상</td></tr>
<tr><td rowspan="2">기능적 개입</td><td>신체기능</td><td>집행기능 향상, 대근육 강화, 신체감각 활성화</td></tr>
<tr><td>인지기능</td><td>자신감, 표현력, 따라 말하기능력 향상</td></tr>
<tr><td rowspan="3">활동 개입
방법</td><td colspan="2">가나다 3행시
(가 – 가자마자 웃자 / 나 – 나부터 웃자 / 다 – 다 같이 웃자)

가자마자 가자마자 하하하
나부터 나부터 하하하
다 같이 다 같이 하하하</td></tr>
<tr><td>동
작</td><td>• 가자마자 가자마자: 양팔 흔들며 걷는다.
• 나부터 나부터: 한 손씩 엄지손 나를 가리킨다.
• 다 같이 다 같이: 한 손씩 양옆으로 벌린다.
• 하하하: 양손 입가에 펼쳐 대고 하하하 소리 낸다.</td></tr>
<tr><td>멘
트</td><td>웃음이 날 때 이왕이면 세종대왕님이 만드신 가나다 웃음으로 크게 한번 웃어봅시다. 그 전에 질문을 하겠습니다.

– 세종대왕이 만든 초콜릿은? 가나 초콜릿입니다.
– 세종대왕이 만든 웃음은? 가나다 웃음입니다.

세종대왕이 벌떡 일어나 '내가 언제 만들었지?' 하실 것 같습니다.
가나다 3행시를 지어보겠습니다.</td></tr>
</table>

▶ 실제 사례

돼지고기로 맛나게 요리를 하려면 주재료인 돼지의 품종, 영양 상태, 돼지의 건강 상태 등 돼지에 대해서 잘 알아야 하듯 어르신 인지중재 뇌크리에이션을 제대로 하기 위해서도 어르신들에 대해서 잘 알아야 합니다. 그렇기 때문에 저는 데이케어센터, 요양원 한 곳을 실습장으로 정하고 일주일에 1시간씩 어르신들과 수업을 합니다. 이렇게 현장 실습을 통해 어르신들의 욕구에 맞는 프로그램을 개발하고 검증된 프로그램을 학교에서 가르칩니다.

요양원 수업이 있던 어느 날이었습니다.

요양원에 막 들어서는데 갑자기 김○○ 어르신이 급히 제게 오시더니 '손 짝짝이'를 내미시며 말씀하셨습니다.

"@#$%^&* @#$%$ @#$%%^&…"

'김○○' 어르신은 발음이 어눌하셔서 단번에 알아들을 수는 없었지만 표정과 제스처만으로도 무슨 말씀인지 충분히 이해가 되었습니다.

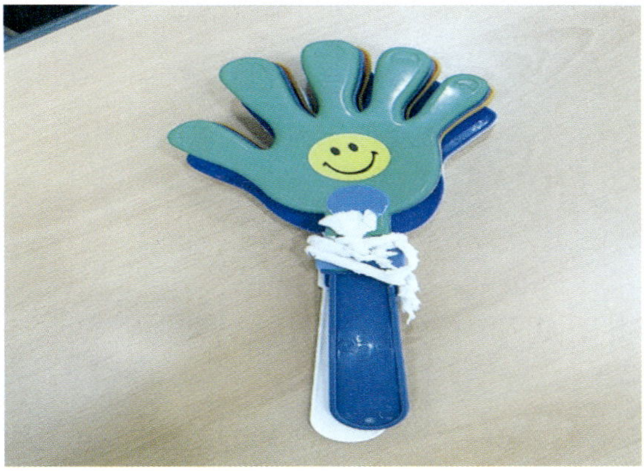

[그림 6-2] 어르신이 건네주신 손 짝짝이

제가 지난번 수업 때 '손 짝짝이'로 체조를 했고 수업을 마친 후 요양보호사님이 수거를 해주셨는데 인지가 많이 떨어지신 한 여자 어르신이 손 짝짝이를 내놓지 않으려고 요양보호사님과 실랑이를 벌이셨습니다. 그래서 그때 "괜찮습니다. 그냥 드리세요." 하고 놔두고 간 일이 있었는데 그 손 짝짝이 두 개를 '김○○' 어르신이 사진에 보이는 것처럼 끈으로 묶어서 저를 기다렸다가 저에게 전달해 주시는 것이었습니다. 저는 완전히 잊고 있었는데 그것을 기억하시고 챙겨 주시다니 김○○ 어르신의 행동에 저는 너무 놀랐습니다. 사실 '김○○' 어르신도 인지가 많이 떨어지셔서 주변 분들과 다투기도 하시는 분이시거든요. 그런데 더더욱 놀란 것은 그다음이었습니다. 손 짝짝이를 가만히 보니 묶은 끈은 끈이 아니었습니다. 휴지를 새끼 꼬듯 꼬아

끈으로 만들어 묶은 것이었습니다. 그것을 발견한 순간 휴지를 새끼꼬듯 꼬으시는 '김○○' 어르신이 상상이 되며 감정이 북받쳐 '김○○' 어르신을 꼭~ 안아 드렸습니다. 제게는 절대 잊지 못할 감동적인 사건이었습니다. 그래서 그 손 짝짝이를 잊지 않으려고 사진으로 남겨두었고 이렇게 알리게 되었습니다.

어르신들에겐 제일 큰 자격증이 있습니다. 그것은 이제껏 이 세상을 잘 살아내신 '노인 자격증'입니다. 이 자격증을 따시느라 얼마나 수고가 많으셨겠습니까? 이 땅의 어르신들이 행복한 그날까지 계속 함께 연구합시다.

5. 판단력 인지향상 활동

1) 판단력 개념 및 이해

▶ 판단력의 개념

판단력(judgement)은 사물을 인식하여 논리나 기준 등에 따라 판정할 수 있는 능력을 말합니다. 판단력에 문제가 생기는 것은 치매의 대표적 증상 중 하나입니다. 판단이라는 말은 인식적인 의미 외에 평가라는 의미를 가지고 있으므로 사물을 평가하는 능력도 판단력이라고 해석되는 경우가 있습니다.

▶ 판단력 장애 증상

치매환자에게 판단력 장애(judgement disorder)가 오면 일상생활 관리가 안 되는 것은 물론 사고를 당하기도 합니다. 판단력 장애로 인한 구체적인 증상은 다음과 같습니다.

- 돈 관리를 제대로 못하게 되며 계산 능력 장애로도 나타난다.
- 거친 말투를 사용하기도 하고 부적절한 농담을 하기도 한다.
- 자신의 외모와 위생에 대하여 무관심해지거나 성적인 이상 행동을 한다.

- 날씨나 상황에 따라 어떤 옷을 입을지 등 매일 판단해야 하는 일이 안 된다.
- 내 것과 남의 것을 구분하지 못하고 더러워진 옷을 벗지 않는 행동을 보인다.
- 시장에 혼자 가지 못하고 상황에 맞지 않는 행동을 한다.
- 내 집을 남의 집으로 생각하거나 남의 집으로 들어가려고 돌발 행동을 한다.
- 물을 마시다 바닥에 버리기도 하고 길을 가다 신발을 벗어던지고 안 가려고 떼를 쓰기도 한다.
- 신속한 일 처리가 어렵고 이웃 사람과 친하게 지내지 못하는 경우가 있다.
- 흔히 TV를 보다가 소리를 지르거나 겁을 먹는 등 현실과 착각하는 경우가 있다.
- 장기적인 계획 하에 하는 결정이 어렵다(예: 여행, 이사 등).
- 급하게 서두르는 상황에서는 혼란스러워하면서 어찌할 줄을 모른다.

▶ 판단력에 영향을 미치는 3가지 요소

① 학습

어떤 판단을 함에 있어 관련된 지식과 정보를 폭넓게 수집하여 분석하고 해석하려면 평소에 학습이나 연구를 게을리하지 말아야 합니다.

② 경험

판단자의 과거 경험은 무엇과도 바꿀 수 없는 큰 자산입니다. 사회생활에서 상황에 따라 대처하는 역량은 값진 경험에 기초한 경우가 많습니다. 군대에서 짬밥을 내세우는 이유도 고참이 신병보다는 판단에 능하다는 경험의 중요성을 강조한 것입니다. 어떤 정당의 30대 대표가 결정한 사항들에 대하여 나이 많은 의원들이 경험 부족이라고 폄하하는 양상도 그런 이유입니다. 경험은 스스로의 경험도 도움이 되지만 남의 경험도 참고할 수 있습니다.

③ 정확하고 객관적인 시각

어떤 일을 결정함에 있어 정확하고 객관적인 시각에서 보려고 노력하는 것이 중요합니다. 그것은 좋은 판단을 내릴 수 있게 해주는 기준이 됩니다.

2) 판단력 인지향상 활동 스킬

▶ 판단력 인지향상 활동 목표

이상적인 판단을 위해 자신의 뇌로 들어온 정보가 의미하는 바를 이해하고 판단하는 것에 영향을 미치는 3가지 요소인 학습, 경험, 정확하고 객관적인 시각을 향상시키는 것을 목표로 합니다.

▶ 의미 부여

『1만 시간의 재발견』이라는 책을 쓴 안데르스 에릭슨(Anders Ericsson)은 다양한 분야에서 탁월한 실력을 갖춘 특별한 사람들에 대해서 30년 이상 연구를 했습니다. 결론은 이 사람들에게 비범한 능력은 확실히 있었다고 합니다. 그런데 이것이 선천적인 재능이 아니고 만들어진 것이었다고 결론을 지었습니다. 여기서 선천적인 재능이 아니라는 것에 희망이 있습니다. 우리도 하면 되니까요. 그래서 학습은 인간이 타고난 능력을 활용하게 해주는 수단이 아니라 '없던 능력'을 창조하는 수단이라고 말할 수 있습니다. 그래서 공부를 해야 합니다. 우리 부모님 세대는 내가 밥은 못 먹어도 자식들 공부는 시켜야 한다며 소 팔고 논 팔고 그렇게 고생하셨습니다. 그것이 대한민국의 발전에 중요한 원동력이 되었고 우리나라 경제 부흥의 성장을 가져왔습니다. 이것이 엄청난 교육의 힘입니다.

"10년은 더 젊게 보인다."는 소리를 듣는 비법이 있습니다. 뭘까요? 성형? 성형은 돈이 듭니다. 돈 안들이고 이 소리를 듣는 비법은 누가 나이를 물으면 내 나이보다 10살 더 많게 대답하면 됩니다. 그런데 부작용이 있습니다. 물어본 사람이 "아~ 그랬구나!"라고 자연스레 넘어가면 상처를 받는다는 점. 미용, 성형 등을 통해 나를 가꾸는 이유는 무엇일까요? 뻔히 아는 내 모습을 조금이라도 바꾸어 삶에 변화를 주고자 하는 것입니다. 성형 안 해도 젊어 보이며 생기 있는 삶을 유지하는 진짜 비법이 있습니다. 그것은 바로 '배움'입니다.

실제로 학습을 하게 되면 우리 뇌는 재편성을 하게 됩니다. 계속해서 배우는 것을 멈추지 않는 이상 우리 뇌는 계속해서 변화할 수 있어서 이거야 말로 칼을 대지 않는 성형입니다. 배움을 포기하면 폭삭 늙는다고 합니다. 배움으로 더더욱 생기 있는 삶을 유지하려면 배워서 아는 것을 행동으로 옮기면 됩니다.

▶ 학습요소 향상 활동 1 - 국어시간

<table>
<tr><td>활 동 명</td><td colspan="3">행동해야 힘이다</td></tr>
<tr><td>활동 목표</td><td colspan="3">학습요소 향상</td></tr>
<tr><td rowspan="2">기능적 개입</td><td colspan="2">신체기능</td><td>신체감각 활성화, 집행기능 향상</td></tr>
<tr><td colspan="2">인지기능</td><td>사고력, 표현력, 추진력 향상</td></tr>
<tr><td rowspan="3">활동 개입
방법</td><td colspan="3">아는 것을 두 다리로 행동해야 힘이다 당연하지!</td></tr>
<tr><td>동작</td><td colspan="2">• 아는 것을: 양손 검지 이마 두 번 찍기
• 두 다리로: 양손으로 양다리 두드리기
• 행동해야: 양손 흔들기
• 힘이다: 양 주먹 어깨 위 올렸다 내렸다 올리기
• 당연하지!: 양손 주먹 아래로 당기기</td></tr>
<tr><td>멘트</td><td colspan="2">프렌시스 베이컨(Francis Bacon)이 "아는 것이 힘이다."라고 말했습니다. 알기만 하면 별로 힘없습니다. 아는 것을 행동으로 옮겨야 진짜 힘이 됩니다. 공감하십니까?
공감하시는 분은 저 따라서 같이 해보시겠습니다.</td></tr>
</table>

▶ 재미 창출

유머 자식 공부

어느 회사원이 지하철 역 거지에게 출근하며 매일 2,000원씩 주다 1,000원을 주기 시작했다. 그러던 어느 날 거지가 그 회사원의 팔을 딱 잡더니 "왜 2,000원 주다가 1,000원을 줍니까?" 그러자 회사원이 "네~ 저도 자식들 공부시키려니 돈이 많이 들어서요." 그랬더니 거지 왈 "결국 내 돈으로 자식 공부를 시키는구먼~ 쯧쯧."

▶ 쓸데 있는 이야기

인도에 가면 거지한테 돈을 주는데 받은 거지는 '고맙다'는 말을 안 한답니다. 그래서 돈 준 사람이 화가 나서 거지에게 물어봤데요. 왜 고맙다는 말을 안 하냐고 했더니 "돈 준 사람이 자기가 베푼 복 받아가는데 내가 왜 고맙다고 해야 하죠?" 하더래요. 미국의 심리학자 '스테파니 브라운(Stephanie Brown)' 박사가 423쌍을 조사한 결과 남을 도와주는 사람이 그렇지 않은 사람보다 오래 사는 것으로 나타났다고 UPI통신이 보도했습니다. 자기만 아끼고 남을 돕지 않는 사람이 남을 돕는 사람보다 일찍 죽을 가능성이 2배 높은 것으로 나타났다며 브라운 박사는 장수의 비결은 도움을 받는 것이 아니라 주는 것이라고 강조했습니다. 이런 사실을 아는 것만으로도 돕는 행위에 힘을 실어주게 되니 학습은 결코 게을리해서는 안 되겠습니다.

▶ 재미 창출

유머 언어유희

- 말(馬)의 종류를 맞춰보세요.

- 여름이 되면 오는 말은? : 장馬
- 얼굴에 있는 두 마리의 말은? : 이馬, 가르馬
- 폭탄 맞은 말은? : 히로시馬.
- 왜적을 물리치는 데 일조를 한 말은? : 행주치馬
- 고민에 쌓인 말은? : 딜레馬.
- 리더십이 있는 말은? : 카리스馬
- 조폭 두목이 타는 말은? : 까불지馬

▶ 학습요소 향상 활동 2 – 수학시간

활동 명	어디에서 살까요?	
활동 목표	계산 능력 향상	
기능적 개입	인지기능	계산 능력, 판단력, 수리력 향상
인지향상 도구	시각적 매개체	마트 전단지
활동 개입 방법	멘트&동작	(어르신에게 마트 홍보 전단지를 보여주며) 어르신! 코끼리 마트 복숭아는 한 박스에 12,900원이고, 레몬 마트 복숭아는 한 박스에 15,900원입니다. 그럼 어르신은 어디 가서 사실래요? 어디가 얼마나 더 싼가요?
활동 개입 사진	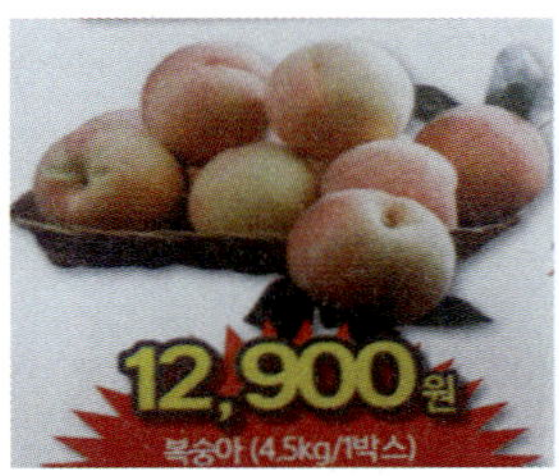 코끼리 마트	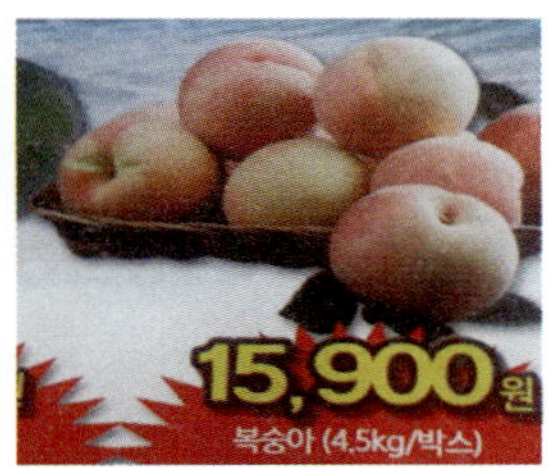 레몬 마트

▶ 재미 창출

유머 노처녀

마트 계산대에 계산하려는 사람들이 줄을 서 있었고 한 아가씨가 계산을 하고 있었다. 뒤에 줄을 서 있던 술을 살짝 걸친 듯한 아저씨가 아가씨를 슬쩍 보더니 "노처녀구먼~" 하는 것이었다. 순간 이 아가씨는 엄청 당황했다. 노처녀가 맞았기 때문이다. '아니 이 아저씨는 내가 노처녀인 걸 어떻게 알았지? 내가 계산대에 올린 거라곤 주스 1병, 우유 1팩, 계란 1판인데…….' 아가씨는 궁금증을 도저히 참을 수가 없어서 아저씨가 계산하고 나갈 때 따라가서 물었다.

"아저씨 제가 노처녀인 걸 어떻게 아셨어요?"

아저씨는 게슴츠레한 눈을 뜨며 한마디 하신다.

"못 생겼잖아."

▶ 쓸데 있는 이야기

치매가 본.격적으로 진행되어야 돈을 계산하고 관리하는 능력이 손상된다고 생각하기 쉬운데 이미 치매 증상이 나타나기 이전부터 이러한 능력에 변화가 나타나기 시작한다는 연구 결과가 있습니다.

연합뉴스 2019-05-30 기사

치매 앞서 돈 계산-관리 능력 떨어진다

알츠하이머 치매 증상이 나타나기 앞서 돈을 계산하고 관리하는 능력이 떨어지기 시작한다는 연구 결과가 나왔다. 미국 듀크대학 의대 정신과 전문의 '무랄리 도라이스와미' 교수 연구팀은 나이를 많이 먹으면 대체로 돈을 계산하고 관리하는 능력이 약간 떨어지지만, 치매로 이행될 위험이 높은 경도인지장애(MCI) 노인과 초기 치매노인은 그 정도가 뚜렷하게 나타난다는 연구 결과를 발표했다고 메디컬 익스프레스가 2019년 5월 29일 보도했다. 미국 국립보건원(NIH)이 지원하는 '알츠하이머병 신경영상 연구'(Alzheimer's Diseases Neuroimaging Initiative) 참가자 243명(55~90세)을 대상으로 진행된 돈 관리 능력 테스트 성적과 뇌의 양전자방출단층촬영(PET) 자료를 분석한 결과 이 같은 사실이 확인됐다고 연구팀은 밝혔다.

치매가 본격적으로 진행돼서야 돈을 계산하고 관리하는 능력이 손상된다는 것은 잘못된 생각이며 치매 증상이 나타나기 이전부터 이러한 능력에 미묘한 변화가 나타나기 시작한다고 연구팀은 설명했다. 연구 대상자들은 인지기능이 정상인 노인, MCI(경도인지장애) 노인, 가벼운 치매노인들로, 연구팀은 돈 계산-관리 능력 테스트(FCI-SF: financial capacity instrument-short form)와 함께 PET로 치매와 관련된 뇌 병변인 신경세포 단백질 아밀로이드 베타의 응집도를 측정, 둘 사이의 연관성을 비교 분석했다.

그 결과 일반적으로 나이를 먹으면서 돈 관리 능력이 떨어지기 시작하지만, MCI 노인의 경우 인지기능 저하 초기부터 이러한 현상이 나타났다. 이는 남녀가 모두 비슷했다. 교육 수준 등 다른 변수들을 고려했을 때 기본적인 돈 관리 개념을 이해하는 능력과 돈을 쓰고 계산하는 일을 제대로 수행하는 능력이 떨어질수록 뇌 신경세포의 아밀로이드 베타 응집이 심해지는 것으로 분석됐다. 인지기능이 정상인 사람도 나이를 먹으면서 아밀로이드 베타 응집이 나타나지만 치매 가족력이나 MCI로 치매 위험이 높은 사람은 아밀로이드 베타 응집이 다른 사람보다 몇 년 빠르고 더 광범위하게 나타났다. 인지기능이 정상인 사람의 경우도 아밀로이드 베타 응집도가 높으면 20분 안에 끝내야 하는 돈 관리 능력 테스트에 시간을 오래 끌었다. 정신과 전문의들은 환자를 대상으로 돈 관리 능력을 평가하는 FCI-SF 테스트를 해보는 것도 좋을 것이라고 제안했다. 환자가 테스트 성적이 점점 떨어지면 치매의 경고 신호일 수 있다는 것이다.

– 한성간 기자 –

▶ 재미 창출

돌발퀴즈

1. **도둑이 도망가다 오른쪽 길과 왼쪽 길 양 갈래 길을 만났습니다.**
   어느 길로 도망갔을까요?
   정답 : 왼쪽 길
   해설 : 왜냐하면 도둑은 오른 길로 가지 않기 때문입니다.

2. **북쪽을 향해 섰을 때 오른쪽이 동쪽 왼쪽이 서쪽입니다.**
   동서남북에서 뜨는 별은 모두 몇 개일까요?
   정답 : 160개
   해설 : 동쪽에서 스물스물, 서쪽에서 스물스물, 남쪽에서도 스물스물, 북쪽에서도 스물스물 그리하여 스물스물은 40개이므로 총 160개입니다.

3. **별똥별이 떨어질 때 소원을 빌면 들어준다는 말이 있어 많은 사람들이 별똥별이 떨어질 때 소원을 빕니다. 별똥별이 어떤 소원을 제일 많이 들었을까요?**
   정답 : "아!" "어?" "에이~"
   해설 : 제가 궁금해서 별똥별에게 물어봤습니다. 별똥별이 제일 많이 들었던 소원은 아쉬워 하는 감탄사였다고 합니다.

▶ 학습요소 향상 활동 3 – 수학시간

<table>
<tr><td>활 동 명</td><td colspan="3">같은 숫자 만들기</td></tr>
<tr><td>활동 목표</td><td colspan="3">수리력 향상</td></tr>
<tr><td>기능적 개입</td><td>인지기능</td><td colspan="2">수리력, 순발력, 협응력, 손가락 동작 능력</td></tr>
<tr><td rowspan="2">활동 개입
방법</td><td colspan="3">우리 모두 다 같이 같은 숫자 만들자 준비!</td></tr>
<tr><td>멘트
&
동작</td><td colspan="2">어르신! 옆집에 빌려준 짜장면 값을 제대로 받으려면 계산을 잘 해야 합니다. 그러기 위해서 저와 숫자 놀이를 하면서 연습을 해보시겠습니다.

• 제가 0에서 10까지의 숫자를 손가락을 펴면서 말을 할 겁니다.
• 하지만 저의 손가락 숫자는 말하는 숫자와 맞지 않을 겁니다.
• 그때 어르신들은 손가락 숫자를 보고 제가 말한 숫자에서 모자라는 숫자를 생각합니다.
• 모자라는 숫자를 어르신들이 손가락으로 표시해 주시면 됩니다.</td></tr>
</table>

▶ 재미 창출

유머 굿! 모닝

할아버지가 복지관에서 '굿! 모닝'이라는 아침 인사를 배웠다. 그다음 날 아침 기상을 하니 할머니가 주방에서 아침 식사를 준비하고 있었다. 그래서 어제 배운 아침 인사를 할멈에게 써먹을 기회가 왔다고 생각하고 발음도 멋있게 굴리며 말했다.

"할멈 굿! 모닝, 굿! 모닝"

그러자 할머니가 대답했다.

"국이 뭐긴 뭐여, 시래기 국이여~!"

▶ 학습요소 향상 활동 4 – 영어시간

<table>
<tr><td>활 동 명</td><td colspan="2">손가락 영어</td></tr>
<tr><td>활동 목표</td><td colspan="2">외국어 능력 향상</td></tr>
<tr><td>기능적 개입</td><td>인지기능</td><td>어학 능력, 판단력, 추리력 향상</td></tr>
<tr><td>활동 개입 방법</td><td>멘트&동작</td><td>① 지도자 : 어르신! 손가락을 영어로 뭐라고 하나요?
맞습니다. '핑거(finger)'라고 하지요.
그럼 이건 영어로 뭐라고 하나요?
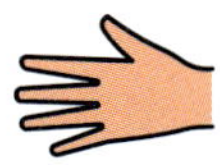
어르신 : 다 핀 거!
지도자 : 그럼 이건 영어로 뭐라고 할까요?
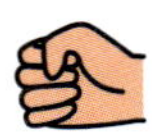
어르신 : 오므린 거!
지도자 : 영어 참 쉽죠~잉?
그렇다고 다른 데 가셔서 영어 배웠다고 이렇게 말씀하시면 안 되는 거 아시죠~~잉!
② 지도자 : '다 핀 거'로 손뼉 치고 걸으며, 영어로 1~10까지 말해봅니다.
어르신 : 원, 투, 쓰리, 포… 텐!</td></tr>
</table>

▶ 의미 부여

어르신들은 자신의 의사를 정확하게 전달하지 못합니다. 예를 들면 '배가 고프다'를 '배가 아프다'로 말하기도 하므로 늘 주의해서 관찰하고 필요할 때 적절히 도와주어야 합니다. 반면에 의사표현을 아주 지혜롭게 잘하시는 어르신도 계십니다. 혼자 사시는 한 할머니는 평소 현관에 모자를 두고 초인종이 울리면 얼른 모자를 쓰고 문을 열어 줍니다. 만약 찾아온 사람이 마음에 드는 사람이면 "외출했다가 지금 막 돌아왔는데 참 시간을 잘 맞추네."라며 마루로 인도합니다. 반대로 만나고 싶지 않은 사람이 찾아왔을 때면 "지금 막 외출하려던 참인데 이걸 어쩌나." 하면서 미안한 표정을 짓습니다. 상대방을 기분 나쁘지 않게 맞이하는 이런 지혜가 결국 경험에서 나온 것이지요.

▶ 재미 창출

유머 뛰는 놈 위에 나는 놈

두 형제 은행 강도는 당당하게 은행에 들어가서 이렇게 소리친다.

"움직이지 마시오. 이 돈은 정부의 돈일 뿐이고, 목숨은 여러분의 것이니 시키는 대로 가만히 있으면 아무 문제가 없을 것이오."

모든 사람들은 강도의 말에 예상외로 마음이 편해져서 조용히 엎드려 있었다. 그 결과 두 강도는 무사히 돈을 갖고 나올 수 있었다. 돈다발을 들고 무사히 집에 돌아와 동생 강도(MBA 출신, 경영학 석사)가 형 강도(중학교 졸업)에게 말한다.

"형님 우리 얼마 가져왔는지 세어 봅시다."

형님이 답한다. "이런 바보 같은 놈~! 이 돈을 세려면 얼마나 힘들겠냐 오늘 밤 뉴스에서 알려줄 테니 기다려 봐라."

경험이 학벌보다 더 중요한 이유를 알게 해준다.

강도들이 은행을 떠나고 은행은 정신없이 요란하다. 은행 매니저는 상관에게 경찰을 부르자고 채근한다. 그러나 상관은 침착하게 말한다.

"잠깐! 경찰 부르기 전에 일단 30억은 우리 몫으로 떼어놓고, 50억은 지금까지 우리가 횡령했던 것을 메꾸도록 하자." 상관은 행복한 미소를 지으며 말했다.

다음 날 뉴스에 100억이 강탈되었다고 보도된다. 강도 형제는 하도 이상해서 결국 돈을 세어 본다. 아무리 세어 봐도 20억이다. 강도 형제는 땅을 치며 말한다.

"우린 목숨 걸고 고작 20억 벌었는데, 아이쿠! 저놈들은 손가락 하나로 80억을 버는구나!"

▶ 쓸데 있는 이야기

『밥 파이크의 창의적 교수법』에 보면 "효과적인 강사는 자기가 가르치는 것에 대해 경험이 풍부해야 한다."라고 합니다. 인지중재 뇌 크리에이터(creator) 역시 경험이 풍부해야 합니다. 아무리 많이 알아도 경험하지 않으면 그저 수첩에 적어 놓은 메모에 불과합니다. 아는 것을 행하여 직접 경험한 뒤라야 온전한 내 것이 될 수 있습니다. 생각대로 잘 되어도 못 되어도 내가 겪는 모든 경험 속에는 배울 점이 있습니다. '백견이 불여일행(百見而 不如一行)'입니다. 백 번 보는 것이 한 번 하는 것만 못합니다. 잘될 때보다 실수해서 속상할 때 더 큰 가르침을 줍니다. 그래서 실수를 배움의 기회로 삼으면 좋겠습니다. 실수하지 않는 사람보다 훨씬 성장이 빠를 것입니다. 어떤 일을 하든지 그 분야에서 경험이 많은 사람은 누구보다 능숙하게 그 일을 처리합니다. 그래서 경험보다 훌륭한 스승은 없는 것입니다. 가능한 빨리 많은 경험을 하는 것이 현실적으로 많은 기회를 맞이할 수 있습니다. 늦게 경험하면 지혜가 생겨도 그 지혜를 활용하여 뭔가를 이룰 기회가 적어집니다. 삶에 있어서도 인생을 제대로 살아가기 위해서는 다양한 경험이 필수입니다. 힘들고 어려운 일을 극복하고 나면 더 단단해지고, 기쁘고 행복한 경험을 하게 되면 살아가는 재미와 여유를 알게 됩니다. 그래서 인생에 오는 모든 기쁨과 슬픔들을 가르침을 주는 스승으로 여기고 걱정하지 말고 기꺼이 받아들입시다.

인터넷에 이런 글이 있습니다.

"지금 아픈가? 안 아픈가? 안 아프면 걱정하지 마라. 아프면 두 가지만 걱정해라. 낫는 병인가? 안 낫는 병인가? 낫는 병이면 걱정하지 마라. 안 낫는 병이면 두 가지만 걱정해라. 죽을 병인가? 안 죽을 병인가? 안 죽을 병이면 걱정하지 마라. 죽을 병이면 두 가지만 걱정해라. 천국에 갈 것인가? 지옥에 갈 것인가? 천국에 갈 거라면 걱정하지 마라. 지옥에 갈 거라면 할 일도 그리 없나? 어차피 지옥 가는데 걱정할 필요 없다."

"걱정을 해서 걱정이 없어지면 걱정이 없겠네."라는 티벳 속담도 있듯이 결국 걱정은 해봐야 아무 소용이 없다는 진득한 경험에서 나온 말 같습니다.

▶ **경험요소 향상 활동 1**

<table>
<tr><td>활 동 명</td><td colspan="2">욕심도 근심도
(♬'나비야' 개사곡)</td></tr>
<tr><td>활동 목표</td><td colspan="2">경험요소 향상</td></tr>
<tr><td rowspan="2">기능적 개입</td><td>신체기능</td><td>신체감각 활성화, 집행기능 향상</td></tr>
<tr><td>인지기능</td><td>통찰력, 사고력, 표현력 향상</td></tr>
</table>

활동 개입 방법	욕심도 근심도 모두 모두 버리고 우리 모두 감사하며 행복하게 삽시다	
	동작	• 욕심도 근심도: 주먹손 한 손씩 볼 옆에 붙였다가 검지손 이마대기 • 모두 모두 버리고: 양손 양옆으로 뿌리기 • 우리 모두 감사하며: 한 손씩 배 위에 붙이고 배꼽 인사하기 • 행복하게 삽시다: 분수 박수
	멘트	어르신들 살아오시면서 다들 경험하셨겠지만 우리가 걱정, 근심하며 감사생활을 못하는 가장 큰 이유는 바로 '욕심' 때문입니다. 사람의 욕심은 너무 높아 커트라인이 없다고 합니다. 감사생활로 행복하게 살자고 몸으로 말씀해 보시겠습니다.

▶ 재미 창출

유머 걱정알바

늘 걱정만 하는 친구가 있었다. 그런데 이 친구가 걱정을 안 하고 산지가 꽤나 된 것 같아 이상하게 여긴 친구가 물었다.

"자네 요즘 이상하네! 늘 하던 걱정을 안 하고 사니 어찌 된 일인가?"

그러자 친구는 말했다.

"응~ 나대신 걱정해 주는 아르바이트생을 썼거든."

"아니, 그런 아르바이트생도 있는가? 얼마 주는데?"

"하루에 100만 원."

"자네가 그런 돈이 어디 있는가?"

"그건 내가 걱정할 바 아니지 나대신 걱정해 주는 아르바이트생이 있으니까."

▶ 의미 부여

미국인이 가장 사랑하는 대통령 '에이브러햄 링컨(Abraham Lincoln)'은 포기하지 않은 것이 신기할 정도로 무수히 많은 선거에서 낙선했습니다. 낙선을 하는 날이면 링컨은 말끔하게 이발을 하고, 목욕탕에 가서 몸을 깨끗이 했다고 합니다. 그리고 가장 좋은 옷을 입고 제일 좋은 음식점에 가서 가장 맛있는 음식을 먹었습니다. 그리고 이렇게 말했습니다. "다시 출발하리라." 이것이 그가 선거에서 지고 또 지더라도 다시 일어설 수 있었던 원동력이었습니다. 기분이 안 좋다고 골방에 틀어박혀 웅크리고 있다면 오히려 더 우울한 기분만 증폭시킬 뿐입니다.

하버드대 '에이미 커디(Amy Cuddy)' 교수는 몸의 중요성을 이렇게 말합니다. "우리 몸은 마음을 바꾸고, 우리 마음은 행동을 바꿉니다. 또한 행동은 결과를 바꿉니다." 의기소침해질 때면 오히려 더 당당하게 가슴을 펴고 힘을 냅시다. 몸과 마음은 결국 하나입니다. 그동안 살아오면서 수많은 실패를 경험하신 어르신들께 힘을 드립시다.

▶ 경험요소 향상 활동 2

<table>
<tr><td>활 동 명</td><td colspan="2">힘내자 힘내자!</td></tr>
<tr><td>활동 목표</td><td colspan="2">경험요소 향상</td></tr>
<tr><td rowspan="2">기능적 개입</td><td>신체기능</td><td>신체감각 활성화, 집행기능 향상</td></tr>
<tr><td>인지기능</td><td>사고력, 표현력, 추진력 향상</td></tr>
<tr><td rowspan="3">활동 개입 방법</td><td colspan="2">무릎 치고 손뼉 치고 무릎 치고 손뼉 치고 가슴을 펴세요
무릎 치고 손뼉 치고 무릎 치고 손뼉 치고 다시 출발하리라
힘내자 힘내자 우리 모두 힘내자 야!</td></tr>
<tr><td>동작</td><td>• 무릎치고 손뼉치고: 무릎 두 번 손뼉 두 번 치기
• 가슴을 펴세요: 양팔 가슴 앞 열고 닫고
• 다시 출발하리라: 한 손씩 앞으로 쭉 뻗어 손뼉 네번 치기
• 힘내자 힘내자 우리 모두 힘내자: 한 팔씩 어깨 위 올려 오르내리기
• 야!: 만세</td></tr>
<tr><td>멘트</td><td>최근 몇 년 사이에 공감, 치유, 위로 이런 말들이 유행하고 있습니다. 그만큼 사람들이 힘들다는 증거겠지요. 겉보기엔 행복해 보이고 멀쩡해 보이는 사람도 나름 고민이 많고 심리적인 어려움을 겪고 있습니다. 힘 냅시다. 그리고 서로에게 힘을 줍시다.
그렇게 하실 분은 이렇게 같이 해보시겠습니다.</td></tr>
</table>

▶ 재미 창출

유머 정확하고 객관적인 시각

여자 친구가 부모님께 자신을 소개해드린다고 해서 여자 친구의 집에 같이 들어갔다. 그런데 나중에 여자 친구 어머니께서 자신을 몰래 불러내더니 말했다.

"우리 딸이랑 헤어지게."

그래서 진지하게 물었다. "어머니, 제가 마음에 안 드십니까?"

어머니가 심각하게 말씀하셨다.

"정확하고 객관적 시각으로 보니 우리 딸이랑 결혼하기엔 자네가 너무 아까워."

▶ 쓸데 있는 이야기

신학교의 히브리어 강의 첫 시간 수업에서 있었던 일입니다. 어려운 히브리어를 공부해야 한다는 부담감으로 신학생들은 잔뜩 주눅이 들어 있었습니다. 강의시간이 되자 히브리어 교수가 개를 한 마리 끌고 강의실로 들어왔습니다. 신학생들이 의아한 표정으로 교수와 개를 보고 있는데 교수가 개에게 히브리어로 말했습니다.

"앉아." "일어서." "굴러."

그러자 교수가 말할 때마다 개는 그 지시를 따랐습니다. 교수가 학생들을 보고 말했습니다.

"여러분, 히브리어가 얼마나 쉬운 말인지 보셨죠? 이 개도 알아듣는답니다."

사실, 개를 기준으로 판단하면 인간은 본전도 못 찾습니다.

개보다 못하면 '개만도 못한 인간', 개보다 잘하면 '개보다 더한 인간', 개와 같으면 '개 같은 인간'이 됩니다. 웃자고 하는 소리입니다.

질문을 드리겠습니다.

내 인생 전체에서 제일 공부를 많이 한 때가 언제인 것 같으세요?

생각해 보면 대부분 10대 때였을 것입니다. 그런데 따지고 보면 그때 그 공부는 대학 문 여는 공부였습니다. 대학 문 여는 공부는 대학 문 열고 나면 잘 안 쓰입니다. 그리고 대학 가서 하는 공부는 또 취업 문 여는 공부였습니다. 취업 문 여는 공부도 막상 취업 하고 나면 잘 안 쓰입니다. 대체로 문 따고 나면 거의가 필요치 않습니다. 생각해 보니 진짜 공부는 문 열고 난 다음에 하는 공부였습니다. 그 공부는 실용적입니다. 내가 필요한 것이기 때문에 하면 할수록 나한테 직접 도움이 되므로 공부가 재밌습니다. 정확하고 객관적인 시각으로 내일을 위해 진짜 공부를 합시다.

▶ 정확하고 객관적인 시각요소 향상 활동 1

<table>
<tr><td>활 동 명</td><td colspan="3">풍선을 올려라</td></tr>
<tr><td>활동 목표</td><td colspan="3">정확하고 객관적인 시각요소 향상</td></tr>
<tr><td rowspan="2">기능적 개입</td><td colspan="2">신체기능</td><td>눈과 손의 협응력, 근력, 집행기능 향상</td></tr>
<tr><td colspan="2">인지기능</td><td>판단력, 집중력 향상, 사회적 상호작용 기회 제공</td></tr>
<tr><td>인지향상 도구</td><td colspan="2">촉각적 매개체</td><td>풍선(인원수만큼), 신문지 또는 깔개</td></tr>
<tr><td rowspan="2">활동 개입 방법</td><td rowspan="2">멘트 & 동작</td><td colspan="2">어르신, 사람은 마주한 사람이 어떤 사람이냐에 따라 행동이 약간씩 달라집니다. 가벼운 사람은 만만하게, 무거운 사람은 호락호락하지 않은 사람으로 판단하며 접근합니다.
내가 다루기 쉬운 사람은 어떤 사람이라고 생각하나요?
아무래도 무거운 사람보다는 가벼운 사람이겠지요.
그러면 풍선은 가볍나요? 무겁나요? 가볍지요.
그런데 다루기 어렵습니다. 한번 다루어 보실까요?
다만, 결과는 정확하고 객관적인 시각으로 판단합니다.</td></tr>
<tr><td colspan="2">활동 방법
• 현재 앉은 상태에서 같은 숫자로 두 팀 또는 세 팀으로 나눈다.
(어르신들의 좌석 배치가 'U'자나 'ㄷ'자인 경우 적용)
• 시작 신호에 맞춰 사진과 같이 가운데 위치한 정해진 장소(깔개 또는 신문지)에 풍선이 올라가도록 풍선을 앉은 순서대로 던진다.
• 올라간 풍선 숫자만큼 점수를 준다.
• 풍선 1개당-10점, 팀별로 매회 점수를 합산한다.
• 점수가 많은 팀이 승리한다.</td></tr>
<tr><td>활동 개입 사진</td><td colspan="3">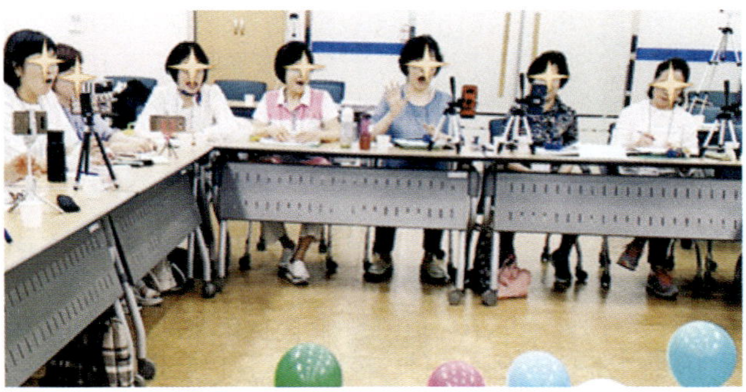</td></tr>
</table>

▶ 정확하고 객관적인 시각요소 향상 활동 2

<table>
<tr><td>활 동 명</td><td colspan="2">계란판 탁구공</td></tr>
<tr><td>활동 목표</td><td colspan="2">정확하고 객관적인 시각요소 향상</td></tr>
<tr><td rowspan="2">기능적 개입</td><td>신체기능</td><td>눈과 손의 협응력, 집행기능 향상</td></tr>
<tr><td>인지기능</td><td>판단력, 집중력 향상, 사회적 상호작용 기회 제공</td></tr>
<tr><td>인지향상 도구</td><td>촉각적 매개체</td><td>우산 2개, 계란판 2개, 탁구공 다수</td></tr>
<tr><td rowspan="2">활동 개입 방법</td><td rowspan="2">멘트 & 동작</td><td>어르신!
세상만사 내 뜻대로 되면 신나겠지요?
반대로 안 되면 짜증나겠지요?
사람은 감정의 동물이라 그 상황을 어떻게 받아들이느냐에 따라 건강하기도 하고 병이 나기도 합니다. 그래서 현실을 있는 그대로 받아들이며 즐기면서 사는 것이 건강에 좋습니다.
지금 즐기는 연습을 한번 해보시겠는데 탁구공을 계란판에 던져 넣으시면 됩니다. 이때 들어가기도 하고 안 들어가기도 하겠지요? 그냥 던지시며 "들어가면 좋고 안 들어가도 괜찮고."라며 느긋하게 즐기시면 됩니다.
다만, 승패가 나뉘는 게임 활동이다 보니 정확하고 객관적인 시각으로 판단하겠습니다. 이제 시작합니다!</td></tr>
<tr><td>**활동 방법**
• 팀 릴레이 게임 활동이므로, 두 팀으로 나눈다.
• 우산 속에 계란판을 놓는다(튐을 방지한다).
• 한 사람당 탁구공을 3개씩 던진다(바닥에 튕겨서 넣도록 한다).
• 팀원 모두가 던지고 나면 계란판에 들어간 탁구공 숫자로 승패를 결정한다.</td></tr>
<tr><td>활동 개입 사진</td><td colspan="2">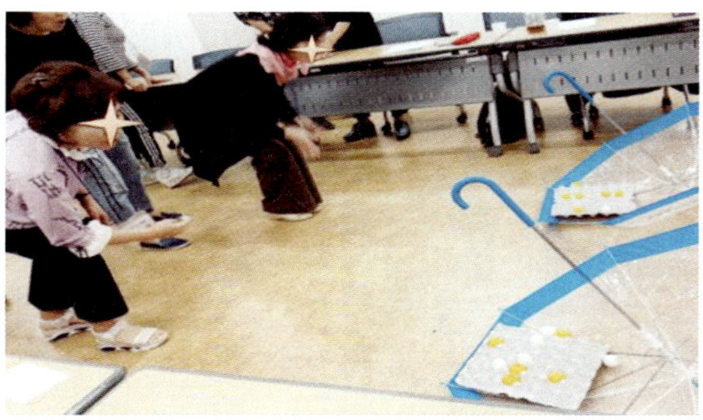</td></tr>
</table>

▶ 정확하고 객관적인 시각요소 향상 활동 3

<table>
<tr><td>활 동 명</td><td colspan="2">색깔 컵 전달</td></tr>
<tr><td>활동 목표</td><td colspan="2">정확하고 객관적인 시각요소 향상</td></tr>
<tr><td rowspan="2">기능적 개입</td><td>신체기능</td><td>눈과 손의 협응력, 집행기능 향상</td></tr>
<tr><td>인지기능</td><td>판단력, 집중력 향상, 사회적 상호작용 기회 제공</td></tr>
<tr><td>인지향상 도구</td><td>촉각적 매개체</td><td>색깔 컵(같은 색 컵 2개, 다른 색 컵 1개)</td></tr>
<tr><td rowspan="2">활동 개입 방법</td><td rowspan="2">멘트 & 동작</td><td>어르신! 변화하는 거 좋아하세요?
변화는 나의 생각을 바꾸고 고정 관념을 깨는 것입니다. 하지만 사람들은 대체로 안정된 상태에서 머물러 있기를 좋아합니다. 그러나 어제보다 진보된 나를 만나고 싶다면 변하지 않으려는 나를 이기고 변해야 합니다. 그런 의미에서 컵 색깔에 변화를 주는 활동을 해보시겠습니다. 다만, 결과는 정확하고 객관적인 시각으로 판단하기 때문에 승패는 나뉩니다. 그럼 시작하겠습니다!</td></tr>
<tr><td>활동 방법
• 팀 릴레이 게임 활동이므로, 두 팀으로 나눈다.
• 현재 앉은 상태에서 팀을 나누고 팀의 맨 앞사람에게 사진과 같이 포개진 색깔 컵을 나누어 준다.
• 시작 신호에 따라 맨 위의 컵을 아래로 겹쳐 꽂아 처음과 같은 상태가 되면 옆 사람에게 전달한다.
• 팀 전체를 한바퀴 돌아 처음 시작한 맨 앞사람까지 먼저 온 팀이 승리한다.</td></tr>
<tr><td>활동 개입 사진</td><td colspan="2">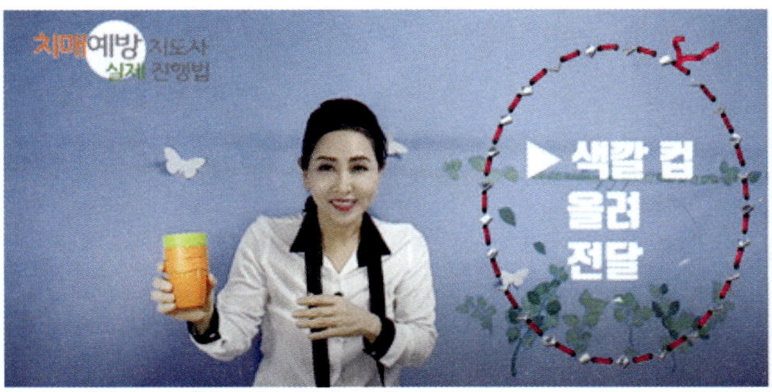
</td></tr>
</table>

▶ 의미 부여

갈수록 평균수명은 길어지고 정년퇴직의 연령은 낮아지고 있습니다. 이것은 무엇을 의미할까요? 이제 자신의 전문 분야를 개발해야 한다는 것입니다. 나의 능력이 다른 사람으로 대체할 수 없는 경지가 되어야 그것이 내 평생 업이 될 수 있습니다. 그렇게 되려면 제일 중요한 것이 실력입니다. '실력' 하니 대단해 보이지만 제가 이 일을 하는 것을 보면 실력은 특별한 무엇이 아닙니다. 저는 정확하고 객관적인 시각으로 현실을 직시하고 항상 이 일에 우선순위를 두며 다른 일에 에너지를 분산시키는 것을 삼가했습니다. 그런 날이 지속되다 보니 그것이 실력을 키우는 방법이었습니다. 간혹, 슬럼프에 빠질 때면 이 일을 내가 왜 하는지 내적 동기를 다시금 생각하게 되었고 그것으로 인해 견딜 수 없는 순간조차도 견딜 수 있는 힘이 생겼습니다.

방송인 유재석 씨가 정형돈 씨를 향해 이런 말을 했습니다.
"야 스타는 아무나 되는 줄 아냐?"
"그런데 그 스타가 네가 되지 말란 법은 없어."

저도 여러분께 말씀드립니다.
"전문가는 아무나 되는 줄 아십니까?"
"그런데 그 전문가가 여러분이 되지 말란 법은 없습니다."

6. 실행기능 인지향상 활동

1) 실행기능 개념 및 이해

100세 시대를 맞아 두뇌 건강관리는 이제 개인은 물론 사회적으로도 매우 중요한 이슈로 떠오르고 있습니다. 그러다 보니 신체의 움직임은 뇌에 직접적인 영향을 준다는 것을 알고 최근 들어 육체적 건강관리에 초점을 둔 '피트니스'에서 두뇌기능을 증진시키는 개념을 포함한 '브레인 피트니스'로 패러다임이 전환되는 것을 볼 수 있습니다. 어르신은 신체 활동이 줄어들면 근육의 양이 감소되는 것은 물론, 전반적인 인지기능까지 급격히 저하되므로 무리하지 않는 범위 내에서 조금이라도 움직이게 하는 것이 도움이 됩니다. 활동이 어려운 어르신은 앉은 상태에서 다리를 앞으로 쭉 펴고 당기는 것만으로도 하지 근력운동이 되고, 팔을 밀었다 당겼다 주먹을 쥐고 펴는 것만으로도 상지 근력운동이 될 수 있습니다. 이 모든 활동은 실행기능이 뒷받침되어야 합니다.

▶ 실행기능의 개념

우리가 원하는 목표를 이루기 위해 정서, 생각, 행동을 상황에 맞게 통제하고 조절하는 것을 실행기능(executive functions)이라고 합니다. 이러한 실행기능이 손상되면 창의성과 자발성, 사고, 계획 및 조직, 기억, 언어, 주의 집중, 시공간, 지기조절 능력의 결함을 초래한다고 보고하고 있습니다(Perner & Lang, 2000).

▶ 실행기능 장애 증상

첫째, 하고 싶은 것을 수행하지 못합니다. 자신의 신체를 잘 움직일 수 있음에도 불구하고, 자신의 의지대로 행동을 정확하게 수행하지 못하는 것입니다. 예를 들면 지금 등이 간지러워 등을 긁어야 된다는 것을 알고 있음에도 불구하고 이러한 행위를 수행하지 못하는 경우가 해당됩니다. 자주 하던 요리를 하지 않게 되거나, 쇼핑을 가지 않게 되거나, 목욕을 하지 않게 되는 상황이 나타나면 그 배경에는 실행기능 장애가 있는 경우가 많습니다. '귀찮아져서 그런가 보다.'라며 그냥 지나쳐서는 안 되겠습니다.

둘째, 말하는 것과 행동하는 것이 다릅니다. 남에게 인사하는 것을 보면 치매성 노인이라고 생각되지 않을 정도이지만, 행동하는 것을 보면 보통 때와 다를 경우가 종종 있습니다. 며느리가 "오늘은 날씨가 좋아서 빨래가 잘 마르겠네요."라고 말하면 "그렇겠다."라고 대답하고 방금 널어 놓은 젖은 세탁물을 걷어 다시 물에 넣어 빨려합니다.

셋째, 실행기능 장애와 같이 실인증(失認症) 증상도 동반합니다. 실인증은 지각기능이 온전한데도 물체를 알아보거나 인지하지 못하는 증상으로 흔히 본인 앞에 사과가 있음에도 불구하고 사과를 찾는 경우입니다.

2) 실행기능 인지향상 활동 스킬

▶ 실행기능 인지향상 활동 목표

실행기능의 구성요소를 질머와 스파이어스(Zillmer & Spiers, 2001)는 반응억제 및 자기조절, 인지적 유연성, 창의적 사고, 작업기억, 계획 및 조직, 주의력 유지로 제시하였습니다. 이에 6가지 구성요소를 향상시키는 것을 목표로 합니다.

① 반응억제 및 자기조절 향상 활동을 통해서 심리적 안정을 갖도록 한다.
② 인지적 유연성 향상 활동을 통해서 새로운 상황에 잘 적응하도록 한다.
③ 창의적 사고 향상 활동을 통해서 기존과 다른 뭔가를 생각해 내도록 한다.
④ 작업기억 향상 활동을 통해서 촉각자극을 유도, 사회적 상호작용 기회를 제공한다.
⑤ 계획 및 조직 향상 활동을 통해서 자신감과 성취감을 제공한다.
⑥ 주의력 유지 향상 활동을 통해서 집중력 향상, 소근육의 발달을 도모한다.

▶ 게임의 정의

실행기능 인지향상 활동에 팀 게임이 많이 있습니다. 그러므로 '게임(game)'에 대한 정의부터 살펴보겠습니다. 게임의 사전적 정의는 다음과 같습니다.

- 규칙을 정해 놓고 승부를 겨루는 놀이이다(금성판 국어대사전).
- 오락의 보편적 형태, 일반적으로 기분 전환이나 유용을 위한 제반 활동이 포함되며 흔히 경쟁이나 시합을 수반한다(브리태니커 세계백과사전).

사전적 정의들을 살펴보면 게임은 규칙과 승부, 경쟁 등이 주요한 구성요소로 즐거움을 위한 행위라는 것을 알 수 있습니다. 그리고 게임에서 규칙은 게임을 위한 가장 중요한 요소 중의 하나입니다. 그러나 데이케어센터 요양원에 계신 어르신의 경우 인지가 떨어지고 거동이 불편하시기 때문에 게임 규칙을 제대로 적용할 수가 없습니다. 그렇지만 어르신 상호 간의 교류 및 의사소통, 친밀감 형성, 관계 개선을 위해 팀 게임 활동이 필요합니다. 어르신들은 그 시간 팀 게임 활동에 참여하신 것만으로도 큰 일을 하신 것입니다.

▶ 재미 창출

유머 분노를 다스리는 비결

아내가 새 옷을 사오자 남편이 한마디 한다.

남편: 그걸 예쁘다고 골랐어? 도대체 물건 고르는 안목이 없단 말이야.
나 좀 닮아 봐!
아내: 맞아요. 그래서 당신은 나를 골랐고, 나는 당신을 골랐잖아요!

이렇게 또 부부싸움이 시작되었다.
그런데 이상한 것은 매번 싸울 때마다 남편 혼자 흥분을 하고 아내는 전혀 대꾸를 하지 않았다. 오히려 아내는 더욱 침착해지고 조용해졌다.
어느 날 남편은 아내의 자제력에 대해 감탄하며 아내에게 말을 건넸다.

남편: 내가 당신에게 화를 낼 때마다 당신은 전혀 대응하지 않는데 분노를 다스리는 비결이 도대체 뭐요?
아내: 나는 화장실 청소를 하면서 분노를 풀어요.
남편: 화장실 청소가 분노를 다스리는 데 무슨 도움을 주는 거요?
아내: (태연하게) 화가 날 때마다 당신의 칫솔로 변기를 닦는답니다.

부부 간에 말이 안 통하면 분통이 터지지요.
이때 부부관계는 어떤 관계라고 할까요?
로또 관계 또는 에이즈 관계라고 볼 수 있습니다.

- 로또 관계 : "제대로 맞은 적이 한 번도 없다."
- 에이즈 관계 : "한 번 걸리기만 해봐라. 너는 죽는다."

▶ 반응억제 및 자기조절 향상 활동

<table>
<tr><td>활 동 명</td><td colspan="3">웃어 버리자</td></tr>
<tr><td>활동 목표</td><td colspan="3">반응억제 및 자기조절 향상</td></tr>
<tr><td rowspan="2">기능적 개입</td><td colspan="2">신체기능</td><td>신체감각 활성화, 집행기능 향상</td></tr>
<tr><td colspan="2">인지기능</td><td>집중력, 표현력, 자신감 향상</td></tr>
<tr><td rowspan="3">활동 개입 방법</td><td colspan="3">오른손 머리 왼손 머리 히히히히
오른손 목 왼손 목 헤헤헤헤
오른손 가슴 왼손 가슴 하하하하
오른손 배 왼손 배 호호호호</td></tr>
<tr><td>동작</td><td colspan="2">• 오른손 머리 왼손 머리 갖다 대며 히히히히(뇌)
• 오른손 목 왼손 목 갖다 대며 헤헤헤헤(견비통 예방)
• 오른손 가슴 왼손 가슴 갖다 대며 하하하하(심장)
• 오른손 배 왼손 배 갖다 대며 호호호호(내장)</td></tr>
<tr><td>멘트</td><td colspan="2">어르신! 살다 보면 감정이 억제가 안 되는 분통 터지는 일들 많이 있지요? 그때 "나~ 참 기가 차서 웃음이 나오네."라며 그냥 웃어 버리면 어떨까요? 그 나쁜 감정 웃어서 버려 버리는 겁니다. 건강을 위해서라도 웃어 버려야 합니다.
건강에 웃음이 좋다는 것은 의학적으로도 증명된 사실입니다. 또 웃음소리에 따라 신체에 미치는 효과가 다르다고 합니다. 어떤 웃음소리가 어디에 좋은지 함께 동작하며 익혀 보겠습니다.</td></tr>
</table>

▶ 감동 예화

어느 추운 겨울날이었습니다. 두 친구가 카페에서 만나기로 했고 한 친구가 뒤늦게 도착해서 카페에 들어가려던 찰나 한 할머니가 다가왔습니다.

"젊은이~ 꽃 좀 사가요."

꽃을 파는 할머니의 행색은 넉넉하지 못한 형편을 그대로 보여주는 듯했고 이를 보고 마음이 쓰였던 그는 할머니에게 말했습니다.

"이렇게 추운데 왜 꽃을 팔고 계세요?"

"우리 손녀가 아픈데 약값이 없어서 꽃을 팔아야만 손녀딸의 약을 살 수 있다오."

할머니의 딱한 사정을 들은 그는 원래 꽃의 가격보다 더 많은 돈을 주고 꽃을 샀습니다. 그리곤 친구를 만나기 위해 카페에 들어갔는데 친구는 할머니를 가리키며 말했습니다.

"너한테 꽃을 판 할머니 다 거짓말이야. 항상 손녀 얘기를 하지만 사실 저 할머니한테는 손녀가 아예 없어."

그러자 꽃을 산 친구의 얼굴이 오히려 환해지며 말했습니다.

"정말 할머니에게 손녀가 없어? 그러면 저 할머니가 말한 손녀딸, 안 아픈 거네? 정말 다행이다!"

당연히 속았다며 화를 낼 줄 알았지만 꽃을 판 할머니에게 아픈 손녀가 없다는 것을 알고 진심으로 행복해했던 주인공의 반전이 담긴 해외 CF의 내용이었습니다.

누군가에게 속았을 때 혹은 손해를 봤을 때 사람들에겐 두 가지 반응이 있습니다. 잠도 못잘 정도로 분통을 터트리는 사람이 있는가 하면 그 감정을 억제하는 사람도 있습니다. 괜히 한판 붙었다간 뒷수습이 더 골치 아프니 차라리 이편을 택하는 감정의 고수입니다. 거기다 웃어 버리기까지 합니다. 억지로 웃는 웃음도 뇌는 진짜 웃음으로 착각해서 쾌감 호르몬을 분비한다는 웃음에 관한 뇌 과학적으로 입증된 사실도 있으니 현명한 선택이라 생각합니다.

▶ 재미 창출

유머 자전거 타기

중학교 2학년 남학생이 살이 너무 쪄서 살을 빼기로 작심을 하고 동네 헬스장에 갔다.

코치 : 지금부터 양손을 허리에 받치고 두 다리를 위로 쭉~ 뻗습니다. 거의 몸이 일직선이 되게 만듭니다. 그다음 두 다리를 평행되게 구부려 자전거 페달을 돌리듯이 돌립니다. 시작!

그런데 이 남학생은 두 다리를 돌리지 않고 구부려 들고만 있는 것이다.

코치 : 학생 뭐하나? 페달을 돌려야 살이 빠지지. 빨리 자전거 페달을 힘껏 돌리세요.

학생 : 저는 지금 내리막길을 달리고 있는데요.

▶ 의미 부여

자전거가 가는데 사람도 자전거 속도만큼 뛰어요. 그러면 같이 가니까 정지해 있는 듯해요. 그런데 자전거는 가는데 사람은 멈춰 서 있어요. 그러면 자전거는 앞으로 가고 사람은 뒤로 가는 것처럼 느껴져요. 그래서 속도는 비교해야만 느껴집니다.

비슷한 사람들끼리만 어울리면 이렇게 말합니다.

"세상 뭐 있냐? 이렇게 사는 거지 뭐~"

세상사는 속도가 같아서 쳐지는 줄 모릅니다.

그러다 달리는 다른 사람을 만나면 "오~ 뭐야? 나만 느리네?"라며 비교하게 되고 그때부터 새롭게 변화하려고 노력합니다. 우물쭈물, 어물어물하며 하고자 하는 일을 미루면 미룰수록 그 일을 향한 열정은 줄어들고 열정이 줄어든 만큼 자신감도 사라집니다. 그럴 땐 자신의 목표에 한 발자국 다가서는 그 무엇인가를 하면 됩니다. 그 동작만으로도 자신감이 생겨납니다. 그 자신감을 통해 우리는 무엇이든 더 잘 해낼 수 있습니다.

▶ 인지적 유연성 향상 활동

<table>
<tr><td>활 동 명</td><td colspan="3">몸풀이
(♬ '자전거')</td></tr>
<tr><td>활동 목표</td><td colspan="3">인지적 유연성 향상</td></tr>
<tr><td rowspan="2">기능적 개입</td><td colspan="2">신체기능</td><td>신체감각 활성화, 집행기능 향상</td></tr>
<tr><td colspan="2">인지기능</td><td>통찰력, 사고력, 표현력 향상</td></tr>
<tr><td rowspan="3">활동 개입 방법</td><td colspan="3">따르릉 따르릉 비켜나셔요
자전거가 나갑니다 따르르르릉
저기 가는 저 사람 조심하셔요
어물어물 하다가는 큰 일 납니다</td></tr>
<tr><td>동작</td><td colspan="2">• 따르릉 따르릉: 굴레굴레 좌우 2번씩
• 비켜나셔요: 한 팔씩 양옆으로 밀기
• 자전거가 나갑니다: 양 손목 굴리며 양손 가슴 앞 정지
• 따르르르릉: 가운데서 굴리기
• 저기 가는 저 사람 조심하셔요: 머리 2번, 어깨 2번, 배 2번, 손뼉 2번
• 어물어물 하다가는: 머리 1번, 어깨 1번, 배 1번, 손뼉 1번,
• 큰 일 납니다: 머리, 어깨, 배, 만세</td></tr>
<tr><td>멘트</td><td colspan="2">영국에 '조지 버나드 쇼(George Bernard Shaw)'라는 극작가가 있습니다. 그분의 묘지 비문이 "우물쭈물하다가 내 이럴 줄 알았지."입니다. 많은 사람들에게 우물쭈물하다 후회하지 않도록 하라는 메시지를 주는 듯했습니다.
우리 동요에도 "어물어물 하다가는 큰 일 납니다."라는 가사의 '♬ 자전거' 노래가 있지요? 우물쭈물, 어물어물하다가는 정말 큰 일 납니다. 그런 의미에서 자전거 노래에 맞춰 몸을 움직여 보시겠습니다.</td></tr>
</table>

▶ 감동 예화

한 젊은이가 과거시험을 치르러 한양에 갔습니다. 시험을 치르기 이틀 전에 연거푸 세 번이나 꿈을 꾸었습니다.

첫 번째 꿈은 그가 벽 위에 배추를 심는 것이었고, 두 번째 꿈은 비가 오는데 두건을 쓰고 또 우산을 쓰고 있는 것이었고, 세 번째 꿈은 마음으로 사랑하던 여인과 등을 맞대고 누워 있는 것이었습니다. 세 꿈이 다 심상찮아 점쟁이한테 물으니 점쟁이가 이렇게 말합니다.

"벽 위에 배추를 심으니 헛된 힘을 쓴다는 것이고, 두건을 쓰고 우산을 쓰니 또 헛수고 한다는 것이고, 사랑하는 여인과 등을 졌으니 그것도 헛일이라는 것입니다. 그러니 고향으로 돌아가는 게 좋겠소."

풀이 죽어 젊은이가 짐을 챙기는데 여관 주인이 자초지종을 물었습니다.

"내일 시험인데 왜 가오?"

젊은이가 꿈을 이야기하자 여관 주인도 해몽을 해주었습니다.

"벽 위에 배추를 심었으니 높은 성적으로 합격한다는 것이고, 두건을 쓰고 우산을 썼으니 이번만큼은 철저하게 준비했다는 것이고, 몸만 돌리면 사랑하는 여인을 품에 안을 수 있으니 쉽게 뜻을 이룬다는 것입니다. 그러니 꼭 시험을 보는 것이 좋겠소."

젊은이는 정신을 바짝 차리고 시험을 봤고 과거시험에 급제할 수 있었습니다. 이처럼 여관 주인의 긍정적인 창의적 사고가 한 젊은이의 인생을 바꿔 놓았습니다.

▶ 쓸데 있는 이야기

명실상부 세계 최고의 부자로 손꼽히는 '빌 게이츠(Bill Gates)' 마이크로소프트 회장은 오픈 마인드의 소유자입니다. 언제나 새로운 생각, 새로운 도전의식을 가지고 창의적인 사고를 하는 사람들의 말을 귀담아 듣고 그것을 자기 것으로 만듭니다.

우리 역시 새로운 생각, 새로운 도전의식, 창의적인 생각을 가지고 또 그런 사람의 말을 귀담아 듣고 그것을 어르신들에게 적용하여 어르신들의 창의적 사고를 살리는 데 도움이 되도록 합시다.

▶ 의미 부여

2행시 인생

– 인 : 인생은

– 생 : 생각대로 쥐

▶ 창의적 사고 향상 활동

<table>
<tr><td>활 동 명</td><td colspan="3">올려라 내려라
(♬ '노래 불러라' 개사곡)</td></tr>
<tr><td>활동 목표</td><td colspan="3">창의적 사고 향상</td></tr>
<tr><td rowspan="2">기능적 개입</td><td colspan="2">신체기능</td><td>손목 관절 유연성, 집행기능 향상</td></tr>
<tr><td colspan="2">인지기능</td><td>사고력, 창의력, 자신감 향상</td></tr>
<tr><td rowspan="3">활동 개입
방법</td><td colspan="3">올려라 올려라 오른손 올려라
올려라 올려라 왼손 올려라
올려라 올려라 양손 올려라
손뼉을 쳐 봅시다
내려라 내려라 혈압 내려라
내려라 내려라 당뇨 내려라
내려라 내려라 콜레스테롤 내려라
치매를 예방하자 야!</td></tr>
<tr><td>동
작</td><td colspan="2">• 양 손목을 굴리며 가사에 맞게 움직인다.
• 치매를 예방하자 야!: 손뼉 치다 만세</td></tr>
<tr><td>멘
트</td><td colspan="2">어르신! 지금 생각해 주세요.
올라갔으면 좋겠다 싶은 것엔 뭐가 있을까요?
아들 월급, 용돈, 손주 성적 등 참 많지요.
그럼, 내려갔으면 좋겠다는 것엔 뭐가 있을까요?
혈압, 당뇨, 콜레스테롤 등 많지요?
시간을 드리면 계속 생각해 내실 것 같습니다.
또 질문 드립니다.
우리 몸에서 사용이 가장 많은 신체 부위는 어디일까요?
그곳은 '손목'입니다.
손목은 손가락 동작을 수행하는 관절로 상당히 중요합니다.
그래서 손목관절 운동으로 손목을 굴리면서 올려라 내려라를
한번 해보시겠습니다.</td></tr>
</table>

▶ 재미 창출

유머 창의적 사고 퀴즈

하나, 성도들이 교회에 안 나와서 성도 수가 줄어들고 있다는 이야기를 목사님 몇 분이서 나누고 계셨습니다. 그때 한 목사님이 다음과 같이 말했습니다.

"목사님들께서 고생이 많군요. 말씀을 듣고 보니 제가 목회하는 곳은 행복한 곳이네요. 신자 수가 줄어들면 줄어들수록 만족과 기쁨이 넘치는 곳이니까요."

퀴즈 : 이 목사님은 어디서 목회하시는 분이실까요?

정답 : 교도소 담당 목사

둘, 사찰 경내를 안내하던 스님이 극락교를 소개했습니다.

"이 극락교는 사바세계(현세)와 극락세계(내세)를 이어주는 다리입니다."

스님이 일행을 보고 물었습니다.

"여러분은 사바세계에서 성공하는 법을 알고 계십니까?"

그랬더니 한 분이 손을 번쩍 들으며 말했습니다.

퀴즈 : 이 분이 뭐라고 말했을까요?

정답 : 사바사바를 잘해야 합니다.

▶ 쓸데 있는 이야기

대부분의 사람들은 잠을 잘 때 50번 이상 뒤척인다고 합니다. 이렇게 뒤척임에도 어른들은 침대에서 잘 떨어지지 않지만 아이들은 침대에서 종종 떨어지곤 합니다. 그 이유는 어른들은 뒤척이더라도 오른쪽 왼쪽 번갈아 가며 뒤척이지만 아이들은 한 방향으로 계속 뒤척이기 때문에 침대에서 자주 떨어지게 됩니다. 어른과 아이, 각각 다른 결과가 나타나는 원인은 바로 균형감각의 차이로 어른들은 본능적으로 위험을 감지해서 뒤척임의 균형을 이루는 데 비해 어린아이는 균형감각이 아직 미성숙하기 때문입니다. 이렇듯 침대에서 떨어지는 경험을 수차례 하면서 아이들은 스스로 위험을 감지하는 감각을 익히게 됩니다. 그러다가 연령이 증가함에 따라 균형을 조절하는 고유 수용성 감각, 시각, 전정기능 등이 감소하게 됩니다. 특히 치매 어르신은 인지기능이 저하되므로 인해 몸의 움직임, 보행 및 균형 능력에 어려움을 겪으며 불안정한 자세, 감각기관의 기능 저하로 낙상과 골절의 위험이 높습니다. 그러므로 작업기억 향상 활동을 통해 작업기억을 향상시키고 사회적 상호작용 기회를 제공하며 건강한 신체 상태를 유지하도록 도와드려야 합니다.

그러면 여기서 질문 하나 드리겠습니다. 우산은 언제부터 사용되었을까요?

우산은 과거 서양에서 안락함을 상징했고, 귀족이라는 신분과 지위를 드러내는 것으로 사용되었습니다. '우산(Umbrella)'이라는 단어는 라틴어로 그늘을 의미하는 '움브라(Umbra)'에서 나왔으며 고대 아시리아의 수도인 '니네베(Nineveh)'에서 처음 등장했다고 합니다. 옛날에는 우산을 비 오는 날에 쓰는 것이 아니라 햇빛을 가리기 위해서 사용했습니다. 그러다가 18세기 중반, 페르시아의 여행가 '조너스 핸웨이(Jonas Hanway)'가 비가 오는 날에 우산을 쓴 채로 영국 거리에 나타났고 그때 수많은 남성들이 이를 보고 열광하여 비로소 비가 오는 날에도 우산을 쓰게 되었다고 합니다.

▸ 재미 창출

유머 화단에 물 주는 날

외국에 친구들과 여행을 간 할머니가 집으로 전화를 걸어 영감님께 말했다.

"영감! 오늘 화단에 물주는 날이니까, 잊지 마요."

영감님이 대답했다.

"임자! 걱정 마. 지금 밖에 비가 많이 오니까."

할머니는 호통을 쳤다.

"비 온다고 안 나가? 우산 쓰고 어서 가서 물 주고 와요!"

▶ 작업기억 향상 활동

활 동 명	우산 농구	
활동 목표	작업기억 향상	
기능적 개입	신체기능	근력 운동, 집행기능 향상
	인지기능	작업기억력 향상, 사회적 상호작용 기회 제공
인지향상 도구	촉각적 매개체	투명우산 2개, 튜브 공 4개
활동 개입 방법	멘트 & 동작	어르신 우산은 언제 쓰나요? 비가 올 때지요. 그런데 이렇게 뒤집으면 농구 골대로도 쓰입니다. 어르신께 튜브 공을 드릴 겁니다. 그러면 한 분씩 자신의 이름을 크게 외치고 우산 골대로 튜브 공을 던져서 골인시켜 주십시오. 만약에 '노골'이다 그러면 골대 들고 계신 선생님이 잘 못하신 것이고, '골인'이다 그러면 어르신이 잘 하신 겁니다. 걱정 마시고 던져 주십시오. **활동 방법** • 튜브 공은 앉은 순서대로 두 사람에게 하나씩 준다. • 첫 번째 어르신이 던진 후 보조 선생님이 우산 골대에서 튜브 공을 꺼내 세 번째 사람에게 갖다 줄 때 두 번째 어르신이 곧바로 던지게 하기 위해서다. 흐름이 끊기지 않도록 주의한다. • 인원이 많으면 두 팀으로 나누어 동시에 실시한다. • 이때 튜브 공 전달 보조 선생님을 양쪽에 한 사람씩 배치한다.
활동 개입 사진	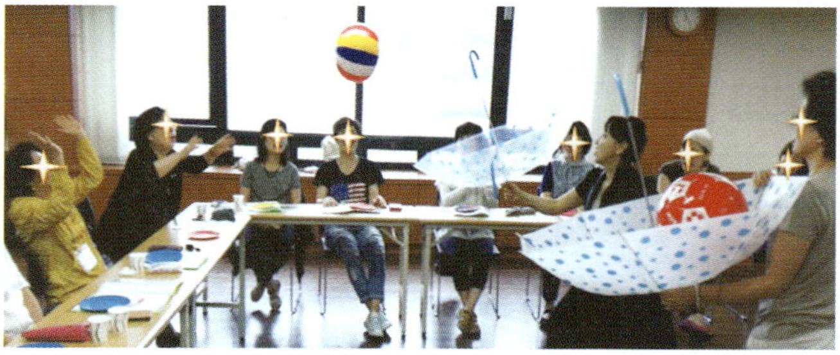	

▶ 의미 부여

작업기억(作業記憶, working memory)은 다른 감각기관으로부터 들어오는 정보를 머릿속에 잠시 잡아뒀다가 기억하는 것입니다. '우산 농구' 활동을 통한 작업기억은 어르신이 튜브 공을 가진다는 정보와 이름을 외친다는 정보, 그다음 던진다는 세 정보를 하나씩 잡아뒀다가 차례대로 하나씩 꺼내야 올바른 수행이 이루어집니다. 그러므로 우산 농구 활동은 작업기억을 향상시킬 수 있습니다.

▶ 재미 창출

유머 은행강도

은행에 강도가 들었다는 연락을 받고 경찰이 총출동했다. 지휘관이 지시한다.

"입구 완전히 다 막아! 강도가 나가지 못하도록 알았나? 빨리 움직여!"

그런데 아무리 뒤져도 강도는 보이지 않았다. 지휘관이 물었다.

"아니 어떻게 된 일이지? 우리 계획을 강도가 알았나? 분명히 입구를 다 막긴 막았나?"

그러자 부하가 대답합니다.

"네! 입구는 다 막았습니다. 그런데 강도가 출구로 도망갔습니다."

▶ 쓸데 있는 이야기

치매어르신은 인지저하로 앞으로 할 일의 절차, 방법, 규모 따위를 미리 헤아려 작정하는 계획이 잘 서지 않으므로 한 번에 너무 많은 것을 요구하지 않도록 하며 그때그때 행동 수정으로 들어가야 합니다. 수많은 연구 보고에 의하면 신체 활동은 치매 유병률을 낮추며, 치매 전 단계인 경도인지장애를 개선하는 데 효과적이라고 합니다. "써라! 그렇지 않으면 잃는다."는 말이 전해주는 '용불용설(用不用說)'의 의미처럼 우리의 인체는 사용할수록 더 많은 가동성을 낳습니다. 활동은 기능을 향상시켜 삶의 질을 향상시킵니다.

주의할 점은 어르신은 균형을 잘 못 잡고 넘어지기 쉬우므로, 서서 하는 활동보다 앉아서 하는 활동으로 계획해야 합니다. 그리고 활동의 절차와 방법은 시범을 통해 쉽게 따라 하실 수 있도록 하여, 많은 참여로 그 시간의 조직 활동이 어르신께 자신감과 성취감을 제공하는 역할을 하도록 해야 합니다.

▶ 계획 및 조직 향상 활동

<table>
<tr><td>활 동 명</td><td colspan="3">실국수 담기</td></tr>
<tr><td>활동 목표</td><td colspan="3">계획 및 조직 향상</td></tr>
<tr><td rowspan="2">기능적 개입</td><td>신체기능</td><td colspan="2">눈과 손의 협응력, 집행기능 향상</td></tr>
<tr><td>인지기능</td><td colspan="2">집중력, 성취감 향상, 사회적 상호작용 기회 제공</td></tr>
<tr><td>인지향상 도구</td><td>촉각적 매개체</td><td colspan="2">30cm 실 다수, 종이 접시, 나무젓가락, 페트병(小)</td></tr>
<tr><td rowspan="2">활동 개입 방법</td><td rowspan="2">멘트 & 동작</td><td colspan="2">어르신, 젓가락질은 손가락 마디의 세부적인 관절을 이용한 계획된 행동입니다. 저도 어릴 때 밥상머리에서 젓가락질 연습을 한 기억이 납니다.
젓가락질은 손에 뻗혀 있는 섬세한 신경, 근육 등을 사용하게 되어 뇌 발달에 도움을 줍니다. 동양인들이 수학을 잘하는 것도 젓가락을 사용해서 그렇다고 합니다.
그래서 어르신들의 두뇌 건강을 위해서 젓가락질 한번 해보시겠습니다.</td></tr>
<tr><td colspan="2">활동 방법
• 두 사람이 한 팀이 되어 한 사람이 젓가락으로 실국수 두 줄을 페트병에 담는다. 다 담으면 옆 사람이 또 두 줄을 담는다.
• 실국수를 담을 때 옆 사람은 숫자를 세어준다.
• 둘이서 네 줄을 다 담고 나면 "해냈다!"라고 양손을 들고 외친다.
• 어느 팀이 빨리 외치나 눈여겨보았다가 끝날 때 박수를 쳐준다.</td></tr>
<tr><td>활동 개입 사진</td><td colspan="3">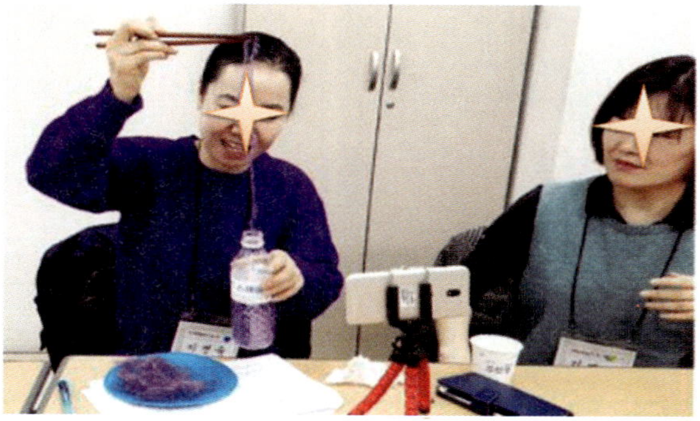</td></tr>
</table>

▶ 재미 창출

유머 안 어울리는 것

느닷없이 졸부가 된 남자가 아름다운 아내를 얻어 엄청난 돈을 들여 온갖 귀금속과 아주 비싼 옷을 입히고 비싼 장식물로 꾸며주었다. 그리고는 많은 사람을 초청해서 아내에게 시선을 집중시킨 뒤 말했다.

"어때요? 우리 집사람 너무 아름답죠. 우리 집사람에게 안 어울리는 것이 있나 찾아볼래요?"

그러자 사람들이 동시에 대답했다.

"당신이요."

▶ 쓸데 있는 이야기

프랑스 소설가 '마르셀 푸르스트(Marcel Proust)'는 이런 말을 했습니다.

"진정한 여행이란 수백 장소를 한 눈으로 여행하는 것이 아니라 같은 장소를 수백 개의 눈으로 보는 것이다."

정말 공감이 가며 머릿속에 바로 그림이 그려집니다. 주의를 기울여야 가능한 일입니다. 매사에 주의를 기울이면 좋겠지만 너무나 피곤한 일이라 선택해서 의도적으로 주의를 기울이게 됩니다.

그런데 ○○○만 있으면 자동적으로 주의를 기울이고 몰입을 하게 됩니다. ○○○만 있으면 주의 집중력을 오랫동안 유지할 수 있습니다. 피곤해하지도 않습니다. 피곤도 사치입니다. ○○○은 무엇일까요?

그것은 바로 '절실함'입니다.

그렇다면 젊은이의 꿈이 더 절실할까요? 나이든 사람의 꿈이 더 절실할까요?

더 절실한 사람은 '나이든 사람'입니다. 아이들보다 인생이 좀 덜 남았다 싶으니까 더 절실하죠.

가수 '비'의 일화입니다. 가수 '비'는 오디션에서 18번 불합격을 합니다. 19번째 누굴 만나냐면 박진영 씨를 만납니다. 나중에 박진영 씨가 얘기하는 걸 들어보니 오디션 때 비를 만났는데 지금 내가 얘를 뽑아주지 않으면 얘가 죽을 것 같더라고 합니다. 그것이 '절실함'이지요. 비는 돈이 없어서 5일 동안 굶은 적도 있고, 고생은 이루 말할 수가 없었다고 합니다. 지금도 가수 '비'는 이 얘기를 달고 산다고 합니다.

"이거 아니면 난 죽는다." "죽을 만큼 노력하자." "잠은 죽어서 잘 수 있다."

가수 '비'는 목표를 딱 정해 놓으면 실행을 멈추지 않는다고 합니다. 뭔가를 이룬 사람들의 공통점은 이런 겁니다. 가수 '비'를 움직이게 한 절실함은 어머니였습니다. 이런 내적 동기가 있어야 합니다. 왜 내가 이 일을 해야 되는지 내적인 동기가 있어야 절실함이 있고 절실함이 있어야 주의력을 유지해서 목표를 달성할 수 있습니다.

▶ 주의력 유지 및 향상 활동 지도 시 유의사항

- 쉬운 활동으로 모두가 참여할 수 있도록 동기를 부여한다.
- 알리고 싶은 내용들을 간결하게 표현한다.
- 어지러운 환경을 없애는 등 외적인 방해요소는 제거한다.
- 좋은 분위기로 감정을 조절하여 내적인 방해요소를 제거한다.

▶ 재미 창출

유머 달 이름

할머니 두 분이 벤치에 앉아 달구경을 하고 있었다.

친한 듯 보이지만 서로가 잘난 척하며 늘 경쟁했다.

할머니1 : 저 달이 상현달인가?

할머니2 : 아녀 반달이여.

할머니1 : 상현달 맞구먼.

할머니2 : 아녀, 그냥 반달이여.

이렇게 실랑이를 벌이고 있는데 그때 한 할아버지가 앞을 지나가신다.

할머니1, 2 : 할아버지 저 달이 상현달이에요? 반달이에요?

할아버지 : 우리 동네가 아니어서 잘 모르겠습니다.

▶ 주의력 유지 향상 활동 1

<table>
<tr><td>활 동 명</td><td colspan="2">달 띄우기</td></tr>
<tr><td>활동 목표</td><td colspan="2">주의력 유지 향상</td></tr>
<tr><td rowspan="2">기능적 개입</td><td>신체기능</td><td>눈과 손의 협응력, 근력, 집행기능 향상</td></tr>
<tr><td>인지기능</td><td>주의 집중력 향상, 상호교류, 수리력 향상</td></tr>
<tr><td>인지향상 도구</td><td>촉각적 매개체</td><td>배드민턴 채, 노란 풍선, 끈(70cm)</td></tr>
<tr><td rowspan="2">활동 개입 방법</td><td rowspan="2">멘트 & 동작</td><td>어르신! 노란 풍선을 보니 뭐가 떠오르세요?
노란 보름달이 떠오르시죠?
이런 노래가 있었죠.
“달달 무슨 달 쟁반같이 둥근달
어디 어디 떴나 동산 위에 떴지”
손뼉을 치면서 함께 불러보시겠습니다.
(다 같이 ‘♬ 달’ 노래를 부른다)
이제 동산 위에 뜬 보름달을 내 머리 위로 띄우도록 하겠습니다.
이 풍선을 달이라 생각하시고 달을 띄웁니다.</td></tr>
<tr><td>활동 방법
• 배드민턴 채에 노란 풍선을 사진처럼 끈으로 묶는다.
• 현재 앉은 상태에서 팀을 나누고 팀의 맨 앞사람에게 배드민턴 채를 준다. 한 사람당 풍선을 위로 5번씩 튕긴다.
• 그런 후 옆 사람에게 전달하고, 똑같이 반복한다.
• 한 사람씩 풍선을 튕길 때 그 팀 어르신들이 같이 숫자를 센다.
• 어르신 모두가 참여하는데 의의를 두며, 굳이 성패는 나누지 않도록 한다.</td></tr>
<tr><td>활동 개입 사진</td><td colspan="2">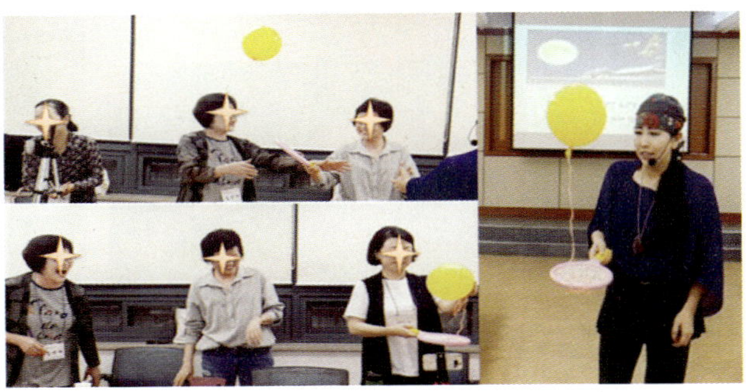</td></tr>
</table>

▶ 주의력 유지 향상 활동 2

<table>
<tr><td>활 동 명</td><td colspan="3">탁구공 전달</td></tr>
<tr><td>활동 목표</td><td colspan="3">주의력 유지 향상</td></tr>
<tr><td rowspan="2">기능적 개입</td><td colspan="2">신체기능</td><td>눈과 손의 협응력, 집행기능 향상</td></tr>
<tr><td colspan="2">인지기능</td><td>주의 집중력 향상, 상호교류, 소속감, 경쟁력 향상</td></tr>
<tr><td>인지향상 도구</td><td colspan="2">촉각적 매개체</td><td>탁구공 담은 통, 플라스틱 숟가락, 빈 통</td></tr>
<tr><td rowspan="2">활동 개입 방법</td><td rowspan="2">멘트 & 동작</td><td colspan="2">어르신! 주의력이 떨어지면 옷에 단추도 하나 제대로 끼워지지가 않아 생활하시기 상당히 불편합니다. 그래서 주의력이 떨어지지 않도록 탁구공 전달해 보시겠습니다.</td></tr>
<tr><td colspan="2">활동 방법
• 팀을 나누고, 개인별로 플라스틱 숟가락을 나누어 준다.
• 처음에 앉은 사람의 옆에 탁구공을 수북이 담은 통을 두고 마지막 사람 옆엔 탁구공을 모으는 빈 통을 둔다.
• 시작 신호와 함께 처음 사람이 탁구공을 숟가락에 하나씩 올려 옆 사람에게 계속 전달한다.
• 마지막 사람은 전달된 탁구공을 숟가락으로 받아 빈 통에 모은다.
• 정해진 시간 내에 팀별 탁구공 숫자가 많은 팀을 승리로 간주하되 진 팀은 너무나 열심히 하셨다며 ‘열심 점수를 드림으로, 무승부를 만들어 어르신의 기분이 상하지 않도록 한다.
• 팀별 탁구공 숫자를 셀 때 어르신들이 같이 숫자를 세도록 한다.</td></tr>
<tr><td>활동 개입 사진</td><td colspan="3">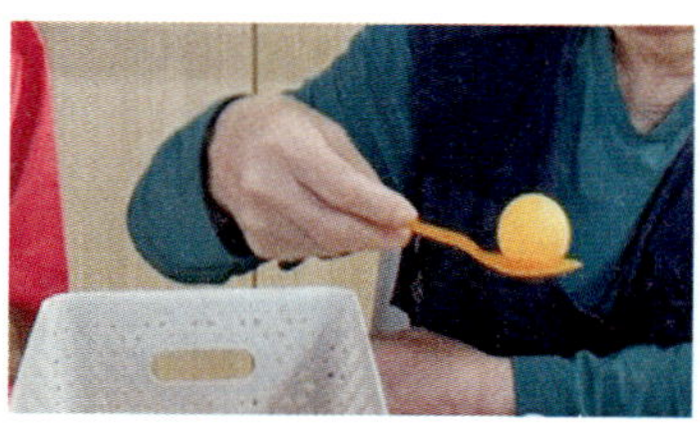 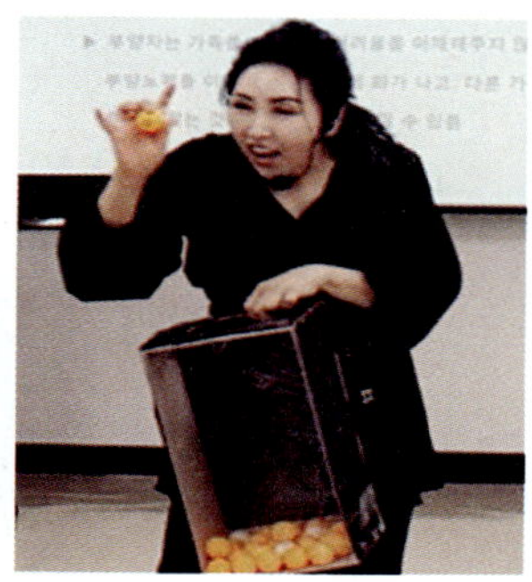</td></tr>
</table>

▶ 의미 부여

햇살 뜨거운 어느 여름날 오후,

개구리 세 마리가 나뭇잎에 앉은 채 유유히 강물로 떠내려가고 있었습니다.

나뭇잎이 강의 중간쯤에 이르렀을 때 그중 한 마리가 갑자기 벌떡 일어나 결심했다는 듯 단호하게 외쳤습니다.

"너무 더워. 난 물속으로 뛰어들 테야!"

다른 개구리들도 그저 묵묵히 고개를 끄덕였습니다.

그렇다면 나뭇잎에는 몇 마리의 개구리가 남아 있었을까요?

나뭇잎에는 여전히 개구리 세 마리가 남아 있었습니다.

왜일까요?

뛰어 들겠다는 '결심'과 정말 뛰어드는 '실천'은 전혀 다른 차원이기 때문입니다.

1000g의 생각보다 1g의 실천이 낫습니다.

실행기능 인지향상 활동 스킬이 꼭 실천되어서 어르신들의 심신의 고통을 완화시키는 데 일조(一助)할 수 있길 바라는 마음 간절합니다.

3부

기능향상 뇌크리에이션

7장 정서적·영적 건강 기능향상 뇌크리에이션 - 교회 노인대학 프로그램 -

1. 교회 노인대학 프로그램의 의의

인간은 육체적 존재임과 동시에 영적 존재입니다. 그래서 신체적 건강과 더불어 영적 건강 문제가 삶의 질을 결정하는 중요한 요인으로 등장하며 신체적 건강 문제는 주로 의학 영역에서, 영적인 건강 문제는 주로 종교 영역에서 다루고 있습니다.

건강을 정의할 때 가장 명쾌하고 포괄적인 표현은 세계보건기구(WHO)의 헌장 전문에 나와 있는 내용입니다. "건강이란 육체적으로도 정신적으로도 그리고 사회적으로도 모든 것이 충족된 상태에 있는 것이지, 단순히 질병이나 병약함이 없음을 뜻하는 것이 아니다." 그런데 WHO의 건강 정의가 개정되었다고 오해하는 분들이 생겨났습니다. 이유는 1998년 1월에 WHO 이사회가 101차 세션으로 다시 이 정의를 "건강이란 육체적, 정신적, 영적 및 사회적으로 완전히 행복한 역동적 상태이지 단순히 질병이나 병약함이 없음을 뜻하는 것이 아니다."라며 인간의 존엄성 확보와 삶의 질을 생각하는 데 필요한 본질적인 것이 영적 건강이라는 관점에서 'spiritual'

이라는 어휘를 추가하자고 제안했기 때문입니다. 아직 채택이 보류되어 건강의 정의가 바뀌지는 않았지만, 영적 건강의 중요성에 대한 논의 자체가 상당히 의미 있다고 보여집니다.

모 교회 목사님이 월요일 아침 교회 노인대학에 다니시는 할머니 권사님을 만났는데 몹시 피곤한 모습이었습니다. 그래서 목사님께서 물어보셨습니다. "권사님 어디가 편찮으십니까?" 그러니까 그 권사님이 대답하시기를 "목사님 설교 때문에 어젯밤 한잠도 못 잤습니다." 목사님은 자신의 설교에 찔림을 받은 것이라 생각하여 기분이 좋아서 권사님에게 말씀하셨습니다. "잠을 못 주무실 정도로 심각하게 생각하지는 마십시오." 그러자 권사님이 대답하셨다. "목사님, 그게 아니고요. 어제 목사님 설교하실 때 얼마나 달게 잤던지 그만 밤잠을 설치고 말았습니다." 설교시간에 주무시더라도 하나님을 믿는 어르신들은 교회에 꼭 나오시고 영적으로도 아주 건강합니다. 천국에 소망을 두었기 때문에 교회에 나오는 것이 신나고 이 땅에서의 고난도 잘 이겨냅니다. 이렇게 영적 건강은 삶의 질을 결정하는 아주 중요한 요소로 자리합니다.

의학의 발달과 높은 생활 수준으로 평균수명이 늘어남에 따라 교회마다 고령층이 많아져 교회 노인대학이 급증하고 있습니다. 그러다 보니 교회 노인대학 프로그램이 중요한 비중을 차지하게 되었고 그 프로그램은 어르신들의 정서적·영적 건강과 직결되므로 결코 소홀히 할 수가 없습니다. 우울하기 짝이 없고 소망이라곤 하나도 없는 낙심되고 절망된 어르신들이 교회 노인대학 프로그램을 통해 새롭게 주님을 만나고 소망 가득한 여생을 사실 수 있도록 도와드려야 합니다. 교회 노인대학은 어르신을 공경하는 방법 중의 하나로 프로그램 구성은 다음과 같이 하면 무난합니다.

▶ 교회 노인대학 프로그램 구성

① 찬양 + 건전 가요(노인대학에 따라 다를 수 있음)
② 신앙 사례, 예화 듣기, 성경 구절을 인용한 멘트 사용
③ 교회 유머 사용
④ 정서적·영적 건강 활동에 사용하는 어휘는 되도록 성경적으로 사용
⑤ 마무리는 기독교적 스토리텔링을 사용

자식들 키우며 남편 뒷바라지에 부모님 모시면서 자기를 죽이고 숨죽여 울어야 했던 우리 어머님들, 열심히 살았는데 해고 통지가 날아와서 퇴직해야 했던 우리 아버님들, 내 젊음과 내 인생을 다 걸고 열심히 일해서 내 사업을 성공시켰건만 그 사업이 하루아침에 쫄딱 망해서 빨간 딱지가 붙는 어려움을 겪어야 했던 우리 어르신들, 인생의 전반전이 망가져서 누구에게도 인정받지 못하고 점점 밀려서 선택받지 못한 실패한 인생이라고 자책하는 어르신들, 이 어르신들을 우리 하나님은 품에 안으시고 위로해 주신다는 사실을 교회 노인대학 프로그램을 통해 다시금 확인하고 구원의 기쁨과 천국 소망으로 행복한 여생을 사실 수 있도록 해야 합니다.

"너는 센 머리 앞에 일어서고 노인의 얼굴을 공경하며 네 하나님을 경외하라."

– 레위기 19:32 –

2. '믿음' 뇌크리에이션

▶ 재미 창출

유머 믿음 판결

영국의 한 도시에 교회가 있었다. 그 교회 바로 옆에 술집이 생겼다. 예배시간마다 술집에서 떠드는 소리, 음악 소리, 술 취한 소리가 교회까지 넘쳐 들어왔다. 교인들은 모두 술집이 나가도록 기도하기 시작했다. 얼마 후, 정말 그 술집은 장사가 안 되어 문을 닫게 되었다. 술집 주인은 교회를 상대로 손해배상 소송을 청구했다. 교인들이 자신의 술집이 나가도록 기도했다는 소문을 들었기 때문이다. 법정에서 술집 주인의 주장에 교회 대표로 나온 집사는 우리가 기도한 것은 사실이지만 꼭 그것 때문에 술집이 망했겠느냐고 펄쩍 뛰었다. 드디어 판사의 판결이 떨어졌다.

"술집 주인 믿음 있음, 교회 대표 믿음 없음."

▶ 의미 부여

믿음이 뭐라고 생각하십니까?

"예수를 믿지 않는 사람들을 전도하면 이해가 안 되어서 못 믿겠다고 합니다. 우리는 모르는 길도 내가 생전에 보도 못한 여자의 말만 믿고 운전대를 돌리다 보면 목적지에 도착합니다. 이렇듯 세상의 이치도 믿음이 먼저이고 그다음이 이해이듯 하나님을 이해하고 믿는다는 건 불가능합니다. 유한한 인간이 어찌 무한한 하나님을 이해하겠습니까? 믿음은 이해를 통해서 믿어지는 것이 아니라 믿음을 통해서 이해하게 되는 것입니다"라고 목사님께서 설교 말씀을 통해 우리들에게 전해주십니다. 이 말씀이 정답이네요.

그래서 성경 히브리서 기자는 "믿음은 바라는 것들의 실상이요, 보지 못하는 것들의 증거니."라고 합니다. '믿음' 주제 뇌크리에이션은 어르신들의 지나온 삶 속에서 믿음의 실상과 증거들을 다시금 발견하시도록 도와드립니다. 먼저, 노인대학 어르신들과 도입 활동에서 활용하기 좋은 활동부터 소개합니다.

▶ 주여 삼창 환영받기

활 동 명	주여 삼창 환영받기	
활동 개입 방법	동작 & 멘트	믿음이 있는 분들은 따라 하십니다. 오른손 들며 할렐루야! 왼손 들며 아멘! 양손 들면 주여! 삼창합니다. 주여! 주여! 주여! 이렇게 저를 주여 삼창으로 환영해 주시니 감사합니다.

▶ 쓸데 있는 이야기

마틴 루터(Martin Luther)가 종교개혁을 하고 교황청의 핍박을 받고 위기에 처했을 때 무서워서 덜덜 떠니 루터의 아내가 상복을 입고 촛불을 켜고 나왔습니다. 그래서 루터가 "누가 돌아가셨어요?"라고 했더니 아무렇지도 않게 "하나님이 돌아가셨어요."라고 합니다. 루터가 "하나님이 돌아가시는 법이 어딨어요?"라고 했더니 아내가 "그건 잘 모르겠는데 당신이 그렇게 두려워 떠는 걸 보니 하나님이 돌아가신 것이 틀림없어요." 그때 루터가 담대함을 얻고 작사 작곡한 찬송이 이 찬송입니다. "♬ 내 주는 강한 성이요 방패와 병기되시니 큰 환난에서 우리를 구하여 내시리로다." 두렵고 떨릴 때 믿음으로 이 찬송을 부르며 주님이 주시는 평강의 복을 누리며 승리합시다.

"내가 네게 명한 것이 아니냐. 마음을 강하게 하고 담대히 하라. 두려워 말며 놀라지 말라. 네가 어디로 가든지 네 하나님 나 여호와가 너와 함께 하느니라 하시니라."

– 여호수아 1:9 –

▶ 의미 부여

하나님은 정말 살아계시고 하나님의 말씀은 반드시 이루어지고 늘 우리와 함께 하시는 임마누엘 하나님이십니다. 얼마나 큰 격려와 위로가 되는지요. 할렐루야입니다. 그런 의미에서 함께 해보실까요?

▶ 할렐루야 임마누엘

<table>
<tr><td>활 동 명</td><td colspan="2">할렐루야 임마누엘</td></tr>
<tr><td rowspan="2">활동 개입 방법</td><td colspan="2">할렐루야 할렐루야 임마누엘</td></tr>
<tr><td>동작</td><td>• 할렐루야 할렐루야: 손뼉 한 번, 양손 반짝 좌우 한 번씩
• 임: 양손 머리
• 마: 양손 어깨
• 누: 양손 허리
• 엘: 양손 아래 뻗기</td></tr>
</table>

▶ 재미 창출

유머 목사님의 신앙 단증

목사님의 신앙 단증을 아세요?
목사님은 적어도 삼단은 넘어설 겁니다.
이단을 이기셨거든요.
그리고 오단을 넘는 것도 분명합니다.
목사님의 기도는 사단을 넉넉히 이기시거든요.

유머 목사님 식사 대접

교인 한 분이 늘 수고하시는 담임 목사님께
식사를 한번 대접하겠다고 하며
목사님을 근사한 횟집으로 초대했다.
교인이 목사님께 물었다.
"목사님 무얼 드시겠어요?"
그 말을 들으신 목사님이 생각해 볼 필요도 없다는 듯이
즉석에서 말했다.
"당회만 빼고 아무거나 다 시키십시오."

▶ 의미 부여

우리가 알든 모르든 하나님은 우리의 인생을 준비하고 계십니다. 믿지 않는 사람들은 자기가 자기의 미래를 걱정하고 자기가 자기 미래를 준비합니다. 그런데 자기가 자기 인생을 준비하고 걱정하는 그 사람하고 내가 알든 모르든 내 인생을 준비하시는 하나님, 내 인생을 예비하시는 하나님, 나도 모르는 사이에 내 인생의 앞길을 개척하시는 하나님, 모든 것을 이루시는 하나님, 그 하나님을 믿는다면 그 하나님을 따라간다면 그 하나님을 신뢰한다면 결과는 누가 이길까요? 우리가 믿는 하나님 우리가 선택한 믿음이 이기게 될 줄 믿습니다. 예수 믿고 천국 가고 싶은 분은 함께 해보시겠습니다.

▶ 8421 믿음 안마

활 동 명	8421 믿음 안마	
활동 개입 방법	믿음으로 구원 얻어 예수 믿고 천국 가세 나도 가고 너도 가고 우리 모두 천국 가세	
	동작	• 믿음으로 구원 얻어: 오른쪽 사람 어깨 안마 8번 • 예수 믿고 천국 가세: 왼쪽 사람 어깨 안마 8번 • 나도 가고: 오른쪽 사람 어깨 안마 4번 • 너도 가고: 왼쪽 사람 어깨 안마 4번 • 우리: 오른쪽 사람 어깨 안마 2번 • 모두: 왼쪽 사람 어깨 안마 2번 • 천국: 오른쪽 왼쪽 어깨 안마 1번 • 가세: 손뼉 한번 치고 만세 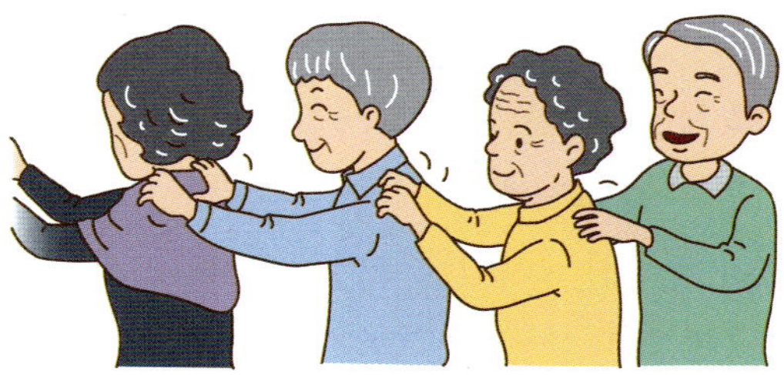

▶ 재미 창출

유머 **결혼 배우자 순위**

총각 전도사님이 대학부 학생들과 식사를 하고 있는데 한 여학생이 말했다.

"전도사님! 결혼 배우자 순위 2등이 목회자라는 조사 결과가 나왔데요."

결혼이 늦어져서 걱정하던 전도사님이 속으로 쾌재를 부르며 물었다.

"그래? 의외네? 그러면 1등은 무슨 직업인데?"

그러자 그 여학생이 깔깔 웃으며 말했다.

"1등은 평신도래요."

돌발퀴즈

1. 세상에서 제일 맛있고 먹으면 든든한 라면은?

정답 : '주님과 함께라면'

정말이지 주님과 함께라면 걱정 끝입니다.

▶ 걱정 끝

<table>
<tr><td>활 동 명</td><td colspan="2">걱정 끝</td></tr>
<tr><td rowspan="2">활동 개입
방법</td><td colspan="2">버릴 건 버리고 털 건 털고 날릴 건 날리고 걱정 끝!</td></tr>
<tr><td>동
작</td><td>• 버릴 건 버리고: 양손 옆으로 뿌리기(좌우)
• 털 건 털고: 한 손으로 팔 털기(좌우)
• 날릴 건 날리고: 양손 머리 위 날려 버리기
• 걱정: 양손 검지 이마 손
• 끝: 만세</td></tr>
</table>

▶ 쓸데 있는 이야기

세상에 염려 없는 사람은 없습니다. 그리고 염려는 해봐야 아무 소용없다는 것도 잘 압니다. 그러나 다들 염려를 합니다. 바라는 것이 있으면 안될까 봐 더 염려합니다. 저는 염려를 정성이라고까지 착각하며 염려합니다. '헨리 나우웬(Henri Nouwen)' 신부는 이렇게 표현했습니다. "염려한다는 것은 아직 내 앞에 오지도 않은 시간과 장소를 무언가로 가득 채우려고 하는 것이다."라고…….

그러나 세상이 너무나 험하기 때문에 우리가 염려로부터 완전히 등을 돌리지는 못합니다. 그리고 사람마다 염려의 차이가 있어서 어떤 사람은 염려의 강도가 심하고, 어떤 사람은 염려를 하는지 안 하는지 표는 안 나지만 은근히 밑바닥에는 통증을 갖고 있습니다. 어떻게 인생을 염려하지 않고 살 수가 있겠습니까?

물론 염려는 순기능도 있습니다. 우리가 염려되기 때문에 남보다 열심히 일하려고 합니다. 염려가 있기 때문에 위험을 대비하기 위해 긴장합니다. 염려하기 때문에 남보다도 열심히 뛰어다닙니다.

초대교회 문헌을 보면 초대교회 성도들이 별명처럼 자기 이름 앞에 붙이고 다니는 말이 있었습니다. '티테디오스(Titedios)'라고 하는 말입니다. '염려에서 해방된 사람'이란 뜻입니다. 초대교회 대부분의 사람들은 가난했습니다. 무식했습니다. 그리고 그들의 삶에 인간적인 기쁨이 별로 없었습니다. 그러나 예수 믿고 나서 하나님의 나라의 영광을 그들이 보고 나서는 그들의 가슴이 얼마나 은혜로 충만했는지 모릅니다. 한 생을 주님의 복음을 위해 살아내려고 노력했습니다. 그래서 자기들이 종사하는 모든 생업을 통해서 자기들이 몸담고 있는 가정을 통해서 복음이 전해지도록 최선의 노력을 다했습니다. 그래서 나중에는 로마가 그들 앞에 무릎을 꿇었습니다. 전 세계에 복음이 증거될 수 있도록 발판을 만들어 주었습니다. 이렇게 헌신된 삶을 그들이 사니까 염려가 다 날아가는 것을 알았습니다. 그래서 '염려에서 해방된 사람' 이것을 자랑하고 싶어서 '티테디오스 베드로' '티테디오스 요한' '티테디오스 도마' 등 자신의 이름에 '티테디오스'를 붙이고 다녔다고 합니다.

우리 역시 아무리 염려가 산더미처럼 쌓여 있는 현실이라 할지라도 다 같이 자기 이름 앞에 '티테디오스'를 넣어 불러봅시다.

저부터 불러봅니다. '티테디오스 이갑숙'

여러분도 '티테디오스 ○○○'

예수님은 우리가 염려에서 자유로울 수 있고 모든 것을 새롭게 볼 수 있는 세계로 초대하고 계십니다. 그것은 '믿음'의 세계입니다. '조지 뮐러(George Muller)' 목사는 이렇게 말씀하셨습니다. "믿음의 시작은 염려의 끝이요. 염려의 시작은 믿음의 끝이라." 참으로 옳으신 말씀입니다. 염려가 산더미처럼 쌓여 있고 염려 없이는 도무지 살 수가 없는 불안한 세상에 살지만 '티테디오스' 염려에서 해방된 사람으로 살았으면 좋겠습니다.

▶ 의미 부여

크고 넓은 길을 대로(大路)라고 합니다. 우리는 늘 대로를 걷고 있습니다. 어떤 대로 일까요? 지 맘대로, 남하는 대로를 걷고 있습니다. 그러나 믿음의 사람들은 어떤 대로를 걸어야 할까요? '주님 뜻대로'를 걸어야 합니다. 그래서 손가락으로 함께 해 보시겠습니다.

▶ 주님 뜻대로 살기로 했네

<table>
<tr><td>활 동 명</td><td colspan="2">주님 뜻대로 살기로 했네</td></tr>
<tr><td rowspan="2">활동 개입 방법</td><td colspan="2">주님 뜻대로 살기로 했네 주님 뜻대로 살기로 했네
주님 뜻대로 살기로 했네 뒤돌아서지 않겠네</td></tr>
<tr><td>동작</td><td>• 주님: 한 손 엄지
• 나: 다른 손 소지
• 뜻대로 살기로 했네: 주님을 따라 내가 간다. 엄지를 따라 소지가 가다 바꾸고 또 바꾸고 반복한다.</td></tr>
</table>

▶ 재미 창출

유머 **장모님 부활**

"김 대리 자네는 부활을 믿나?"

"안 믿는데요."

"자네 지난주 장모님 돌아가셔서 결근했지 않았는가?
자네 장모가 부활했네. 장모로부터 전화가 왔네. 받아봄세……."

돌발퀴즈

1. 왜 예수님이 마굿간에서 태어나셨을까요?
정답 : 어머니가 '말이야(마리아)'이기 때문에

2. 예수님이 부활하신 것을 제일 처음 본 사람은?
정답 : 마리아와 여인들

왜 이분들인 줄 아세요? 예수님은 부활하자마자 고민에 잠기셨습니다. 부활의 소식을 빨리 전해야겠는데 누가 이 일을 제대로 할 수 있을까? 성미 급한 베드로도 아니고 궁금증이 많은 도마도 아니었습니다. 예수님은 제자들이 아닌 여인들을 택했습니다. 왜? 그들의 입이 싸다는 사실을 알았기 때문입니다.

언어학자들은 종종 남자들이 하루에 소비하는 절대 총량과 여성들이 쓰는 언어의 양이 다르다고 합니다.

▶ 재미 창출

유머 여자가 말이 많은 이유

"남자들은 말귀를 잘 못 알아듣기 때문에 두세 번 반복하라고 하나님이 여자들에게 더 많은 양의 언어를 허락하신 것이다."라며 강사가 농담을 했다.

그 말을 듣고 늘 말 없는 남편 때문에 불만에 가득 차 있던 부인이 여성들이 말이 많은 이유를 알았다며 그날 저녁 흥분해서 남편이 집으로 돌아오자마자 강사가 한 이야기를 전한다.

"여보! 남자들은 말귀를 못 알아듣기 때문에 여자들이 말을 두세 번쯤 반복해 주어야 알아듣는대. 그래서 아내들이 쓰는 언어가 더 많은 거래. 당신 이거 알고 있었어?"

그러자 남편이 (어리둥절한 표정으로) "당신 방금 뭐라고 했어?"

▶ 의미 부여

예수님의 부활은 기독교의 핵심이 되는 진리입니다. 부활이 거짓이면 기독교도 거짓입니다. 부활이 거짓이면 예수 믿는 사람만큼 불쌍한 사람도 없을 것입니다. 그래서 우리는 예수님이 부활했다는 사실에 대해서 추호도 흔들림이 없는 믿음을 가져야 합니다. 살다보면 어렵고 힘들고 절망할 때가 많습니다. 절이 망하지 않는 이유는? 우리가 기도하기 때문입니다. "절망하지 않게 해주십시오."라고…….

그런데 절과 교회는 조금 친하기 어렵네요. 첫 단어만 붙여도 벌써 '절교'를 하니 말입니다. 웃자고 하는 소리인 거 아시죠?

예수 믿는 사람들은 안 믿는 사람들에게 더 친절하고 본을 보여야 합니다. 우리가 그동안 재테크에 쏟았던 시간과 노력의 몇 분의 일 만이라도 믿지 않는 사람들에게 정성을 쏟는다면 전도도 될 것입니다. 믿음의 사람은 하나님과의 관계가 잘 되어야 하고 사람과의 관계도 잘 되어야 하므로 하나님 사랑 이웃 사랑을 계명으로 주시기 위해 예수님께서 기둥에서 안 돌아가시고 십자가에서 돌아가셨나 봅니다. 이웃 사랑을 실천하자는 의미로 이렇게 따라 해보시겠습니다.

▶ 사랑한다 친구야

<table>
<tr><td>활 동 명</td><td colspan="2">사랑한다 친구야
(♬ '사과 같은 내 얼굴' 개사곡)</td></tr>
<tr><td rowspan="2">활동 개입 방법</td><td colspan="2">1절) 사랑한다 친구야 축복한다 친구야
이 세상에 하나 뿐인 소중한 내 친구
2절) 사랑한다 친구야 축복한다 친구야
부활 믿고 천국 가자 소중한 내 친구</td></tr>
<tr><td>동작</td><td>1절) 사랑한다 (손하트) 친구야 (양손 펼치며) 축복한다 (기도 손) 친구야 (양손 펼치며)
이 세상에 (한 손 손가락V) 하나 뿐인 (한 손 검지) 소중한 (가슴 X손) 내 친구 (양손 펼치며)
2절) 사랑한다 (손하트) 친구야 (양손 펼치며) 축복한다 (기도 손) 친구야 (양손 펼치며)
부활 믿고 천국가자 (양팔 굴레굴레 위로 올려 양손 벌리기) 소중한 (가슴 X손) 내 친구 (양손 펼치며)</td></tr>
</table>

▶ 실제 사례

남편은 알코올 중독자로 부인을 폭행하고 힘들게 합니다. 그래서 부인은 우울증으로 날마다 죽고 싶다며 비통하게 살고 있는데 어떤 분이 성경책을 선물로 주었습니다. 그 부인은 성경을 읽다 하나님을 만나 매일 성경을 보고, 교회에 나가 남편도 교회에 다니게 해달라고 기도를 하였습니다. 어느날 남편이 꼴 보기 싫다며 성경책을 빼어다 난로에 집어던졌습니다. 다음 날 남편이 재를 정리하다가 타다 만 성경 한 구절이 눈에 들어왔습니다

"천지는 없어지겠으나 내 말은 없어지지 아니하리라."(마태복음 24:35)
그 길로 남편은 바로 회개하고 예수를 믿고 교회에 나갔다고 합니다.

▶ 의미 부여

'하나님이 무엇을 제일 기뻐하실까?' 생각해 보았습니다. 그건 그냥 당신을 믿어주는 것입니다. 진짜로 믿어주는 겁니다. 하나님은 당신을 믿어주는 자를 가장 기뻐하시고 '의인'이라고까지 불러주십니다. 노아처럼 하나님 믿고 하나님 믿는 그 순수한 믿음으로 하나님을 기쁘시게 하는 사람으로 '기찬말(기도+찬양+말씀)' 하며 살아가야겠습니다.

▶ 기·찬·말 박수

<table>
<tr><th>활 동 명</th><th colspan="2">기 · 찬 · 말 박수</th></tr>
<tr><td rowspan="2">활동 개입 방법</td><td colspan="2">기도기도 👏👏 찬양찬양 👏👏 말씀말씀 👏👏
기도 👏 찬양 👏 말씀 👏
기도찬양말씀 👏👏 짱!</td></tr>
<tr><td>동작</td><td>• 기도: 기도 손
• 찬양: 양손 입가
• 말씀: 양손 바닥을 붙였다 벌리기
• 짱: 양손 엄지척</td></tr>
</table>

▶ 재미 창출

돌발퀴즈

1. 노아의 방주에서 낚시를 한다면 고기를 몇 마리 잡을 수 있을까요?
정답 : 두 마리
노아의 방주에는 지렁이가 두 마리 뿐이어서 그렇답니다.

2. '의리' 하면 떠오르는 배우는 누굴까요?
정답 : 김보성

여러분 그런데 이 사실을 알고 계십니까?
의리는 원래 기독교에서 시작되었다는 걸.

말씀만 들~ 으리!
주를 위해 죽~ 으리
좋은 일이 있~ 으리!
평강 있~ 으리!
주만 믿~ 으리!

▸ 기·찬·말송

<table>
<tr><td>활 동 명</td><td colspan="3">기 · 찬 · 말 송
(♬ '동네 한 바퀴' 개사곡)</td></tr>
<tr><td rowspan="6">활동 개입 방법</td><td colspan="3">꼬꼬댁 꼬꼬 먼동이 튼다
아침 일찍 일어나 기도를 하네
옹기종기 둘러앉아 예수님 찬양
꿀보다 더 맛좋은 하나님 말씀
신구약 먹는 사람 심신 건강해</td></tr>
<tr><td rowspan="5">동작</td><td>꼬꼬댁 꼬꼬
(무릎 2번 손뼉 2번)</td><td>먼동이 튼다
(양팔 크게 둥글게)</td></tr>
<tr><td>아침 일찍 일어나
(무릎 2번 손뼉 2번)</td><td>기도를 하네
(기도 손)</td></tr>
<tr><td>옹기종기 둘러앉아
(무릎 2번 손뼉 2번)</td><td>예수님 찬양
(찬양 손)</td></tr>
<tr><td>꿀보다 더 맛좋은
(무릎 2번 손뼉 2번)</td><td>하나님 말씀
(양손 붙였다 벌리기)</td></tr>
<tr><td>신구약 먹는 사람
(무릎 2번 손뼉 2번)</td><td>심신 건강해
(양 주먹손 어깨 위 올렸다 내렸다)</td></tr>
</table>

▶ 믿음 송

<table>
<tr><td>활 동 명</td><td colspan="2">믿음 송
(♬ '올챙이와 개구리' 개사곡)</td></tr>
<tr><td rowspan="2">활동 개입
방법</td><td colspan="2">할렐루야 할렐루야 할렐루야 예배 드리면
믿음이 쑥~ 은혜가 쑥~
예수 믿고 변화 되었네</td></tr>
<tr><td>동
작</td><td>• 할렐루야 할렐루야 할렐루야 예배 드리면: 머리 위 팔 굴리기
좌→우→좌 180도
• 믿음이 쑥: 아멘 손 위로 쭉
• 은혜가 쑥: 양손 벌린 채 어깨 으쓱
• 예수 믿고: 손뼉 치기
• 변화 되었: 양팔 가슴 앞 굴레굴레
• 네: 만세</td></tr>
</table>

▶ 쓸데 있는 이야기

예전에 예수 믿는 사람들이 별로 없을 때에 예수 믿는 사람들은 믿지 않는 사람들에게 인정받고 살았습니다. 저는 믿지 않는 가정에서 태어나 어릴 때 동네 친구를 따라 처음으로 교회에 갔습니다. 친구가 일요일 아침에 교회에 가자고 데리러 오면 어머니는 그러셨습니다.

"그래! 교회 가 봐라. 교회 가면 더 착해질 끼다."

어머니의 단순한 한마디에서 느껴지듯이 예전엔 "교회 다닌다."라고 하면 '저 사람은 착하겠네. 정직 하겠네.'라는 생각을 했었습니다. 그러나 요즘은 "교회 다니는 사람이 더 하네."라는 말까지 듣습니다. 그렇기 때문에 믿는 사람은 하나님의 브랜드라는 사실을 잊어서는 안 되겠습니다. 자기가 맡은 일에 충성을 다하고 성실하게 사는 것 그것이 우리 그리스도인들이 갖추어야 할 자세라고 생각합니다.

"맡은 자들에게 구할 것은 충성이니라."

– 고린도전서 4:2 –

3. '감사' 뇌크리에이션

세계적인 사랑을 받는 '손흥민' 선수는 축구 경기가 끝나고 인터뷰를 할 때면 "감사합니다."라는 말을 꼭 합니다. 팀 동료들에게 먼저 감사하다고 전합니다. 손흥민 선수의 아버지는 흥민이가 어렸을 때 "내 시야에 상대가 쓰러진 모습이 보이면 볼을 밖으로 차내라, 축구보단 사람이 우선이다. 아무리 볼을 잘 차도 상대를 존중할 줄 모르면 안 된다."라고 가르치며 축구 선수이자 사람으로서의 기본을 아들 흥민이에게 강조했다고 밝힙니다. 토트넘의 감독 또한 "그는 칭찬받을 자격이 있는 선수다. 재능뿐만 아니라 모든 것을 갖춘 선수다."라고 말합니다. 손흥민 선수는 참 행복해 보입니다. 행복하면 정말 감사하구요. 감사하면 정말 행복하니까요.

" 사람이 얼마나 행복한가는 그의 감사의 깊이에 달려 있다."

– 존 밀러 –

▶ **재미 창출**

돌발퀴즈

1. 축구 선수 기성용과 이청용을 이어주는 선수는 누구일까요?
정답 : 이을용

2. 성경 인물 중에서 최고의 골키퍼 이름은?
정답 : "마가"(막아)

예수님께서 12명의 제자를 뽑으셨다가 나중에 한 명을 줄여 11명으로 만드신 것을 보면 예수님도 축구를 엄청 좋아하셨던 것 같습니다. 축구 얘기가 나왔으니 축구 박수 한번 해 보실까요?

▶ 축구 박수

활 동 명	축구 박수	
활동 개입 방법	대~한 민국 ~ 대~한 민국 ~ 차고차고 헤딩헤딩 차고 헤딩 차고헤딩 대~한 민국 ~ 대~한 민국 ~ 슛~ 골인!!	
	동작	• 대~한 민국 ~ : '대한민국'이라는 힘찬 함성과 함께 양팔을 쭉 뻗고 경쾌하게 리듬감을 실어 손뼉을 5번 친다. • 차고 : 한 발을 앞으로 찬다. • 헤딩 : 헤딩 모션을 한다. • 슛~ 골인!! : 함성 + 만세

▶ 재미 창출

유머 닭과 소의 불만

닭이 소에게 불평을 늘어놓았다.

"사람들은 참 나빠. 자기네는 계획적으로 아이를 낳으면서 우리에겐 무조건 알을 많이 낳으라고 하잖아."

그러자 소가 말했다.

"그건 아무것도 아니야. 수많은 인간들이 내 젖을 먹어도 나에게 감사하며 나를 엄마라고 부르는 인간은 하나도 없어."

▶ 감동 예화

감사에 대한 유명한 예화가 있습니다.

존경받는 랍비인 '아키바(Akiva)'가 멀리 길을 떠났습니다. 책을 보기 위한 등잔불과 시간을 알려주는 수탉과 먼 길을 타고 갈 나귀와 구약성경 토라를 가지고 출발했습니다. 여행 중에 날이 저물어 한 마을에 들어왔습니다. 한 집에 문을 두드리면서 "하룻밤 좀 자고 갑시다."라고 부탁을 했지만 거절당했습니다. 모든 집으로부터 다 거절을 당했습니다.

언제나 감사만 하는 '아키바'는 "모든 것을 항상 좋게 하시는 하나님께서 내가 방에서 자는 것보다 노숙하는 경우에 더 유익을 줄 것이다." 하는 마음을 가지고 오히려 감사하며 마을 바깥에서 잠을 잤습니다. 밖에서 노숙을 하자니 잠이 오지 않아서 성경을 읽으려고 등불을 켰습니다. 갑자기 바람이 불어와 불을 꺼버렸습니다. '아키바'는 "모든 것을 항상 좋게 하시는 하나님께서 불을 켜고 책을 보는 것보다 불을 끄고 자는 것이 더 유익하게 해 주실 거야."라고 말하면서 감사하며 잠을 잤습니다. 잠을 청하고 있을 때에 여우의 울음소리가 들려오는데 나귀가 그 소리를 듣고 그만 놀라서 도망쳐 버렸습니다. "모든 것을 항상 좋게 하시는 하나님께서 나귀가 내게 있는 것보다도 없는 것을 더 유익하게 해주실 거야." 하는 마음을 가지고 하나님 앞에 감사했습니다. 나귀가 도망가는 바람에 수탉도 놀라서 멀리 날아가 버렸습니다. 그에게 남은 것이라곤 성경밖에 없었습니다.

날이 밝아 이튿날 아침이 되었습니다. 마을에 들어가 보니 전날 밤 도적 떼가 마을을 습격해서 마을 사람들을 다 죽이고 물건을 다 약탈해 버렸습니다. 만약 그 마을에서 잠을 잤다고 하면 '아키바'도 죽었을 것입니다. 만약 등불을 켜고 오랫동안 토라를 읽었다면 '아키바'는 도적에게 발견되어서 죽고 말았을 것입니다. 만약 나귀와 수탉이 있었다고 치면 그것이 소리 치거나 울었을 때 '아키바'가 발견되어서 같이 죽었을 것입니다. 등불이 꺼지게 했습니다. 나귀와 수탉을 도망가게 했습니다. 하나님은 감사하는 '아키바'를 이렇게 지켜주셨습니다.

어떤 상황에서도 감사할 수 있어야 함을 깨닫습니다. 언제나 감사하며 살자고 감사송을 해봅시다.

▶ 감사 송

<table>
<tr><td>활 동 명</td><td colspan="2">감사 송
(♬ '고기잡이' 개사곡)</td></tr>
<tr><td rowspan="2">활동 개입
방법</td><td colspan="2">믿음을 가지고 감사하며 살자
소망을 가지고 감사하며 살자
사랑을 가지고 감사하며 살자
믿음 소망 사랑 감사 할렐루야</td></tr>
<tr><td>동
작</td><td>
<table>
<tr><th>가사</th><th>동작</th></tr>
<tr><td>① 믿음을 가지고</td><td>기도 손 잡고 흔들며</td></tr>
<tr><td>② 감사하며</td><td>배꼽 인사</td></tr>
<tr><td>③ 살자</td><td>손뼉 두 번</td></tr>
<tr><td>④ 소망을 가지고</td><td>한 손씩 가슴 X자 손</td></tr>
<tr><td>⑤ 감사하며</td><td>②와 동일</td></tr>
<tr><td>⑥ 살자</td><td>③과 동일</td></tr>
<tr><td>⑦ 사랑를 가지고</td><td>손끝 모아 하트</td></tr>
<tr><td>⑧ 감사하며</td><td>②와 동일</td></tr>
<tr><td>⑨ 살자</td><td>③과 동일</td></tr>
<tr><td>⑩ 믿음 소망 사랑 감사</td><td>①④⑦②</td></tr>
<tr><td>⑪ 할렐루야</td><td>자리에서 일어서며 만세</td></tr>
</table>
</td></tr>
</table>

▶ 쓸데 있는 이야기

서양 격언에 "가장 풀기 어려운 수학 문제는 하나님이 우리에게 주신 복을 세어 보는 것이다."라는 말이 있습니다. 이것은 하나님이 우리에게 주신 복이 얼마나 많은가를 뜻하는 말입니다. 또 하나는 우리가 하나님의 말할 수 없이 많은 복을 받고도 감사를 얼마나 모르는가 하는 의미이기도 합니다. 우리가 행복하지 못한 까닭은 감사할 게 없어서가 아니라 감사할 줄 몰라서입니다.

멕시코의 어느 지역에 가면 온천과 냉천이 나란히 같이 나온다고 합니다. 자연의 축복이지요. 그래서 그 지역의 아낙네들은 빨래를 냇가로 가지고 와서 온천에서 옷을 삶은 다음 냉천에서 헹구니까 무겁게 빨래를 들고 옮겨다닐 필요 없이 한 곳에서 효율적으로 해결합니다. 이 광경을 자세히 지켜보던 다른 나라 관광객이 멕시코인 친구에게 다음과 같이 말했습니다. "자연이 참 고맙겠어요. 냉천과 온천을 동시에 사용할 수 있게 해주어서요." 그랬더니 멕시코 친구가 대답했습니다.

"그렇지도 않답니다. 비누가 없다고 사람들의 불평이 이만저만이 아니거든요."

우리나라도 만만치 않습니다. 어느 매너 전문가의 블로그에 이런 이야기가 있었습니다.

블로그 이야기

감사할 줄 모르는 사람들에게

보라매역 근처 주택에 살던 A씨는 밤늦게 동네 골목길이 소란스러워 집 베란다로 내다보니 여러 명의 남학생들이 한 여학생을 괴롭히고 있더랍니다. 그래서 그 여학생을 구해주어야겠다는 생각에 베란다에서 남학생들을 야단치다가 그만 발을 헛디뎌 1층으로 떨어졌답니다.

그런데 그 여학생은 자기를 돕다가 떨어진 A씨가 꼼짝 못하고 피를 철철 흘리고 있는데 그냥 가버리더랍니다. 도와달라고 계속 소리를 지르는데 목에서는 소리가 나질 않았고 사이좋은 부부의 텔레파시가 통했는지 잠결에 남편이 옆에 없어 찾던 부인에게 발견되어 병원으로 이송되어 겨우 목숨을 구했답니다. 조금만 더 늦었으면 출혈 과다로 사망을 했을 거라고 합니다. 넉 달간 전신에 깁스를 하고 병원 신세를 지고 나오니 회사에서는 프로젝트도 다른 팀으로 넘어 갔고, A씨의 책상도 치우기 일보 직전이었답니다. 그래서 A씨는 두 번 다시 남의 일에 관여하지 않기로 결심했다고 합니다.

출처: 네이버 블로그.

▶ 실제 사례

7,000명을 대상으로 9년간 진행된 예일대학의 연구 결과에 의하면, 주위 사람들과 원만하게 지내고 남을 기꺼이 돕는 사람은 남에게 해를 끼치고 자신의 이익을 확보하려는 사람보다 건강 상태가 훨씬 좋았고 사망률도 1.5~2배가량 낮았다고 합니다. 그래서 앞의 사연에 나온 이 어르신은 장수하실 가능성이 큽니다.

저도 이와 비슷한 상황을 겪었습니다. 30대 초반 세탁소에서 있었던 일입니다. 저는 세탁소 주인 아저씨께 드라이클리닝을 맡긴 바지를 찾으러 왔다고 말씀드렸고 아저씨는 천장에 달린 옷걸이들을 몇 번 손으로 제치시더니 금방 찾아질 줄 알았던 바지가 안 보이자 당황하신 듯 세탁소에 걸려 있는 모든 옷걸이들을 마구 헤집으셨습니다. 한참이 지나 아저씨는 드디어 바지를 찾으셨고 진땀 나는 이마를 닦으시며 제게 바지를 내미셨습니다. 저는 맘고생하셨을 아저씨를 위로하고자 "다행이에요 찾아서." 그랬더니 아저씨가 "그럼 제가 이 까짓것 못 찾을 줄 알았어요?"라고 말하는 것이 아니겠습니까. 완전 황당! 민망! 저는 얼른 세탁비를 지급하고 나왔습니다. 저도 앞의 사연에 나온 노인의 마음이었습니다. 저 역시 남을 배려하려다 욕 먹는 일이 더러 있어서 머리로는 '바보 같은 짓 좀 그만하자.'라고 하면서 비슷한 상황이 벌어지면 또 이 버릇이 나옵니다.

▶ 재미 창출

유머 **대머리가 감사할 조건**

– 하나님의 사랑을 받는 자가 대머리가 된다.
  날마다 앞 이마를 쓰다듬어 주시기 때문이다.
– 대머리인 사람은 얻어먹고 사는 사람이 없다.
  대머리로 구걸하는 사람은 아직 한 사람도 못 보았다.
– 비교적 목회자들이 대머리가 된 사람이 많다.
  엘리사도 대머리였다.
– 비누, 샴푸, 물을 상당히 절약할 수 있다.

– 하나님을 편하게 해드린다.

주님은 날마다 우리의 머리카락까지 세시기 때문이다(마태복음 10:30).

▶ 의미 부여

성 어거스틴(St. Augustine)의 그리스도인에 대한 정의를 들어보셨습니까?

“머리에서 발끝까지 할렐루야!”라고 그는 말했습니다.

하나님에 대한 감사를 한마디로 표현한 듯합니다.

그런 의미에서 그리스도인의 정의를 몸으로 표현해 봅시다.

▶ 할렐루야 아멘

활 동 명	할렐루야 아멘	
활동 개입 방법	할 렐 루 야 아~ 아멘!	
	동작	• 할: 오른손 위로 올리기 • 렐: 왼손 위로 올리기 • 루: 오른손 왼쪽 가슴에 • 야: 왼손 오른쪽 가슴에 • 아~: 오른손 오른쪽 다리에 • 아: 왼손 왼쪽 다리에 • 멘: 기도 손

▶ 재미 창출

유머 **할아버지 줄방귀**

도서관에서 책을 보시는 할아버지께 황당한 일이 벌어졌다. 조용한 도서관에 소리가 들릴 정도로 할아버지 방귀는 계속 나왔다. 정말 대책이 없었다.

그때 갑자기 대각선으로 앉아 있던 남자 앞으로 다가오더니

"저기요 할아버지 핸드폰 좀 꺼 주실래요? 핸드폰 진동 소리가 너무 커요."

웃음이 나오지요? '웃어요 송'으로 다 함께 웃어 봅시다.

▶ 웃어요 송

<table>
<tr><td>활 동 명</td><td colspan="2">웃어요 송
(♬ '얼룩 송아지' 개사곡)</td><td></td></tr>
<tr><td rowspan="2">활동 개입
방법</td><td colspan="3">웃어요 웃어요 활짝 웃어요
우리 모두 웃으면
기분이 좋아 요요요</td></tr>
<tr><td>동
작</td><td colspan="2">• 웃어요 웃어요 활짝 웃어요: 양손 얼굴 앞 펼치기 반복
• 우리 모두 웃으면: 분수 박수
• 기분이 좋아 요요요: 검지손 양손 번갈아 찌르기</td></tr>
</table>

▶ 실제 사례

저는 초등학교 1학년 때 어린이날 받은 용돈으로 어버이날 어머니껜 머리핀을 아버지껜 손수건을 사서 선물해 드렸습니다. "아이구~ 우리 딸 철 들었네."라고 하시며 엄청 좋아하셨던 부모님의 얼굴이 기억납니다. 그날을 기점으로 저는 어린이날 받은 용돈을 맘 놓고 다 쓸 수가 없었습니다. 그리고는 이렇게 생각했습니다. "아이들은 돈을 못 버니까 어린이날 받은 용돈으로 어버이날 선물을 사라고 어린이날이 어버이날 앞에 있는가 보다."라고……. 감사는 철이 들면 나타나는 첫 감정으로 보입니다. 우리 부모님은 모르시겠지만 저는 하나님을 알고 나서 철이 들기 시작했던 것 같습니다. "이 머리로 이 한 세상 어떻게 살아가나." 걱정하는 저에게 주님은 때에 따라 능력을 부어주시며 만들어 가고 계셨습니다. 그래서 주님이 손을 안 대시면 저는 평균도 못 됨을 자인(自認)합니다.

저는 원래 인생을 앞가림하며 계획적으로 사는 사람이 아닙니다. 갑자기 만나지는 사람을 통해서 깨닫게 되면 "아~ 이래서 하나님께서 내게 이 사람을 붙여주셨구나!"

갑자기 일이 꼬이면 "아~ 이건 하나님의 뜻이 아니구나!"

일이 잘 풀리면 "아~ 이건 하나님의 뜻이었구나!"

그때그때 생각하며 닥치는 대로 해결해 나갑니다. 이런 무대책인 저에게 베푸신 하나님의 사랑과 은혜를 '감사'라는 단어 하나로 표현하기에는 너무나 부족합니다. 그래서 제가 하는 이 일을 소명으로 받아들이고 주님께 쓰임 받기에 부족함이 없도록 최상의 노력을 기울입니다.

▶ 의미 부여

한 남성이 머리가 아파 약을 지으러 약국에 갔습니다. 약사가 약을 지어주고 손님에게 이렇게 말합니다.

"이 병은 후두염이 원인이에요. 그래서 감기약을 드셔야 합니다."

이 말을 들은 남성은 "후두염이면 후두염 약을 먹어야지. 왜 감기약인가요?"

약사는 "후두염은 후회와 두려움과 염려의 병입니다. 그래서 부정적인 생각으로부터 벗어나시고 스트레스로부터 벗어나기 위해서 감기약을 드셔야 합니다. 감기약은 감사하고 기뻐하는 것입니다."라고 말씀하십니다.

참 명언입니다. 다 같이 '감기 박수' 한번 해보시겠습니다.

▶ 감기 박수

<table>
<tr><td>활 동 명</td><td colspan="2">감기 박수</td></tr>
<tr><td rowspan="2">활동 개입 방법</td><td colspan="2">감사감사 ✋✋ 기뻐기뻐 ✋✋
감사 ✋ 기뻐 ✋
감사기뻐 ✋✋
야!</td></tr>
<tr><td>동작</td><td>• 감사: 배꼽 인사
• 기뻐: 양손 반짝반짝 몸을 흔들며
• ✋: 손뼉 한 번
• 야! : 만세</td></tr>
</table>

▶ 쓸데 있는 이야기

유대인이 사회 경제적으로 왜 이렇게 잘 나가는지 그 저력은 어디에 있는지 곰곰이 살펴보니 '감사'였습니다. 감사는 현재에 대한 만족과 함께 미래에 대한 낙관성을 기르게 합니다. 이를 통해서 어떠한 시련과 역경이 닥친다 할지라도 결국은 이를 뚫고 나가는 결국 승리하게 하는 힘을 제공하는 것입니다. 탈무드에 나오는 내용입니다. "만일 한 손을 다쳤으면 두 손을 다 다치지 않은 것을 하나님께 감사하라. 만일 한쪽 발을 다쳤으면 두 발을 다 다치지 않은 것을 하나님께 감사하라. 두 손과 두 발을 다 다쳤다 해도 목이 부러지지 않은 것을 하나님께 감사하라. 만일 목이 부러졌다면 그 다음엔 염려할 것이 조금도 없다. 하나님이 천국에서 너의 영혼을 맞아주실 테니까." 유대인의 엄청난 감사의 자세와 그 낙관성이 느껴지십니까?

이 이야기에 깊이 공감하고 진짜 그러하다고 동의를 해야 진짜 감사라고 할 수 있습니다. 그래서 이토록 감사를 못한다면 훈련이 필요하다는 것입니다. 유대인 부모들은 사랑하는 자녀에게 항상 감사한 마음을 잊지 않게 감사를 일깨우기 위해서 일상에서 훈련을 시킨다고 합니다. 다른 민족이 보면 다른 문화권의 사람이 보면 다소 지나치다는 생각이 들 정도의 감사와 미래 낙관성 덕분에 유대인은 지금까지 살아남았고 번창할 수 있었습니다.

실제로 낙관성에 강하게 영향을 미치는 감사에 대한 과학적 연구가 다량 진행되었습니다. 감사는 사랑과 공감 같은 긍정적 감정을 느끼는 뇌 좌측의 전전두피질을 활성화시켰습니다. 이것은 스트레스를 줄여주고, 화, 후회 등 불편한 감정을 덜 일으키게 하고 행복감을 선사한다고 합니다.

감사의 과학을 설파해 온 미국 캘리포니아 대학교 데이비스(UCD)의 '로버트 에몬스(Robert Emmons)' 교수는 "감사의 유익한 점 한 가지는 다른 사람도 밝게 만든다. 이것은 좋은 인적 네트워크를 자연스럽게 형성한다."라고 말합니다.

또 탈무드는 말합니다. "좋은 사람을 만나면 좋은 사람이 줄줄이 함께 온다." 서로 긍정적인 영향을 주고받기 때문입니다.

▶ 재미 창출

유머 시골교회 목사님

시골교회 목사님께서 배추밭을 매는데 잡초가 끝없이 이어졌다. 뽑아도 뽑아도 끝이 없었다. 그런데도 목사님의 입에서는 "감사합니다."가 연발하고 있었다.

지나가던 동네 아저씨가 궁금해 물었다.

"목사님 힘드실 텐데 뭐가 그리 감사합니까?"

목사님은 이렇게 대답했다.

"잡초가 움직이지 않고 제자리에 있어주니 뽑을 수 있어 감사합니다."

▶ 의미 부여

수도원과 감옥소의 차이는 뭘까요? '감사'입니다.

수도원에는 감사가 있고, 감옥소에는 감사보단 원망과 불평이 많을 것이기 때문입니다. 교회에도 '원불교' 신자가 있습니다. 원망하고 불평하는 교인을 '원불교 신자'라고 합니다. 조크는 조크일 뿐 '원불교(圓佛敎)'가 아님을 양해 바랍니다.

그렇다면 석사, 박사보다 더 높은 학력은 뭘까요? 다들 '밥사'라고 알고 계십니다. 그렇다면 그 '밥사'보다 더 높은 학력은? 저는 '감사'라고 생각합니다. 석사도 박사도 부족할 수 있는 훌륭한 인품을 감사하는 사람은 가지고 있을 게 분명하니까요. 감사라는 말은 국어사전의 명사적 의미로는 '고맙게 여김, 또는 그런 마음'으로 우리 인생을 행복하게 만드는 필수요소입니다.

하나님께서는 말씀하십니다. '범사에 감사하라.'고. 그래서 생각해 보았습니다. 명절 때마다 왜 그렇게 고생을 하면서도 부모님이 계신 고향을 찾아가는 걸까? 그해 유난히 부모님이 잘해주셨기 때문에 찾아가는 걸까? 무조건 부모이기 때문에 어떤 해든지 명절이 되면 찾아가고 싶은 마음이 생기는 것처럼 우리가 하나님의 자녀라면 어떤 상황에서든 감사가 나와야 당연하겠지요. 일상에서 그냥 스쳐 지나갔던 놓쳤던 감사 거리들을 어르신들과 상기하며 우리 인생을 기쁘게 행복하게 만드는 진정한 감사를 해 봅시다.

▶ 강감찬 박수

<table>
<tr><td>활 동 명</td><td colspan="2">강감찬 박수</td></tr>
<tr><td rowspan="2">활동 개입
방법</td><td colspan="2">강건 강건 ✋✋ 감사 감사 ✋✋ 찬양 찬양 ✋✋ 할렐루야!</td></tr>
<tr><td>동
작</td><td>• 강건 강건: 한 손씩 어깨 올리기
• 감사 감사: 배꼽 인사
• 찬양 찬양: 양손 입가 나팔 손
• ✋✋: 손뼉 두 번
• 할렐루야!: 만세</td></tr>
</table>

▶ 감동 예화

젊은 나이에 결혼한 지 얼마 안 되어 남편을 잃고 홀몸으로 자식을 키우느라 모진 고생을 한 이은호 목사의 어머니께서 한번은 깊은 산골에 가서 옷을 팔고 나와 버스를 타러 가는데 버스가 출발시간보다 먼저 출발하는 바람에 다급하게 쫓아갔으나 헛수고였다고 합니다. 결국, 몇 시간을 더 기다린 뒤에야 다음 차를 탔는데 먼저 출발했던 버스가 계곡으로 추락해 전원 사망한 사고 현장을 목격하게 되었습니다. 이 목사의 어머니는 하나님의 간섭과 섭리에 대해 깊은 성찰을 하게 되었고 어려움 속에서도 감사해야 할 이유를 새롭게 깨닫게 되었다고 합니다.

▶ 예수님 때문에 감사

<table>
<tr><td>활 동 명</td><td colspan="2">예수님 때문에 감사
(♬ '예수님 때문에' 개사곡)</td></tr>
<tr><td rowspan="2">활동 개입
방법</td><td colspan="2">예수님 때문에 모두 감사합니다
예수님 때문에 모두 감사합니다
예수 ✋✋✋ 감사 ✋✋✋ 예수 ✋✋✋ 감사 ✋✋✋
예수 ✋✋✋ 감사 ✋✋✋ 예수님 때문에</td></tr>
<tr><td>동
작</td><td>• 예수님 때문에: 엄지척 한 손씩 앞으로 내밀고 양 엄지 흔들기
• 모두 감사합니다: 분수 박수(아래에서 위로 손뼉 치기)
• 예수, 감사: 양옆 사람과 손 마주 대기
• ✋✋✋: 손뼉 3번 치기</td></tr>
</table>

▶ 의미 부여

기독교는 감사의 종교입니다. 예배의 동기도 감사에 있습니다. 모든 것에 감사하기 정말 쉽지 않습니다만 신실하신 하나님을 신뢰하면 감사할 수 있을 것 같습니다. 성경에는 '두려워 말라'는 구절이 총 366번 등장합니다. 1년 365일에 윤년까지 생각한 개수라는 것입니다. 1년 동안 하루도 빠짐없이 두려워하지 말라는 뜻으로 해석이 됩니다. 그리고 방법도 가르쳐 주시고 이유도 말씀하셨습니다.

"아무것도 염려하지 말고 다만 모든 일에 기도와 간구로 너희 구할 것을 감사함으로 하나님께 아뢰라. 그리하면 모든 지각에 뛰어난 하나님의 평강이 그리스도 예수 안에서 너희 마음과 생각을 지키시리라."(빌립보서 4:6~7)

이 말씀을 몸으로 표현해 보며 염려하지 않고 감사하며 살아가도록 합시다.

▶ 말씀 손유희

<table>
<tr><td>활 동 명</td><td colspan="2">말씀 손유희
(빌립보서 4:6~7)</td></tr>
<tr><td rowspan="2">활동 개입 방법</td><td colspan="2">아무것도 염려하지 말고
다만 모든 일에 기도와 간구로
너희 구할 것을 감사함으로 하나님께 아뢰라
그리하면 모든 지각에 뛰어난 하나님의 평강이
그리스도 예수 안에서 너희 마음과 생각을 지키시리라</td></tr>
<tr><td>동
작</td><td>아무것도 염려하지 말고
(오른손 바닥 왼손 바닥 내밀며 양손 X자)
다만 모든 일에 기도와 간구로
(오른손 세우기) (왼손 세우기) (합장) (고개 숙이기)
너희 구할 것을 감사함으로 하나님께 아뢰라
(입 앞 나팔 손) (배꼽 인사) (양손 위로 뻗기)
그리하면 모든 지각에 뛰어난 하나님의 평강이
(손뼉 한 번) (양손 벌려 이마 손) (양손 위로 뻗었다 내리며 가슴 손)
그리스도 예수 안에서 너희 마음과
(양팔 십자가 만들기) (양손 X자)
생각을 지키시리라
(양손 검지 이마 손) (한 손바닥에 다른 손 주먹 치기)</td></tr>
</table>

▶ 감동 예화

미국 노스캐롤라이나주 애슐리 잉글랜드 씨 부부는 어느 날, 특수교육이 필요한 장애를 가진 여덟 살 아들을 데리고 저녁 외식을 하러 나갔습니다. 아이 때문에 바깥나들이가 너무나 어렵고 괴로운 일이었지만 모처럼 용기를 냈습니다. 아니나 다를까 주문할 때부터 아이가 소란스러워지기 시작했습니다. 테이블을 마구 쳐댔습니다. 다른 손님들을 짜증나게 하는 소동이었습니다. 말려 봐야 어차피 소용 없었습니다. 그때였습니다. 여종업원이 눈물을 글썽이며 테이블로 다가왔습니다. 시끄럽게 떠드는 아이를 어쩌지 못했다고 호된 꾸지람을 들었나 보다 했습니다. 잠시 후엔 잉글랜드 씨 얼굴에도 눈물이 흘러내렸습니다. 여종업원은 “어느 손님이 이 가족을 위해 계산을 모두 해주고 가셨습니다.”라며 그 손님이 전해달라고 했다는 쪽지를 건넸습니다. 이 부부와 여종업원을 눈물 짓게 한 쪽지에는 이렇게 쓰여 있었습니다.

‘하나님께서는 특별한 아이를 특별한 부모에게만 허락하신답니다.’

▶ 의미 부여

어르신들 중에도 특별한 부모가 계실 것입니다. 보이는 특별한 아이가 있기도 하지만 안 보이는 특별한 아이도 키우시느라 평생을 힘들게 사셨을 것입니다. 그래서 겸손이 한 개가 아니라 수두룩하게 많이 생겨났을 것입니다. 그 손이야 말로 하나님이 잡아주시는 자랑스러운 손일 것입니다. 하나님은 어르신 자신보다 어르신을 더 사랑하신다는 사실을 알려드려서 어르신들이 감사하며 더 신나게 사실 수 있도록 도와드립시다. “오늘 할 일을 내일로 미루지 말라.”는 속담처럼 오늘의 감사를 내일로 미루지 말고 우리도 하나님 손 붙잡고 매일매일 감사하며 행복하게 삽시다.

8장 신체적·사회적 기능향상 뇌크리에이션 - 야외 공동체 프로그램 -

1. 야외 공동체 프로그램의 필요성

지금까지 앞부분에서는 움직이기 힘든 고정좌석형 프로그램을 다루었다면 여기서는 어르신들이 야외나 넓은 공간에서 팀을 이루어 공동의 목표를 달성해 가는 공동체 프로그램을 소개하고자 합니다. 어르신들은 대부분의 시간을 실내의 좁은 공간에서 보내는 경우가 많으므로 야외로 나가 여유와 평안함, 만족감을 느낄 수 있도록 기회를 제공하는 것이 중요하며 그때 활용할 수 있는 것이 '야외 공동체 프로그램'입니다. 야외 공동체 프로그램은 전신을 움직이므로 다양한 감각을 자극하여 신체적 건강을 촉진시키며 선의의 경쟁을 통한 적극적 참여로 소속팀의 애착과 단합을 가져와 사회적 상호작용 능력을 향상시킵니다.

또한 전체가 참여하여 집단 속에서 교류를 통해 활동이 이루어지므로 어르신은 외로움과 소외감을 극복하고 자신의 장점을 최대한 발휘할 기회를 갖게 됩니다. 어르신 야외 공동체 프로그램을 개발함에 있어서는 고려해야 할 요인들이 있습니다.

먼저, 어르신의 신체적 조건 및 체력 수준을 고려하여 어르신에게 적합한가, 실현 가능한가를 면밀히 따져 보아야 합니다. 무엇보다도 안전한 가운데 이루어져야 하므로 프로그램 실시를 위한 도구나 활동의 강도, 활동의 종류에 무리가 가지 않도록 안전성을 최우선적으로 고려해야 합니다.

2. 야외 공동체 프로그램의 실제 진행법

▶ 시작 멘트

제가 "지금부터 명랑 운동회를 시작하겠습니다!"라고 선포했을 때, 모자를 던진다든지 운동화를 날린다든지 등등 가장 호응이 좋은 분에게 선물을 드리겠습니다.

그럼 시작하겠습니다. "지금부터 명랑 운동회를 시작하겠습니다!"

꿀팁 : 선물은 미리 보여주며, 그날 행사의 목적과 취지에 맞는 제목으로 선포한다.

▶ 짝 짓기

활 동 명	짝 짓기
활동 개입 방법	• 신나는 음악에 맞춰 춤을 추다가, 진행자의 지시에 따라 짝을 짓는다. • 2명 → 4명 → 8명 → 5명 → 2명 순으로 진행해 본다.
활동 개입 사진	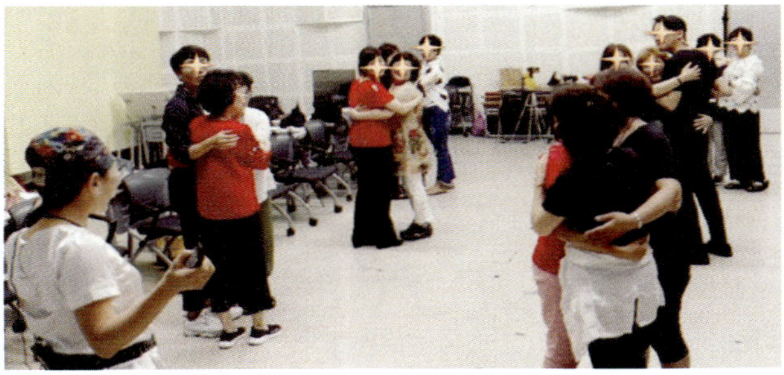

▶ 동네 나누기

<table>
<tr><td>활 동 명</td><td colspan="2">동네 나누기
(♬ '아리랑')</td></tr>
<tr><td rowspan="3">활동 개입
방법</td><td colspan="2">아리랑 아리랑 아라리요
아리랑 고개를 넘어간다
나를 버리고 가시는 임은
십리도 못가서 발병난다</td></tr>
<tr><td rowspan="2">동
작</td><td><table>
<tr><th>가사</th><th>동작</th></tr>
<tr><td>① 아리랑 아리랑 아라리요
아리랑 고개를 넘어간다</td><td>(무릎 3번 내 손뼉 3번, 파트너와 마주 보고 손뼉 3번 내 손뼉 3번) X 2</td></tr>
<tr><td>② 나를 버리고</td><td>양손을 서로 잡은 다음 뿌리치기</td></tr>
<tr><td>③ 가시는 임은</td><td>어깨춤을 추며 둘이서 엉덩이 살짝 쿵</td></tr>
<tr><td>④ 십리도 못가서 발병난다</td><td>어깨춤을 추며 다른 사람 만나기</td></tr>
</table></td></tr>
<tr><td>• 짝이 된 두 명씩 마주 보고 아리랑 율동하며 계속 짝 바꾸기
• 진행자가 스톱하면 그때 만나진 사람과 가위바위보 하기
• 이긴 사람과 진 사람을 나누어 한 줄로 세워 두 동네로 나누기</td></tr>
</table>

▶ 동장 뽑기

<table>
<tr><td>활 동 명</td><td colspan="2">동장 뽑기</td></tr>
<tr><td rowspan="2">활동 개입
방법</td><td rowspan="2">멘
트
&
동
작</td><td>우리 동네에서 학교 다닐 때 공부도 잘 하고 모범생이고 미남 미녀인 사람 말~고, 돈 많고 나에게 밥도 잘 사줄 것 같은 한 사람을 머릿속으로 정하고 손가락으로 돼지꼬리 돌리며 제가 하나 둘 셋 하면 지목해 주시기 바랍니다.</td></tr>
<tr><td>• 지목 당한 사람을 동장으로 정하기
• 동장의 주도 하에 동네 이름 정하기
• 동네별로 동장이 맨 앞에 서기</td></tr>
</table>

▶ 선서

활 동 명	선서
활동 개입 방법	• 동네별로 한 줄로 서서 지도자의 지시에 따라 오른손 들고 외치기 • 선서! 나는 오늘 이 자리에서 나를 세우지 아니하며 상품에 연연해하지 아니하며 나 하나 쪽팔림으로 모두가 즐겁다면 최선을 다할 것을 다짐합니다.
활동 개입 사진	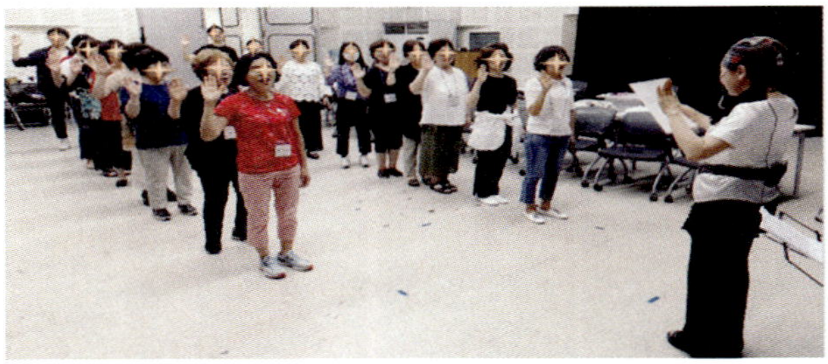

▶ 동네별 응원전

활 동 명	동네별 응원전
활동 개입 방법	• 동네별로 동장이 앞에 나와 리드하기 • "무릎 두 번 손뼉 두 번 앗싸 ㅇㅇ!" 외치며 동작하기 – 무릎 두 번 손뼉 두 번: 말한 대로 동작하기 – 앗싸 ㅇㅇ!: 양팔 굴리며 양손 엄지척하며 동네 이름 외치기
활동 개입 사진	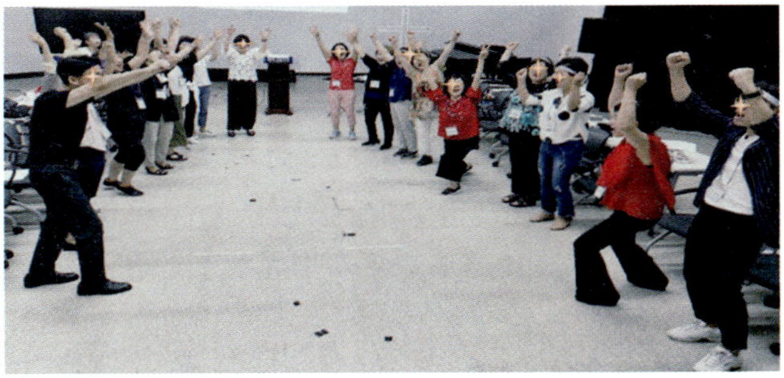

▶ 8421 안마 대결

활 동 명	8421 안마 대결
활동 개입 방법	• 한 줄로 서서 앞사람 어깨 8번 주무르고 뒤돌아 8번 주무르기 • 이런 식으로 8－4－2－1 안마 후, 동네 이름 외치기 • 빨리 외친 동네가 승리
활동 개입 사진	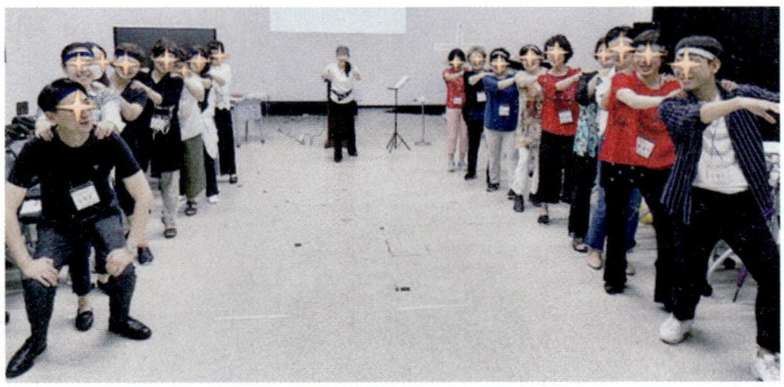

▶ 훌라후프 넘기기

활 동 명	훌라후프 넘기기
활동 개입 방법	준비물 | 훌라후프 – 동네별 1개씩 • 동네별로 한 줄로 서서 양손 잡기 • 훌라후프를 몸으로 넘겨 옆으로 전달하기 • 잡은 손 놓으면 실격 처리하기 • 마지막 사람까지 훌라후프가 빨리 간 동네가 승리
활동 개입 사진	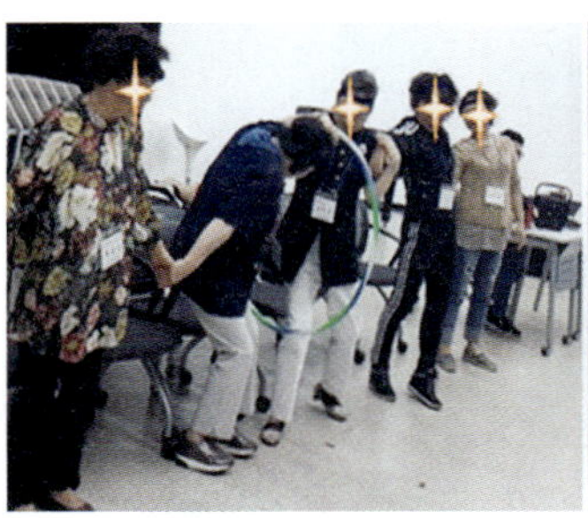 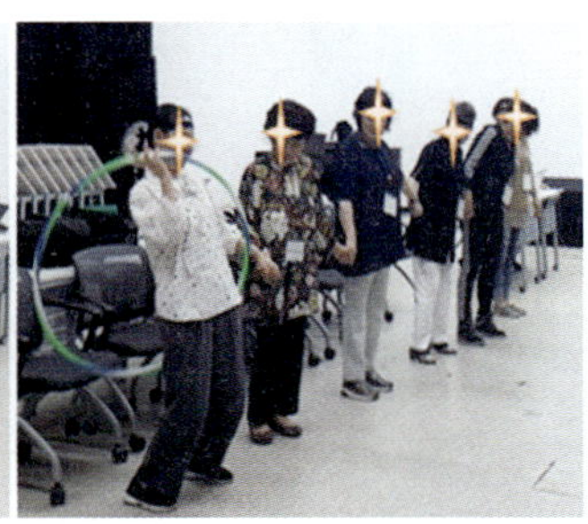

▶ 붙어야 산다

활 동 명	붙어야 산다	
활동 개입 방법	준비물	풍선 – 동네별 10개씩
	• 동네별 대표자 10명 선정, 풍선 나누어 주기 • 받은 풍선 자기 얼굴만큼 불기 • 풍선을 먼저 다 불은 동네에 보너스 점수 주기 • 동네 주민 사이사이에 풍선 끼워 시작 신호에 맞춰 반환점 돌아오기 • 풍선이 떨어지면 다시 주워서 끼우고 계속 진행하기 • 먼저 돌아온 동네가 승리	
활동 개입 사진	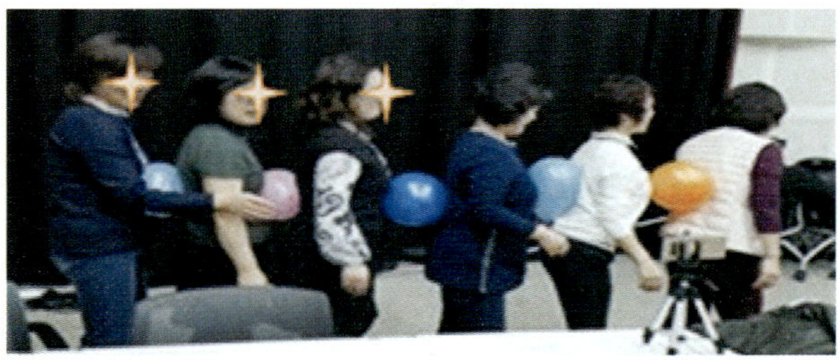 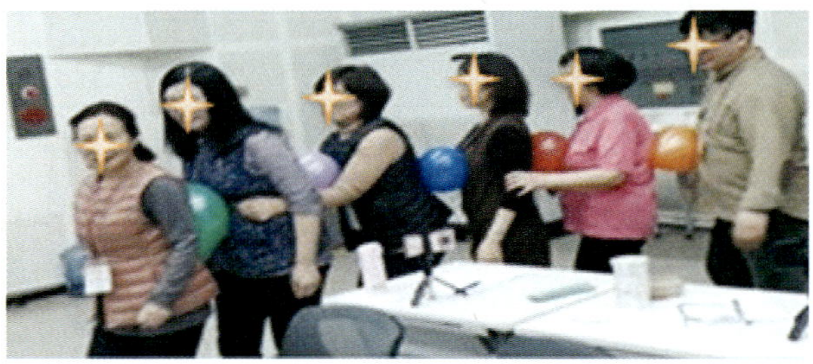	

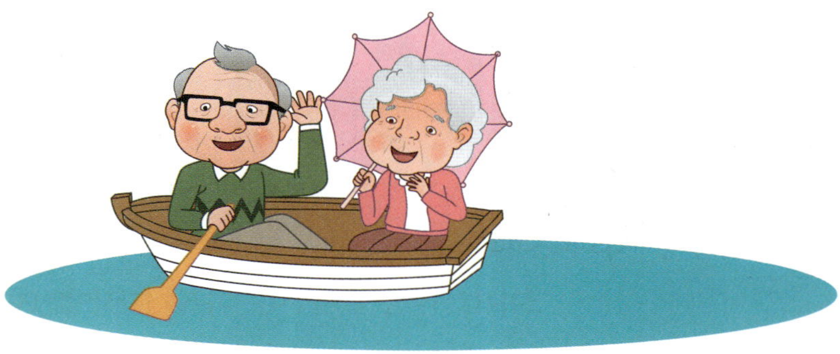

▶ 수건 슛! 골인

활 동 명	수건 슛! 골인	
활동 개입 방법	준비물	세숫대야 · 수건 – 동네별 1개씩
	• 세숫대야는 넣을 수 있는 적당한 거리에 배치하기 • 두 동네 선수는 신호에 맞춰 뭉친 수건을 세숫대야에 던지기 • 골인한 횟수를 합산하여 많은 팀이 승리	
활동 개입 사진	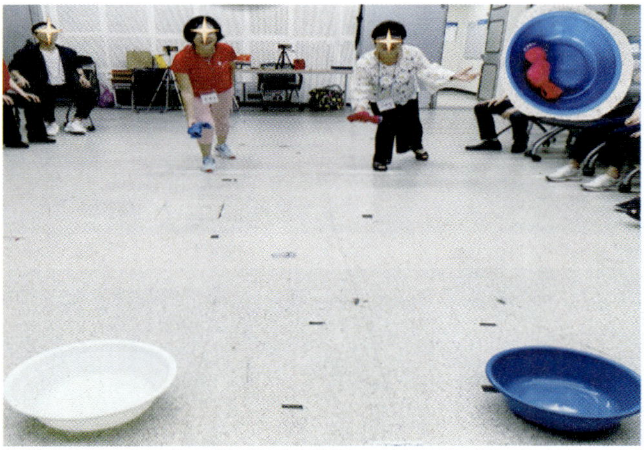	

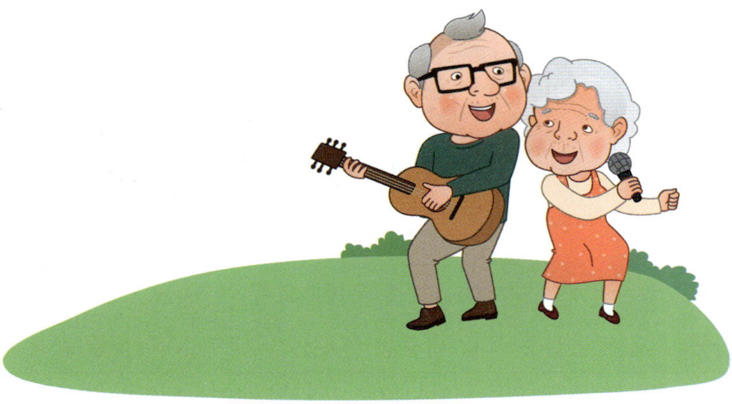

▶ 튜브 공 굴리기

활 동 명	튜브 공 굴리기
활동 개입 방법	**준비물**: 종이 접시 · 튜브 공 · 막대 – 동네별 1개씩, 숫자판 10장(10, 20, 30… 100까지) • 두 동네 동시에 실시하기 • 숫자판을 부정형으로 바닥에 깔아 놓기 • 숫자판과 1m 정도 떨어진 곳에 접시를 두고 그 위에 튜브 공 올리기 • 진행자의 신호에 맞춰 막대로 튜브 공을 쳐서 숫자판으로 보내기 • 큰 숫자에 정지하도록 힘 조절하기 • 동네별 점수를 모두 합산하여 점수가 많은 동네가 승리 **꿀팁** • 실내에서는 튜브 공대신 풍선으로 대치 가능 • 숫자판이 없으면 우산 속으로 풍선 숏 골인하기로 대체(아래 사진 참고)
활동 개입 사진	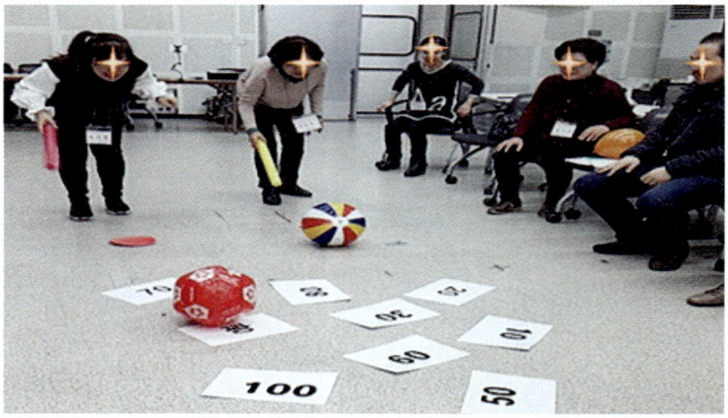 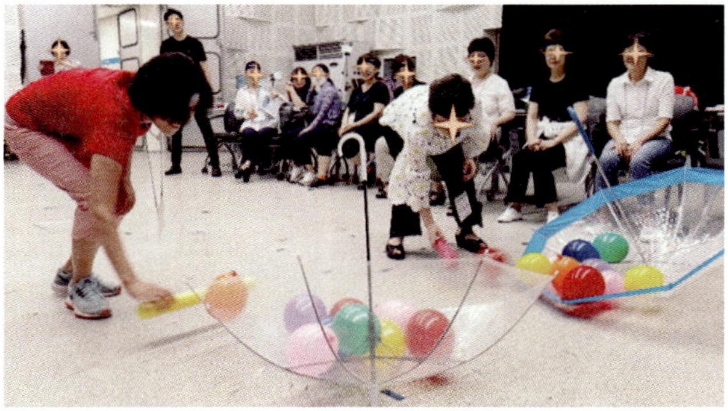

▶ 콩 주머니로 밀어라

활 동 명	콩 주머니로 밀어라
활동 개입 방법	**준비물** 튜브 공 4개, 경계선, 콩 주머니 한 바구니 • 경계선을 가운데 두고 튜브 공 4개를 경계선 위에 올려 놓기 • 동네별로 2명씩 콩 주머니를 각각 4개 들고 경계선에서 1m 떨어진 곳에 앉기 • 진행자의 시작 신호에 맞춰 두 동네가 동시에 콩 주머니 한 개씩 던지기 • 경계선에서 상대 쪽으로 밀려 나간 튜브 공이 많은 동네가 승리 **꿀팁** • 경계선 바닥이 매끈한 경우에는 색 테이프로 붙이기 • 경계선 바닥이 잔디밭 또는 모래밭인 경우에는 색 줄로 고정하기
활동 개입 사진	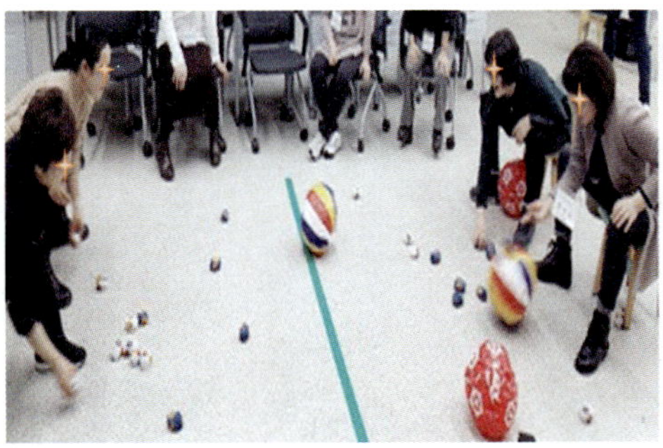 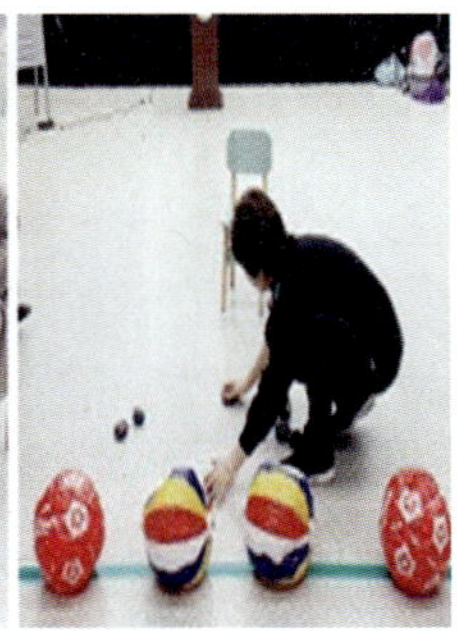

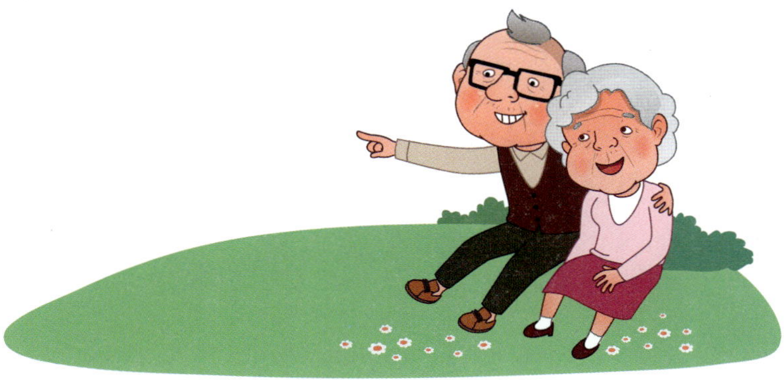

▶ 신문지 밥

<table>
<tr><td>활 동 명</td><td colspan="2">신문지 밥</td></tr>
<tr><td rowspan="2">활동 개입
방법</td><td>준비물</td><td>신문지 2명당 1장, 의자 2개</td></tr>
<tr><td colspan="2">• 양쪽 동네 주민 마주 보고 의자에 앉기
• 가운데 신문지 한 장 크게 깔기
• 동네 선수들은 공정한 위치에 양발 올리기
• 지도자의 시작 신호에 맞춰 양발로 신문지 당기기
• 신문지 양이 많은 동네가 승리</td></tr>
<tr><td>활동 개입
사진</td><td colspan="2">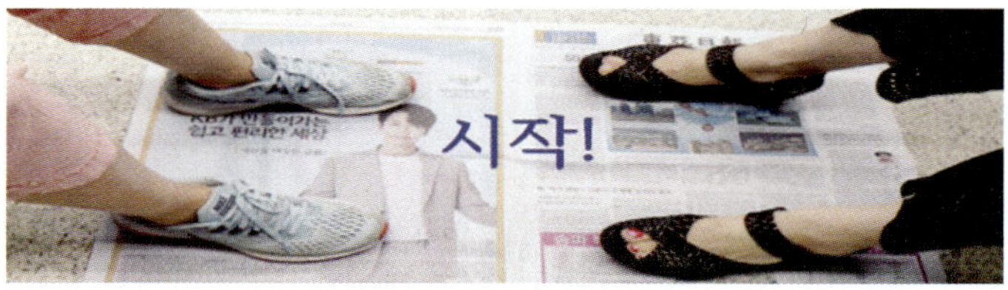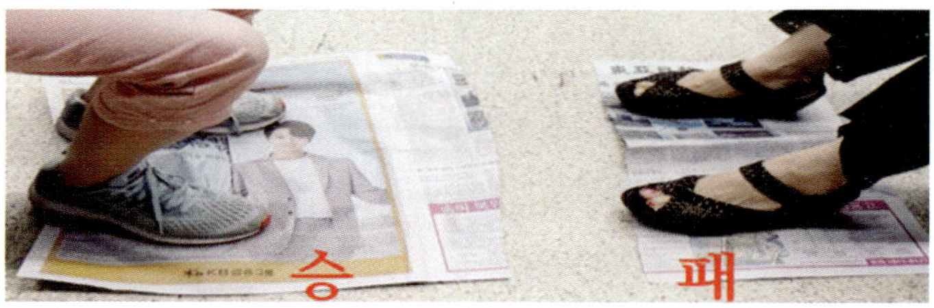</td></tr>
</table>

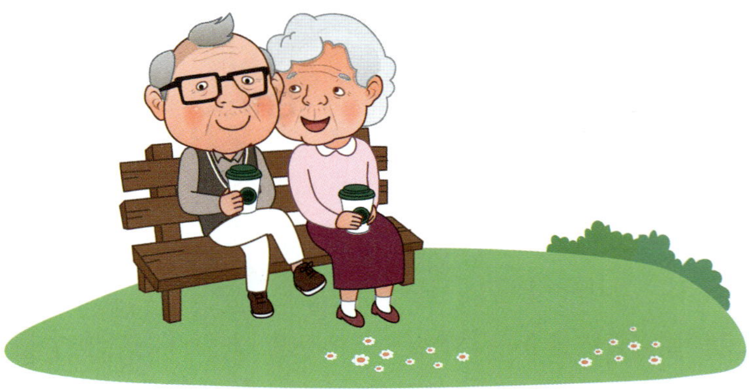

▶ 뽕망치 가위바위보 릴레이

<table>
<tr><td>활 동 명</td><td colspan="2">뽕망치 가위바위보 릴레이</td></tr>
<tr><td rowspan="2">활동 개입 방법</td><td>준비물</td><td>바통, 뽕망치 2개, 보조 지도자 2명, 의자 4개</td></tr>
<tr><td colspan="2">• 반환점 위치에 보조 지도자 2명이 뽕망치 들고 앉기
• 중간쯤에 의자 2개 놓기
• 각 동네 주민은 지도자의 시작 신호에 맞춰 바통을 들고 출발하기
• 반환점에서 보조 지도자와 가위바위보 하기
• 이기면 출발선으로 달려와서 다음 선수에게 바통 터치
• 지면 뽕망치로 엉덩이를 한 대 맞고 중간에 있는 의자를 돌아 다시 보조 지도자에게 가서 가위바위보(또 지면 계속 반복, 이기면 바통 터치)
• 마지막 선수까지 빨리 끝나는 동네가 승리</td></tr>
<tr><td>활동 개입 사진</td><td colspan="2">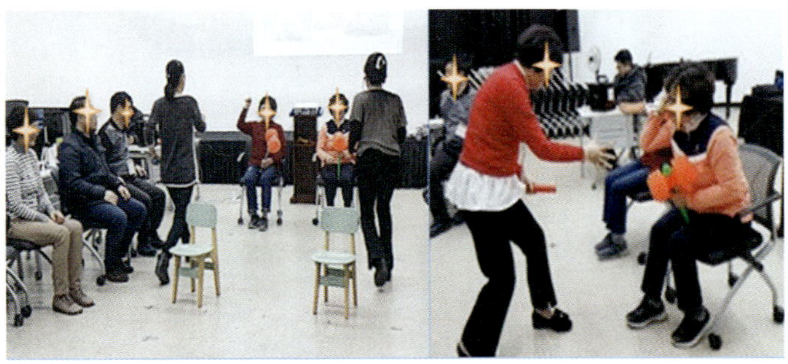</td></tr>
</table>

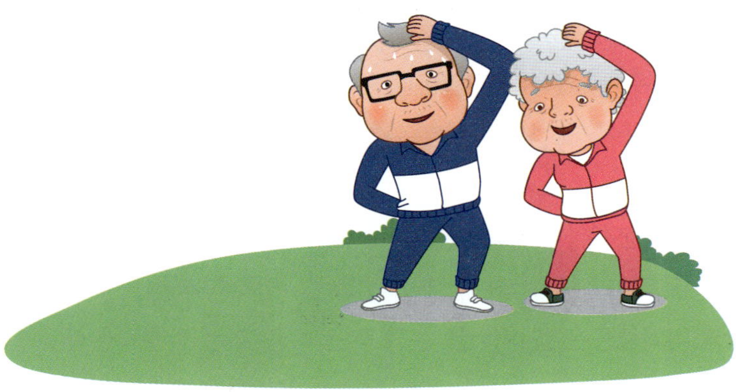

▶ 튜브 공 전달하기

활 동 명	튜브 공 전달하기
활동 개입 방법	준비물: 튜브 공 - 동네별 1개씩 • 동네별 2명씩 짝을 지어 한 줄로 서기 • 마주 손을 잡고 옆 사람과 간격을 좁히기 • 튜브 공을 잡은 손을 이용해 사이좋게 옆으로 전달하기 • 왔다갔다 3번 한 후, 돌아온 튜브 공을 맨 앞 두 사람이 던져 지도자 맞추기 • 빨리 맞춘 동네가 승리 (이때 튜브 공을 맞고 죽은 사람은 없으니 힘껏 던지기) **꿀팁** • 실내에서는 풍선으로도 가능 • 야외에서는 바람이 불기 때문에 튜브 공 권장
활동 개입 사진	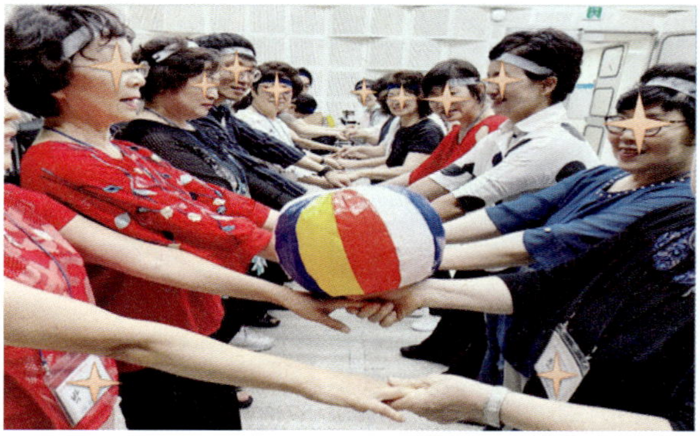

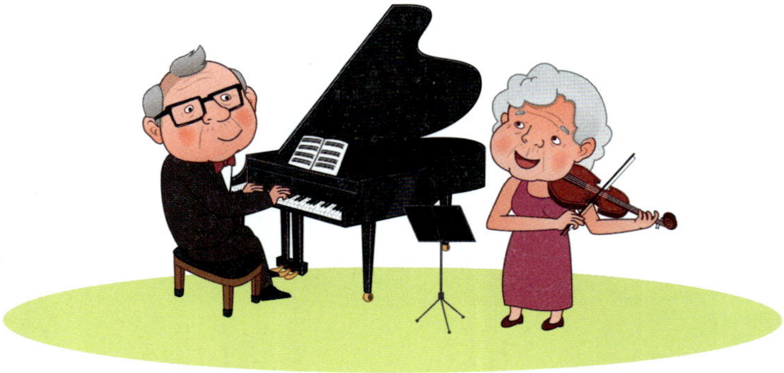

▶ 주사위 색깔 맞추기

활 동 명	주사위 색깔 맞추기
활동 개입 방법	**준비물**: 배구 네트, 색 주사위 • 지도자 멘트 "제가 호루라기를 불면 빨간색이 나올 것 같다는 분은 이쪽으로 서시고, 노란색이 나올 것 같다는 분은 저쪽으로 섭니다." • 나올 주사위 색을 미리 예측하여 나누어 서기 • 지도자가 호루라기를 불면 가운데 네트 치기(이동 방지) • 지도자가 지시하는 사람이 주사위 던지기 • 색깔을 맞춘 주민은 남아 있고 맞추지 못한 주민은 퇴장 • 색깔을 맞춘 주민만 같은 형식으로 계속하기 • 중간에 패자 부활전으로 '살려주세요'를 외치게 한 후 합류시켜 다시 시작하기 • 마지막에 남은 주민이 많은 동네가 승리 **꿀팁** • 주사위는 정육면체 스티로폼 박스에 색지를 입혀 만들기 • 네트대신 줄을 이용해도 좋음
활동 개입 사진	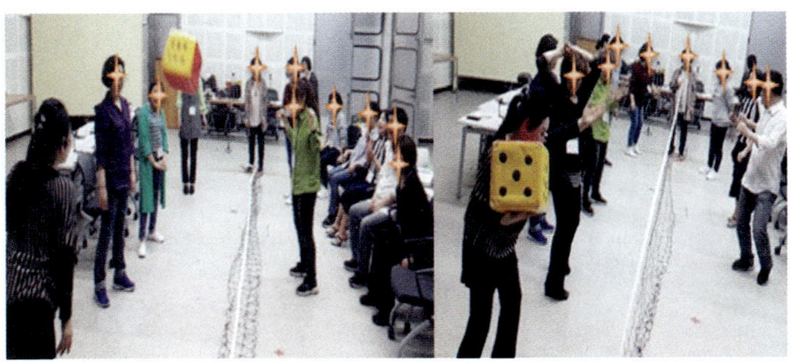

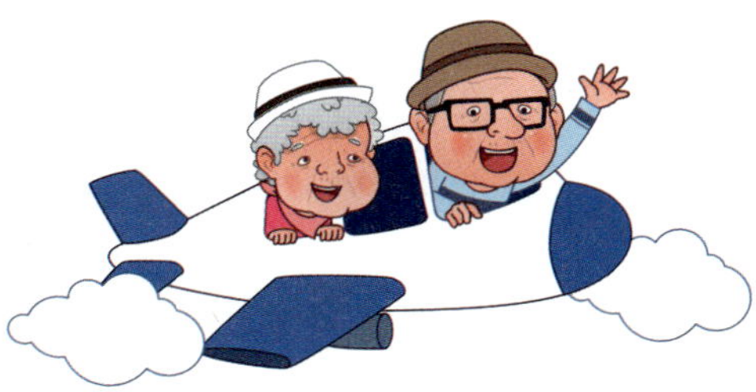

▶ 기차 놀이

활 동 명	기차 놀이
활동 개입 방법	• 신나는 음악에 맞춰 몸을 흔들다 처음에 시작한 것처럼 '짝 놀이'하기 • 마지막엔 2명으로 마무리하기 • 진행자의 신호에 맞춰 2명은 가위바위보 하기 • 이긴 사람은 진 사람 뒤에 가서 진 사람의 어깨 위에 손을 올리고 돌아다니기(이때 신나는 음악과 함께 다른 줄과 하이 파이브를 하며 다니기) • 지도자의 신호에 맞춰 다른 줄을 만나 가위바위보 하기 • 이긴 줄은 진 줄 뒤에 가서 또 붙기 • 마지막으로 한 줄이 되면 맨 앞사람을 '가위바위보 왕'으로 선정해 선물 주기 • 끝에 있는 사람과 손을 잡게 하여 원 만들기 **꿀팁** • 이기는 것에 익숙한 우리의 삶, 지는 것이 이기는 것임을 강조함
활동 개입 사진	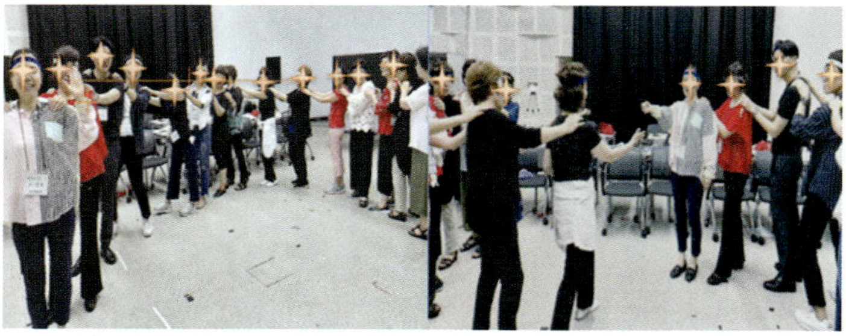

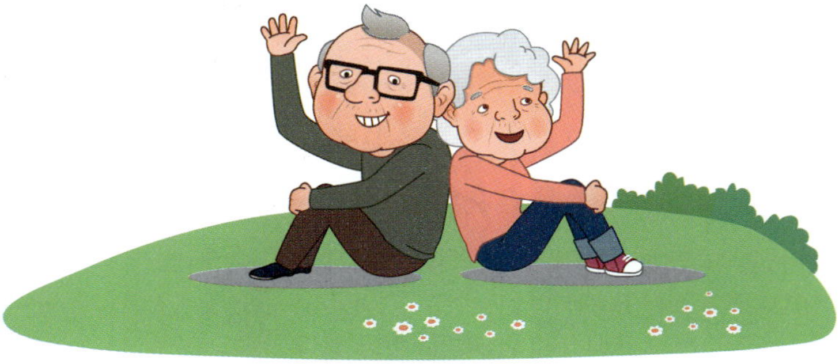

▶ 윤회 악수

활 동 명	윤회 악수
활동 개입 방법	• 만들어진 원에서 지도자가 지시한 한 사람이 자신의 오른쪽 옆 사람 앞에 서서 악수하고 덕담을 나눈 후 옆으로 이동하기 • 그다음 사람도 똑같이 돌아가며 모두 만나기 • 모두 만나고 나면 원위치로 돌아오게 되고 그때 모두가 손을 잡고 함께 부를 수 있는 노래 부르며 마무리하기 **꿀팁** • 인원이 많은 경우 중간에서 또 윤회 악수를 시작하게 함
활동 개입 사진	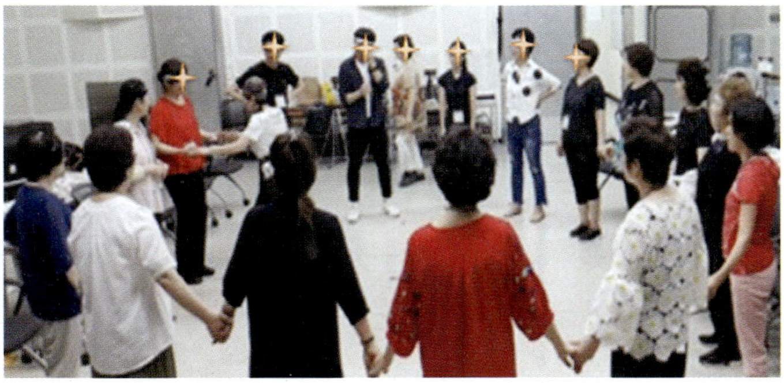

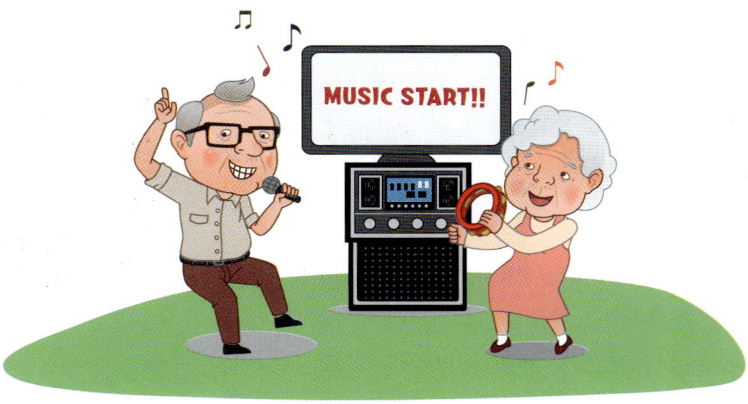

▶ 시상식

<table>
<tr><td>활 동 명</td><td colspan="2">시상식</td></tr>
<tr><td rowspan="2">활동 개입 방법</td><td>준비물</td><td>점수판, 상품</td></tr>
<tr><td colspan="2">• 지도자 멘트
"이제 모든 경기가 끝났습니다. 동네별 총점 발표를 하겠습니다.
한 손 검지로 돼지꼬리를 돌리며 '몇 대 몇'이라고 외쳐 주세요!"
• '몇 대 몇' 소리가 나오면 지도자가 총점 결과 발표하기
• 승리한 동네 동장에게 상품을 모두 몰아 수여하기
• 곧바로 지도자는 이긴 동네 동장이 가진 상품의 반을 진 동네 동장에게 전달하도록 지시하기
• 결국 모두가 상품을 받았으므로 기분 좋게 끝이 남

꿀팁
• 상품은 처음부터 전원에게 줄 기념품으로 준비하여 시상식을 통해 전원에게 나누어 주도록 하며 수여자는 기관의 대표자로 정함</td></tr>
<tr><td>활동 개입 사진</td><td colspan="2">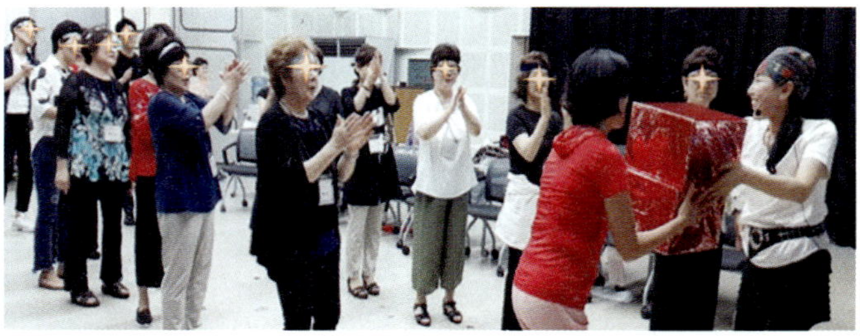
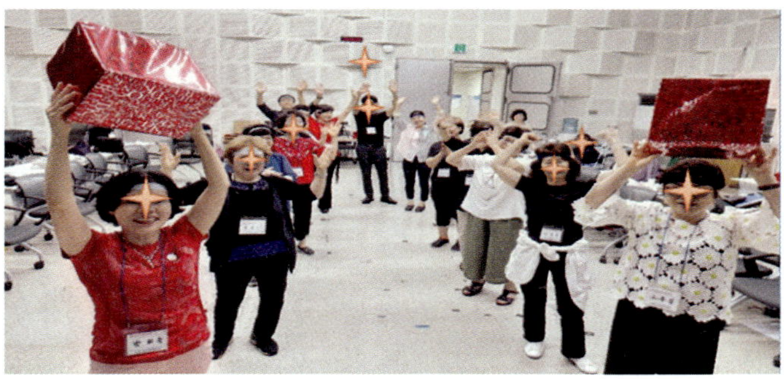</td></tr>
</table>

▶ 총평

시상식이 모두 끝나면 상품을 수여하신 분(기관 대표자)의 총평 한 말씀을 듣도록 한다.

▶ 마무리 멘트

이제 마칠 시간이 되었습니다. 즐거우셨습니까?

어르신들 모두가 너무나 잘해 주셨습니다.

나이가 들수록 신체·사회적 기능이 떨어져 노년의 삶의 질을 현격히 떨어뜨리는데

여기 계신 어르신들은 오늘 자신의 동네 승리를 위해서 머리와 몸을 많이 쓰셨기 때문에 더 젊어지시고 더 건강해 지셨을 것입니다.

그동안 자식들 먹이고, 입히고, 공부시키느라 허리 휘는 줄도 몰랐던 우리 ○○○(기관 이름) 어르신들 살아오시느라 정말 고생 많이 하셨습니다. 이제 숙제 다 하셨습니다. 모든 짐 다 내려놓고 당당하고 행복하게 사십시오.

오늘과 같은 열정으로 사신다면 정말 행복한 여생을 사실 수 있습니다.

그렇게 사실 분은 박수와 함성~!

감사합니다.

오늘 명랑 운동회는 이것으로 모두 마치겠습니다.

수고 많이 하셨습니다.

부록

칼럼1 [실버아이TV-실버아이뉴스] '이갑숙의 실버 레(뇌)크리에이션'

생각의 물구나무로 자존감 세우기

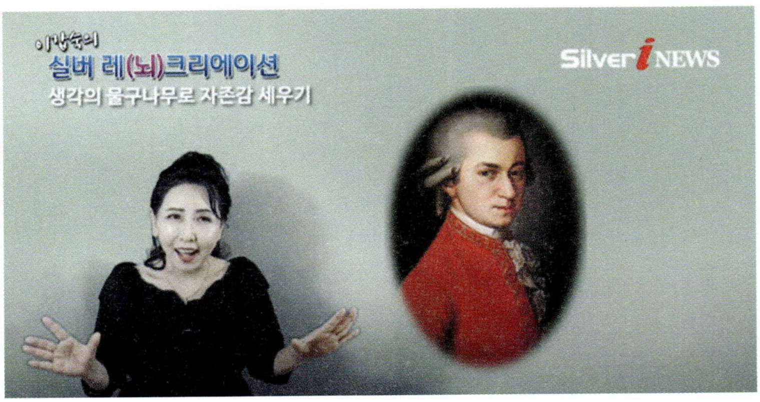

'최후의 만찬'도 코로나 때문에 결국 나누어 앉게 되었답니다. 요즘 사람들은 대부분이 팬데믹(pandemic) 현상의 장기화로 그 어느 때보다 자존감이 낮은 상태입니다. 무언가 할 수 있는 기회가 계속 줄어들다 보니 자신감마저 떨어져 "나 이렇게 살아도 되는 건가?" "잘 살고 있는 건가?" 하는 자문을 하면서 이때 등장할 수밖에 없는 키워드가 '자존감(自尊感)'입니다.

자존감의 기본적 의미는 '자신을 어떻게 평가하는가?'입니다. 자신을 높게 평가하는 사람이 있는가 하면 아주 보잘 것 없다고 평가하는 사람도 있어서 자존감이 높고 낮다고 표현합니다. 아홉 살 아이에게 아저씨가 물었습니다.

"너 몇 살이니?"

아이가 물구나무를 서며 "여섯 살이요." 합니다. 얼마나 기발합니까?

우리는 이 아이처럼 물구나무는 못 서더라도 '생각의 물구나무'는 설 수 있잖습니까? 90세 어르신도 60세라고 생각의 물구나무를 서면 더 젊게 사실 수 있지 않을까요?

소셜 네트워크 서비스(SNS)를 통해 타인의 잘난 모습, 행복한 모습을 쉴 새 없이 들여다볼 수 있게 되면서 비교의 대상은 전 세계로 확산된 상태입니다. 그래서 자존감은 더 낮아질 수도 있습니다. 그러나 잊지 말아야 할 것은 우리도 나의 최상의 모습을 SNS에 올리듯 우리가 보는 그들도 그들이 보여줄 수 있는 최고의 순간, 최고의 상태이며 생각의 물구나무를 서서 보면 그리 위축되지 않을 것입니다.

어느 한 부부가 부부싸움을 대판 했습니다.

싸우던 중 뜬금없이 아내가 남편에게 질문을 합니다.

"당신, 핸드폰 배터리가 다 되면 어떻게 되는지 알아?"

남편이 어이가 없어 가만있자 아내가 말합니다.

"꺼져!"

엄청 자존심이 상한 남편은 하루 종일 복수할 생각만 했답니다.

제가 남편분들께 한 가지 팁을 드리겠습니다. 아내와의 말다툼이 예상치 않게 심각한 국면으로 번지는 순간, 대형 소화기처럼 불길을 잡는 한마디가 있습니다. 단, 이 말을 할 때는 정말 화가 난 얼굴이어야 합니다. 그 말은 바로 "예쁘면 다냐?"입니다. 의외로 잘 먹힙니다. 그러나 아내의 얼굴이 진짜 아니거나 연기를 서툴게 할 경우 "지금 장난 칠 때야?"로 다시 불길이 번질 수도 있으니 주의를 요합니다.

아내를 '와이프(wife)'라고 하지요. '와이프'라는 말은 어디서 유래되었는지 아십니까? '와~ 이뻐, 와~ 이뻐!' 감탄하다가 '와이프'가 되었답니다. 그럼 남편 '허즈번드(husband)'라는 말은 어떤 의미를 담고 있을까요? '결혼하면 허접한 남자가 번듯해진다'라는 뜻입니다. 근거 없는 이야기인거 아시죠?

남편과 아내가 다른 점이 있습니다. 남편은 만 원짜리 물건을 이만 원에 사오는 기막힌 재주가 있어요. 또 아내는 만 원짜리를 오천 원으로 깎아 사오는 재주가 있는데 집에 가면 똑같은 물건이 천지삐까리라는 거(아주 많다는 뜻). 왜냐면 산 것이 기억이 안 나 또 사고 또 사는 겁니다. 저도 그런 경우가 있는데 속상해하지 않습니다. "내가 이렇게 사줘야 경제가 돌아가지."라고 생각의 물구나무를 서버립니다.

이번엔 동요 한 곡을 어르신들의 생각을 물구나무 세워 쉽게 따라 하시도록 해보겠습니다. 제목은 '작은 별'입니다. 아시죠? 반짝반짝 작은 별로 시작하는 동요지요. 동요라 우습게 보이지만 그 유명한 '볼프강 아마데우스 모차르트(Wolfgang Amadeus Mozart)'가 작곡한 곡입니다. 작곡자부터 이렇게 소개하면 어르신들도 유치원생들이 부르는 유치한 곡이라 안 따라 하려다가 다시 생각하게 될 것입니다. 자 그럼 그 유명한 모차르트가 작곡한 수준 높은 곡을 한번 불러보시는데 이왕이면 어르신들의 혈액 순환을 위해서 동작을 하시면서 한번 불러보시겠습니다.

▶ **'작은 별' 동작 활동**

- 반짝반짝 작은 별: 머리 위 양손 짝 뻗어 쥐고 펴고
- 아름답게 비치네: 양 손목 굴려 허리로 가져오기
- 동쪽 하늘에서도: 왼 주먹으로 오른쪽 겨드랑이 치기
- 서쪽 하늘에서도: 오른 주먹으로 왼쪽 겨드랑이 치기
- 반짝반짝 작은 별: 머리 위 양손 짝 뻗어 쥐고 펴고
- 아름답게 비치네: 양 손목 굴려 허리로 가져오기
- 아자! ('아 자랑스러운 나'의 준말입니다)

그리고 동작 하나하나 쥐고 펴고는 어디에 좋고 손목운동과 겨드랑이를 치면 어떤 효과가 있는지 등 건강 상식으로 풀어서 설명하시면 어르신들이 안 따라 하실 이유가 없습니다. 저는 시간 관계상 그 부분은 생략하고 동작만 가르쳐드립니다.

아프리카에 '스프링 폭스'라는 산양(산에 사는 양)이 있습니다. 수천 마리씩 떼를

지어 사는데 이유 없이 달리기를 시작하며 벼랑에 떨어져 집단으로 몰사하는 일을 자주해서 학자들이 왜 그런가 하고 연구를 했답니다. 수천 마리가 떼를 지어서 살다 보니, 뒤에 있는 양은 먹을 풀이 없어서 본능적으로 앞으로 가려고 자꾸 밀게 되고, 미니까 양들이 걸음이 조금씩 빨라지다가 나중엔 뛰게 된대요. 앞의 양은 뒤에서 미니까 뛰고 뒤의 양은 앞의 양이 뛰니까 따라 뛰고 그러다 앞의 양이 벼랑에 떨어지면 따라 떨어져 죽을 수밖에요.

저는 사람도 스프링 폭스와 같다고 생각합니다. 그냥 따라 뛰는 거예요. 남한테 뒤쳐질까 봐 불안하니까 이미 충분히 잘 살고 있는데도 누리지 못하고 나누지 못하고 같이 따라 뛰는 겁니다. 저도 예외는 아니었습니다. 정말 열심히 달렸습니다. 앞만 보고 달렸습니다. 그러던 어느 날 그렇게 열심히 달렸으면 어느 정도 경지에 이르러야 하는데 '이 정도 밖에 안 돼나?' '이 일이 내게 맞긴 한 건가?'라며 자괴감과 회의감마저 들며 자존감이 바닥을 치는 겁니다.

그때 저의 생각을 바꾸어 놓은 책이 있었습니다. 『생각이 너무 많은 서른 살에게』라는 책인데 이 책에서 저자는 100% 재미있는 일을 찾는다면 그런 일은 단언컨대 없다고 합니다. 자신의 직업이 10%는 재미있고, 60%는 그럭저럭 할 만하고 30%는 하기 싫지만 해야 하는 일로 구성되어 있다면 매우 훌륭한 직업이라고 합니다. 그리고 즐거운 그 10%를 위해 90%의 지겹거나 힘든 일은 감당할 수 있어야 한다고 합니다.

또 뭔가 다른 일은 100% 즐거울 것이라고 생각한다면 착각이라며 그런 로망을 갖고 직업을 옮겼다가는 계속 직업을 옮기게 될 것이라고 합니다. 참 일리 있는 말이다 싶어 저도 제 일에 대해서 따져 보았습니다. 결론은 저는 제가 하는 일로 재미를 최소한 30% 이상은 느끼고 있더라구요. 그래서 '나는 매우 훌륭한 직업을 가지고 있구나!'라고 생각하고 더 이상 제가 하는 일에 대한 갈등은 하지 않게 되었습니다. 그렇다고 마냥 의욕이 넘치는 날만 있는 것은 아닙니다. 사람인지라 감정의 기복이 있어 의욕이 떨어질 때도 있습니다. 그땐 제 나름의 노하우가 있습니다. 제가 할 수 있는 가장 쉬운 것부터 손을 댔습니다. 그러면 탄력이 붙어서 어렵다고 느껴져 하기 싫던 일까지도 해내게 됩니다.

간혹, 집착증이 생겨날 땐 "이게 뭐 그리 중요하다고." "좀 잘 못하면 어때." "무엇이 되지 않아도 괜찮아 그냥 내 리듬대로 살지 뭐."라며 생각의 물구나무를 섭니다. 그러면 떨어지던 자존감도 높아지고 사는 게 훨씬 쉬워집니다. 사람마다 되고 싶은 모습이 다르고 무언가 된 사람도 있고 안 된 사람도 있습니다. 한 살 더 먹었다고 작년과 크게 달라진 것은 없고, 시간이 지났지만 아직도 불안하고 아직도 자신에게 불만족 투성이라면 생각의 물구나무를 서봅시다. 분명히 조급함이 달아나고 여유가 생길 것입니다. 어느새 시간이 되어 마칠까 합니다.

여러분에게 유익한 강의가 되셨습니까? 유익했다면 입소문을 내 주시고 그렇지 못했다면 입단속 부탁합니다. 감사합니다.

칼럼2 [실버아이TV-실버아이뉴스] '이갑숙의 실버 레(뇌)크리에이션'

아팠던 기억 덮는 방법

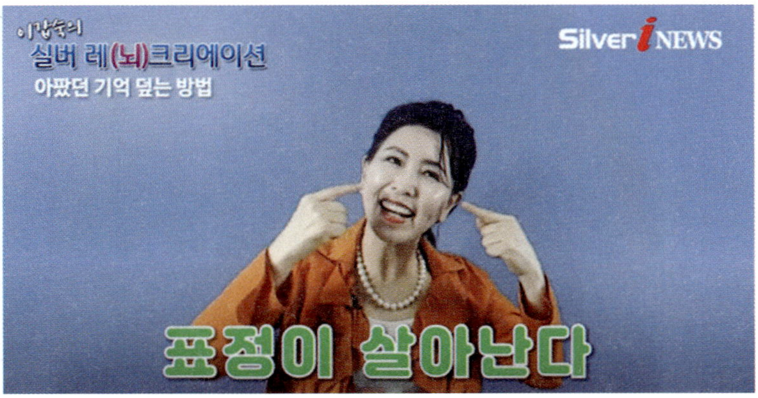

유치원생 아들이 아빠에게 질문을 합니다.

"아빠, 기억이 뭐예요?"

"옛날에 아빠가 놀이동산 가서 솜사탕 사준 적 있지?"

"네."

"맛있었니?"

"네, 맛있었어요."

"곰 아저씨도 봤었지?"

"맞아요, 같이 사진도 찍었어요."

"그래, 그렇게 옛날 일을 떠올릴 수 있는 것, 그것을 '기억'이라고 한단다."

"아~ 그렇구나."

"그러면 아빠 니은은 뭐예요?"

아들은 '기역'을 물어본 건데 아빠는 '기억'으로 들은 거지요.

아팠던 기억 있으신지요?

지나간 삶을 돌아다보면 좋았던 기억이 있고 아팠던 기억이 있습니다.

둘 중에 어떤 것을 더 잘 기억하고 있을까요?

좋았던 기억보다는 아팠던 기억이 더 뇌 안에 강렬하게 남아 있습니다.

그 강도가 좋았던 기억보다 5배나 더 강하다고 합니다. 여성분들 시집살이 한 이야기, 남성분들 군대 이야기 두고두고 하는 이유가 이 때문입니다.

아팠던 기억은 번식력이 강해서 그 생각을 품고 있으면 계속 배양하고 증식해서 삶을 송두리째 바꿔놓기까지 합니다. 그것은 뇌의 기억 저장 영역과 감정을 조절하는 편도체가 연결되어 있기 때문에 특정한 기억을 떠올리면 그때 당시의 감정까지도 함께 살아나 편도체가 주도권을 가지게 되기 때문입니다. 그래서 뇌 과학자들은 이렇게 말합니다. "아프고 힘든 순간에 많이 배우고 가장 많이 성장합니다." 그런데 너무 아픈 상처는 성장은 커녕 바로 무너진답니다. 그래서 한 가지 생각이 계속 떠오르고 그것으로부터 벗어날 수 없다면 공간을 바꿔보라고 합니다. 다른 곳에 가서 새로운 경험을 하거나 새로운 사람을 만나게 되면 뇌가 그 새로운 상황에 적응하느라 기존의 패턴이 깨어지고 늘 가지고 있던 감정적인 고리들을 끊을 수밖에 없기 때문에 벗어날 수 있다고 합니다. 그래서 거기서 벗어나려고 저를 찾아 제 수업을 수강하시는 분들도 많이 계십니다.

나쁜 것은 번식력이 너무 강해요. 무섭습니다. 코로나처럼 말이지요. 우리가 코로나에 전염되지 않도록 늘 손을 씻듯이 부정적인 생각, 억울하고 속상한 마음, 이런 감정들이 일어날 때면 바로 씻어버리는 것이 중요합니다.

손을 깨끗이 하는 방법에는 어떤 것이 있을까요?

"손을 깨끗이 씻는다."

"피아노 치며 빈둥빈둥 놀게 한다."

"매니큐어 칠해 주며 왕비마마 모시듯 관리한다."

다 좋은데 깨끗한 손을 유지하기 위한 더 좋은 방법이 있습니다. 그것은 손에게 일을 시키는 겁니다. 머리를 감으면 손은 저절로 깨끗해집니다. 설거지를 하면 손은 저절로 깨끗해집니다. 손은 쓰면 쓸수록 깨끗해지듯이 머리도 쓰면 쓸수록 좋아집니다. 좋은 머리를 위해서 음식 이름 퀴즈 함께 풀어보겠습니다.

▶ 음식 이름 퀴즈

- 질문 : '파' 중에서 가장 인기 있는 파는?
  정답 : 파스타!
- 질문 : 내 키보다 높이 있는 과일은?
  정답 : 키위
- 질문 : 세상에서 가장 긴 음식은?
  정답 : 참기름
- 질문 : 그 다음으로 긴 음식은?
  정답 : 들기름
  가지 먹고 참 가지가지 하지요?

참기름, 들기름이 어떻게 나왔는지 아십니까?

해마다 넘어야 하는 보릿고개 때문인지 옛날 우리 조상만큼 야생의 풀을 먹어 온 민족도 드뭅니다. 이렇다 할 맛이 없는 풀을 목구멍에 넘기고자 고소한 맛이 발달했고 그 고소한 맛을 내는 작물로 참기름을 내는 참깨와, 들기름을 내는 들깨가 있게 된 것이라 합니다.

옛날에는 서당 다닐 무렵의 아이에게 청양(靑陽)이라 하여 들깻잎 쌈을 싸 먹이는 풍습이 있었는데 그 들깻잎이 천자문을 외우는 데 도움을 준다는 속설이 있었기 때문이라고 합니다. 이 들기름에는 뇌에서 신경전달을 촉진하는 물질이 들어 있고 이 물질이 늘수록 기억력이 증가하고 사물 인식이 빨라진다는 한국 학자의 실험 결과가 미국 과학원 학회지에 실렸다는 보도가 있습니다. 들기름 많이 드십시오.

허버드(Hubbard)는 “기억력이 좋은 것은 장점이다. 그러나 잊을 수 있는 능력은 더욱 위대한 것이다.”라고 했습니다. 망각하는 것이 기억하는 것만큼이나 중요합니다. 망각할 수 없다면 새로운 기억을 받아들일 수가 없습니다. 우리가 기억을 하고 망각을 하는 데 도움이 되는 시간이 언제인지 아십니까? 잠을 자는 시간입니다. 우리가 인생의 3분의 1을 잠으로 보낼 정도로 잠자는 시간이 중요합니다. 우울하고 기분이 다운되면 잠이 자꾸 오는 사람 있지요? 계속 잠이 오면 자 주세요. 뇌가 스스로를 보호하기 위해서 계속 수면을 취한다고 볼 수 있습니다. 저도 우울할 땐 핸드폰 끄고 저절로 눈이 떠질 때까지 사정없이 잠을 잡니다. 우리가 잠을 자는 램수면 시간에 뇌는 필요 없는 정보는 다 떼어내고 “이건 꼭 필요해.” 하는 정보만 남겨 이걸 장기기억으로 옮겨놓는답니다. 이때 기억에서 감정을 약간 떼낸답니다. 그래서 자고 나면 언제 그랬냐는 듯이 기운이 나고 자신감까지 생깁니다. 그런 의미에서 이렇게 따라 해 보실까요?

▶ **‘살아난다’ 동작 활동**

기운이 살아난다
표정이 살아난다
배짱이 살아난다
자신감이 살아난다 야!

이런 긍정의 말을 해서 손해 볼 것 없습니다. 말을 잘 못해서 머리 아픈 일이 얼마나 많습니까? 머리 아픈 일의 거의가 바로 요 ‘입’ 때문입니다. 그래서 우리는 두통약 게보린을 머리에 넣지 않고 입에 털어 넣습니다.

사람의 뇌가 지각하는 방법을 알아보기 위해 감각을 활용한 실험을 했습니다.

첫 번째 실험에서는 실험 참가자들에게 약 4분 동안 손을 아주 차가운 물속에 담그고 있도록 했고, 두 번째는 약 8분 동안 손을 아주 차가운 물속에 담그게 한 다음 완전히 얼어붙은 손을 약 2분 동안 미지근한 물속에 담그도록 했습니다.

두 실험을 모두 끝낸 실험 참가자들에게 둘 중 어떤 실험에 다시 참가할 의사가 있는지 조사를 했습니다. 결과는 대부분의 사람들이 두 번째 실험에 다시 참가하길 원했습니다.

두 번째 실험의 경우 첫 번째 실험보다 고통의 시간이 두 배나 길었지만 마지막에 미지근한 물속에 담근 기분 좋은 경험이 이를 덮어버린 것입니다. 이와 같은 현상을 심리학에서는 '최신 효과(Recency effect)'라고 합니다. 이것은 사람의 기억에는 과거의 정보보다 가장 나중에 제시된 정보의 영향력이 크다는 것입니다. 따라서 과거 좋지 않은 경험을 했더라도 더 즐겁게 더 기쁘게 더 행복하게 살면 과거의 아픈 기억을 행복한 경험이 다 덮어버린다는 것입니다. 어르신들은 살아온 시간이 많기 때문에 아팠던 기억이 더 많아 곱씹고 또 곱씹으며 힘들어하시는 분들이 많을 것입니다. 앞으로의 좋은 경험으로 그것을 덮어보시도록 도와드립시다. 우리 역시 그렇게 살아야겠습니다. 오늘 어떤 생각을 하고 어떤 마음을 먹느냐에 따라 불행한 어제와는 완전히 다른 삶을 살 수 있습니다. 여러분의 아름답고 힘찬 미래를 기대하고 응원합니다.

칼럼3 [실버아이TV-실버아이뉴스] '이갑숙의 실버 레(뇌)크리에이션'

웃음으로 역경을 헤쳐 나가자

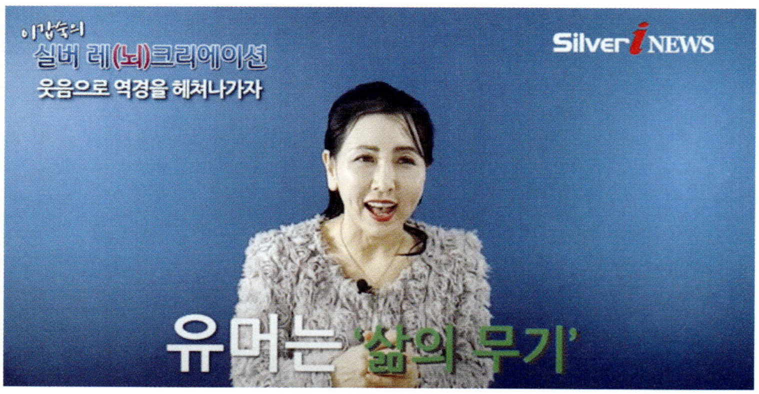

용돈에는 두 종류가 있습니다. 주는 것과 드리는 것.

주는 것은 갈수록 늘어나고 드리는 것은 갈수록 줄어든다고 합니다.

지난 5월 8일 어버이날 부모님께 용돈 많이 드리셨으리라 봅니다.

이번 달 칼럼 제목은 '웃음으로 역경을 헤쳐 나가자'입니다. 일본 최고의 대학인 도쿄대 공대를 최우수 성적으로 졸업한 젊은이가 마쓰시다 그룹 신입사원 채용 입

사시험에 응시했습니다. 시험을 만족스럽게 치른 이 학생은 자신이 우수한 성적으로 합격했을 거라고 생각했습니다. 그러나 뜻밖에도 합격자 명단에 자신의 이름은 없었습니다. 이 학생은 수치심과 분노로 괴로워했고, 결국 그날 밤 다량의 수면제를 먹고 자살했습니다. 그런데 다음 날, 마쓰시다 그룹 인사부로부터 그에게 전보 한 통이 도착합니다. 수석합격인데 전산에 문제가 생겨 이름이 누락됐다는 내용과 이를 사과하는 내용이었지요. 마쓰시다 그룹의 임원들은 아까운 인재를 전산 장애로 놓치고 그를 죽음에 이르게 한 것에 대해 안타까움과 분통한 마음을 가졌습니다.

하지만 이 소식을 들은 그룹 총수 마쓰시다 고노스케(松下幸之助)의 말은 매우 의외였습니다.

"그가 젊은 나이에 세상을 떠나게 된 것은 참으로 애석한 일이고 미안한 마음을 금할 수 없습니다. 그러나 우리 회사의 입장에서는 다행스러운 일이라고 생각합니다. 그 정도의 좌절을 이겨내지 못하고 하루도 못 되어 목숨을 끊는 정신으로는 우리 회사의 중요한 일들을 감당할 수 없습니다. 만약 전산 장애가 없어 수석합격으로 입사했으면 그는 분명 중요한 요직에 배치되었을 것입니다. 그런 중요한 자리에서 좌절을 만나게 될 경우, 지금보다 훨씬 더 큰 비극을 초래할 가능성이 많기 때문입니다."라고 말씀하십니다.

이 젊은이의 사례를 접하며 내 자식은 역경지수가 얼마나 될까? 은근 걱정도 됩니다. 죽음에는 순서가 없지만 제가 부모가 되어 보니 어떤 이유로든 자식이 부모를 앞서는 일은 정말 가슴 아픈 일이니 없었으면 좋겠습니다. '태어날 때도 순서가 있듯이 갈 때도 차례대로 가게 하시지.'라는 생각이 들다가도 차례대로 가게 되면 사람들이 죽음에 대해서 헤이해질까 봐 죽음에는 순서가 없는 것이 전체적으로 볼 때 우리 인간에게 유익한 일이다 싶습니다. "'죽음을 앞둔 환자가 평안한 임종을 맞도록 위안과 안락을 베푸는 것'을 무엇이라 하나요?"라는 시험문제가 있었습니다. 정답은 '호스피스'죠? 그런데 한 학생이 '보람상조'라고 적었습니다.

사람의 능력을 과학적으로 측정하는 많은 방법 중에 측정하는 지표로 가장 널리 쓰이는 것이 지능지수(IQ)인데 미국의 커뮤니케이션 전문가 '폴 스톨츠(Pual Stoltz)' 박사는 역경지수가 높은 사람이 성공한다고 말합니다. 역경지수(AQ)란 한 마디로 자신에게 다가온 역경에 슬기롭게 대처하며 그 역경을 이기고 목표를 이루어나가는 열정과 끈기, 도전정신을 말하는 겁니다. 역경지수를 키우자는 의미에서 다 같이 이렇게 따라 해 주실까요?

▶ **'역경지수 올리자' 동작 활동**

♬ 역경지수 올려보자 역경지수 올려보자 역경지수 올리자 아자!
역경지수 올려보자 역경지수 올려보자 역경지수 올리자 아자!
열정을 키우자 열정 열정 열정 열정
끈기를 키우자 끈기 끈기 끈기 끈기
도전정신 키우자 아자!

사업에 실패하여 부도가 난 한 가장이 더 이상 살림을 꾸려가기가 어렵게 되자 침울한 표정으로 가족회의를 열어 먼저 아내에게 말했습니다.

가장 : 당분간 어쩔 수 없이 우리 가족이 떨어져 지내야겠구려.
아이들은 잠시 외가에 맡기는 것이 좋을 것 같소.
아이들 : (걱정 어린 표정으로) 그럼 엄마는요?
가장 : 너무 걱정 마라. 엄마는 잠시 친정에 가 있으면 된다.
아내 : (한숨을 쉬며) 그럼 당신은 어디에 가 계시려고요?
가장 : 난 당분간 처가댁에 가 있을 테니 내 걱정은 말구려!

수천 년간 모진 고난과 핍박을 견딘 유대인에게 유머는 '삶의 무기'였습니다. 벼랑 끝 나락으로 떨어져도 유대인은 특유의 해학과 위트로 역경을 견뎌냈습니다. 유대인 몇 명이 모이면 대개 유머가 오갑니다. 유대인에게 유머는 생활이자 지혜의 산물입니다. 저도 머리가 복잡하거나 기분이 꿀꿀하면 일부러 유머를 찾아봅니다. 왜냐면 유머로 입꼬리만 올라가도 전두엽에서 쾌감 호르몬인 세로토닌(serotonin)이 나와서 기분이 좋아지기 때문입니다.

명절에 한 어르신이 고향에 가시려고 광주행 비행기를 타셨습니다요. 좌석에 앉아서 비행기가 출발하기를 기다리고 계시는데 바로 옆자리에 건장한 남자분이 타시더랍니다. 근데 얼굴이 낯이 익더래요. 그래서 어르신이 물었습니다.

"혹시 나 모르오?"

"글씨요, 처음 뵙는디요?"

어르신은 아무리 봐도 아는 얼굴이더랍니다. 그래서 어느새 반말 비스무리 하게

"아야~ 정말 나 모르냐?"

"모릅니다."

어르신은 답답한 마음에 다시 물었습니다.

"아야~ 진짜 나 모르냐? 나는 너를 아는디?"

"모릅니다요."

그분은 한사코 모른다고 하셨고, 나중에 화가 나신 어르신은 "너 나 진짜 몰라? 나는 아는디? 진짜 몰라? 잉~ 잉~" 그러자 그분도 화가 났는지 자신을 밝힙니다.

"저~ 가수 남진입니다."

어르신은 가수 남진 씨를 TV에서 많이 보셨겠지만 남진은 이 할아버지를 알 리가 있나요? 결국은 남진 씨와 한바탕 웃고 공항에 도착해서는 남진 씨가 어르신의 댁까지 태워다 주셨다고 합니다. 역경을 만날수록 많이 웃고 삽시다.

세상에 상처 없는 인생이 있습니까?

몸에 병이 없기를 바라지 마십시오. 우리 몸은 유기체이기 때문에 병이 생길 수밖에 없습니다. 이 말은 병이 생겼을 때 "왜? 이런 불행이 나한테 닥쳐?"라고 힘들어하지 말라는 것입니다. 병이 생기면 그건 당연한 겁니다. 그래서 질병, 힘든 것, 아픔, 이런 것들을 삶에 기본 값으로 두고 시작해야 합니다.

인간은 완벽한 조건을 갖추면 오히려 퇴보하고, 불리한 환경에서 더 발전할 수 있다고 보고된 연구들이 많습니다. 코로나를 비롯한 삶의 많은 역경과 어려움을 오히려 도약의 발판으로 삼았으면 좋겠습니다. 내게 닥친 역경에서 긍정적인 면을 찾고 거기에 집중하고 다시 시작하는 겁니다. 파이팅!

참고 문헌

고바야시 간지(2021). 회상법과 회상요법. 북트리.

국민건강보험(2019). 치매전문교육교재 기본과정.

권영실, 김진상(2001). 뇌 손상 후 신경 가소성. 대한물리치료학회지, 13(3), p. 792.

권중돈(2019). 노인복지론. 학지사.

김상룡(1999). 레크리에이션 대학. 엘멘출판사.

김성은(2008). 지남력 향상을 위한 임상미술치료가 치매노인의 인지기능 향상에 미치는 효과(논문). 대한임상미술치료학회.

김영숙(2002). 치매에 대한 통합적 접근법. 교육과학사.

김영숙(2005). 회상을 적용한 집단미술치료 프로그램이 치매노인의 인지기능, 우울과 삶의 질에 미치는 효과. 경북대학교 대학원 박사학위논문.

김정숙(2007). 집단 미술치료가 요양시설 경증 치매노인의 인지기능과 문제 행동에 미치는 영향. 원광대학교 대학원 박사학위논문.

김정순(1997). 치매노인을 대상으로 한 인지자극 훈련의 효과. 지역사회간호학회지, 8(2).

김준규 외 1명(2007). 재활과 치료레크리에이션. 동문사.

김형섭, 김용욱(2014). 치매의 재활치료 및 비약물치료. 대한노인재활의학회지, 4(1), 29~35.

김희진(2019). 고령자 치매 환자의 인지보존을 위한 비약물적 치료의 개입. 고령자·치매작업치료학회지, 13(2).

노먼 도이지(2018). 스스로 치유하는 뇌 신경가소성 임상연구를 통해 밝혀낸 놀라운 발견과 회복 이야기. 동아시아.

대한노인정신의학회(1998). 노인정신의학. 중앙문학사.

대한치매학회 신경행동연구회(2017). 치매의 신경행동증상. 대한의학서적.

마이클 카츠, 거숀 슈워츠(2018). 원전에 가장 가까운 탈무드. 바다출판사.

만프레드 뤼츠(2010). 위험한 정신의 지도. 21세기북스.

박명화 외(2016). 치매전문교육교재 기본과정. 보건복지부, 중앙치매센터, 국민건강보험.

박지은(2006). 반복 학습이 중증 알츠하이머형 치매 노인의 지남력 습득에 미치는 효과. 대구대학교 대학원 석사학위논문.

밥 파이크(2004). 밥 파이크의 창의적 교수법. 김영사.

배오성(2001). 치매 알면 치매 이긴다. 가람출판사.

보건복지부(2017). 노인돌봄 서비스의 실제 기본 서비스. 교육교재 09-1.

보건복지부(2017b). 치매안심센터 운영지침(안).

보건복지부(2019). 치매정책사업안내.

보건복지부(2020). 치매정책사업안내.

샤우나 샤피로(2021). 마음챙김. 안드로메디안.

신천희(2018). 꾼. 하이미디어.

앤드루 와일(2007). 건강하게 나이먹기. 문학사상사.

양영애 외(2020). 치매작업치료. 학지사메디컬.

오병훈(2002). 치매. 무지개사.

오순환(2020). 치매예방과 간호. 휴먼북스.

오이겐(2013). 치매 노인은 무엇을 보고 있는가(말기 환자를 돌보는 의사의 임상보고와 그 너머의 이야기). 윤출판.

와시미 유키히코(2015). 일반병동에서 유용한 치매간호. 군자출판사.

유영만(2020). 책쓰기는 애쓰기다. 나무생각.

이갑숙 외 1명(2011). 실버레(뇌)크리에이션. 범한출판사.

이갑숙(2013). 여가활동이 노인의 생활만족도와 고독감에 미치는 영향과 사회적 지지의 조절효과에 대한 연구. 호서대학교 벤처전문대학원 박사학위논문.

이기주(2016). 언어의 온도. 말글터.

이도회(2015). 중증치매환자의 행동심리증상 완화를 위한 다감각 자극 중심 음악활동. 이화여자대학교 대학원 석사학위논문.

이미정(2008). 회상을 유도한 노래 활동이 치매노인의 인지와 우울에 미치는 효과. 숙명여자대학교 대학원 석사학위논문.

이브 지네스트, 로젯 마레스코디(2019). 가족을 위한 휴머니튜드. 대광의학.

이브 지네스트, 로젯 마레스코디(2019). 휴머니튜드 혁명. 대광의학.

이석범, 김기웅(2009). 알츠하이머병에 대한 비약물적 개입. *JOURNAL OF THE KO-*

REAN MEDICAL ASSOCIATION, 52(11), 1069-1076.
이선옥, 정성희(2016). 노인간호학. 한국방송통신대학교 출판문화원.
이수정(2004). 리듬 중심 음악치료가 치매노인의 인지기능에 미치는 영향. 원광대학교 대학원 석사학위논문.
이숙영(2008). 노래 부르기를 통한 경증치매노인의 자기표현 향상에 관한 연구. 이화여자대학교 대학원 석사학위논문.
이영(2007). 치매 노인의 단기 기억력 증진을 위한 리듬활동 연구. 이화여자대학교 대학원 석사학위논문.
이정진(2007). 노래회상을 통한 치매노인의 인지재활. 명지대학교 대학원 석사학위논문.
이준우, 손덕순(2010). 정신보건사회복지론(개정판). 서현사.
임지은(2020). 유대인 교육법. 미디어숲.
장재진(2018). 초등아이 언어능력 말하기·듣기를 넘어 읽기·쓰기에 날개를 달아 주는 학령기 언어학습법. 카시오페아.
전성민(2021). 한 번이라도 모든 걸 걸어본 적 있는가. 센시오.
전세일(2004). 보완 대체 의학. 계축문화사.
전현경(2009). 노인 학습자의 인지적 특성에 따른 수학 교수·학습 모형 개발. 성균관대학교 교육대학원 석사학위논문.
정인숙(2011). 노인 간호의 이론과 실제. 창지사.
조유향(2015). 치매노인케어론. 집문당.
조주연(2008). 뇌가소성이 교육에 주는 시사점 고찰. 교육학연구, 32(3).
조흥식 외(2001). 가족복지학. 학지사.
중앙치매센터(2011). 치매노인실태조사.
중앙치매센터(2019). 대한민국 치매현황 2019.
중앙치매센터, 보건복지부(2020). 대한민국 치매현황 2020.
채준안, 이준우(2007). 치료레크리에이션의 이해와 실천. 파란마음.
최연순(1989). 노인의 신체적 변화. 대한간호, 28(1), 7-10.
통계청(2017). 노인실태조사.
통계청(2018). 장래인구추계.
통계청(2019). 장래인구추계.

하양숙(2000). 정신건강 간호학. 현문사.

한경혜 외 3명(2019). 노년학. 신정.

홍숙자(2010). 노년학개론. 하우.

황민영(2016). 성격 특성과 노인 인지기능 간의 관계. 신경생물학적·인지적·정서적 관련 변인의 영향을 중심으로. 이화여자대학교 대학원 박사학위논문.

황영헌(2011). 더 재미있는 설교유머. 국민일보.

황은영, 문서란, 김경숙, 고범석(2020). 올 댓 노인 음악치료. 학지사.

헬스조선 편집부(2015). 두근두근 뇌운동. 헬스조선.

Burger, S. G.(1992). Eliminating inappropriate use of chemical restraints. *The Journal of Long Term Care Administration, 20*(2), 31–35.

Burns, R. C.(1987). *Kinetic-house-tree-person drawings (KHTP): An interpretative manual*. Brunner/Mazel.

Clare et al, 2003, Clare & Woodz 2004, World Alzhelmer Report 2011 *Concerns, Generations, 18*, p.34–39

Gallagher SM(1993). Celebration of Women's Live : Geriatric Art in the Elderly, *Journal of Geriatric Drug Therapy, 9*, p.3–27

Journal of Long Term Care Administration, 20, p.31–35

Kramer, T. M.(1994). *Experimentation in decreasing negative wandering behavior in patients with dementia through the use of art therapy* (Doctoral dissertation, Ursuline College).

McGill–Carter, T.(2020). Market analysis Alzheimer's disease 2020. *J Psychiatry, 22*, 21–22.

Roberson, M. R., & Harrell, L. E. (1997). Cholinergic activity and amyloid precursor protein metabolism. *Brain Research Reviews, 25*(1), 50–69.

Semenchuk, M.(1994). Treatment of common mental health problems in the elderly. *Journal of Geriatric Drug Therapy*.

Sherman, D. S.(1994). Geriatric psychopharmacotherapy: issues and concerns. Generations: Journal of the American Society on Aging, 18(2), 34–39.

[사이트]

국민건강보험공단. www.nhis.or.kr

대한치매학회. www.dementia.or.kr

따뜻한 하루. www.onday.or.kr

인지중재치료학회. www.cogvention.org

중앙치매센터. www.nid.or.kr

EBS. www.ebs.co.kr

[기사]

농업경제신문(2021. 6. 23.). 치매예방도 디지털 뉴딜… 임실군, 태블릿 기반 인지훈련 시스템 운용. http://www.thekpm.com/news/articleView.html?idxno=89245

서울대학교병원(2022). 건강정보. N의학정보. 알츠하이머병. http://www.snuh.org/health/nMedInfo/nView.do?category=DIS&medid=AA000115

서울신문(2021. 4. 8.). 청력·시력 떨어지면 치매 위험 높아져. https://www.seoul.co.kr/news/newsView.php?id=20210408023001

연합뉴스(2017. 1. 3.). 나이 들어도 20대 청년 뇌를 가진 '슈퍼노인'이 되는 길. https://www.yna.co.kr/view/AKR20170103139100009?input=1195m

연합뉴스(2019. 5. 30.). 치매 앞서 돈 계산–관리 능력 떨어진다. https://www.yna.co.kr/view/AKR20190530075600009

의사신문(2017.11.18). 치매관리 새 대안으로 비약물치료법 '인지중재치료' 급부상. http://www.doctorstimes.com/news/articleView.html?idxno=190655

이화의료원(2021.3.30). "로봇과 대화하며 치매 진행 늦춰요" 치매 예방을 위한 첫 걸음, 인지 중재 치료. https://blog.naver.com/ewhamedi/222292689220

조선일보(2014). 치매예방 프로젝트 – '두근두근 뇌운동' 시리즈. www.chosun.com

중앙일보(2017. 10. 25.). [삶의 뜨락에서] 스트레스와 부족함. https://news.koreadaily.com/2017/10/25/society/opinion/5721668.html

중앙일보(2017. 10. 26). [더, 오래] 치매노인과 함께 사는 네덜란드 마을. 김정근 강남대학교 실버산업학과 교수. https://www.joongang.co.kr/article/22050635

중앙대학교병원 건강칼럼(2020. 11. 20). 건강한 뇌를 위하여… 뇌의 가소성. https://blog.naver.com/dari7852/222141227990

[유튜브 및 방송]

경기도광역치매센터 유튜브. 치매 인지재활의 이론과 현실_인지재활의 종류와 효과. https://www.youtube.com/watch?v=pn8N-J0nf0g

김동호 목사 유튜브. 날마다 기막힌 새벽-좋은 지도자를 가리는 조건. https://www.youtube.com/watch?v=Ap4mDoumMhU

MBC 뉴스투데이 유튜브. 가수 이특 아버지·조부모, 숨진 채 발견… 자살 추정. https://www.youtube.com/watch?v=diEmH6zca-w

YTN 사이언스 유튜브. 머릿속 지우개 '치매'… 근원적 치료제 나온다. https://www.youtube.com/watch?v=tCU2-XQLjPc

KBS 다큐 인사이트. https://program.kbs.co.kr/1tv/culture/docuinsight/pc/index.html

[블로그]

네이버 블로그. 치매 없이 건강하게 살 수 있는 방법. https://blog.naver.com/1022judy1/220796409961

네이버 블로그. 감사할 줄 모르는 사람들에게. https://blog.naver.com/dianaislee2/221497578386

어르신 인지중재 뇌크리에이션

– 치매 예방·완화를 위한 인지향상 활동 프로그램 –

초판 1쇄 인쇄 2022년 6월 10일
초판 1쇄 발행 2022년 6월 17일

지 은 이 | 이갑숙
펴 낸 이 | 김기섭
책임편집 | 이윤희
펴 낸 곳 | 창지사 www.changjisa.com
08589 서울시 금천구 가산디지털 1로 83 파트너스타워1차 9층
전화 (02) 719-2211~3
팩스 (02) 701-9386
등　록 | 1977년 4월 28일 · 제1-421호

ISBN 978-89-426-1529-2 (93370)

정가 20,000원

KOMCA 승인필